职业技能等级认定培训教材

育婴员

（初级）

人力资源社会保障部教材办公室
湖南省人力资源和社会保障厅职业技能鉴定中心　组织编写

中国劳动社会保障出版社

图书在版编目（CIP）数据

育婴员：初级 / 人力资源社会保障部教材办公室，湖南省人力资源和社会保障厅职业技能鉴定中心组织编写． -- 北京：中国劳动社会保障出版社，2022

职业技能等级认定培训教材

ISBN 978-7-5167-5266-1

Ⅰ．①育… Ⅱ．①人… ②湖… Ⅲ．①婴幼儿 – 哺育 – 职业技能 – 鉴定 – 教材 Ⅳ．①R174

中国版本图书馆 CIP 数据核字（2022）第 084921 号

中国劳动社会保障出版社出版发行

（北京市惠新东街 1 号　邮政编码：100029）

*

北京市科星印刷有限责任公司印刷装订　　新华书店经销

787 毫米 ×1092 毫米　16 开本　21.5 印张　376 千字
2022 年 10 月第 1 版　2024 年 12 月第 3 次印刷
定价：49.00 元

营销中心电话：400-606-6496
出版社网址：http：//www．class．com．cn

版权专有　　侵权必究

如有印装差错，请与本社联系调换：（010）81211666
我社将与版权执法机关配合，大力打击盗印、销售和使用盗版图书活动，敬请广大读者协助举报，经查实将给予举报者奖励。
举报电话：（010）64954652

育婴员教材编审委员会

总主编：赵卫华　朱丽辉
总主审：肖政辉　方立珍
主　任：何静怡
副主任：方立珍　王祥君　陈　俊
委　员：钟　涛　田　莉　徐　凝　曾　珊　康　欣　万荃双
　　　　　马则优　王　玲　王爱莲　方玉琦　邓凤良　甘　蓓
　　　　　刘　佳　刘　南　刘　娇　刘　莉　刘美华　刘翠兰
　　　　　汤可香　安照辉　阳丽霞　苏珍辉　李　阳　李　君
　　　　　李　波　李江南　李偲婧　杨红梅　肖志容　肖辉刚
　　　　　吴忻倩　何　珍　何秀玉　宋青青　张　芬　张　丽
　　　　　陈　阳　陈　娟　范　超　欧阳雅琦　易　敏　易淑玉
　　　　　赵　红　胡桃艳　夏清花　夏雅芙　徐宏宇　徐晓平
　　　　　唐正元　唐远辉　唐科文　陶玉琼　黄　萍　梁　云
　　　　　彭　娅　彭丽红　舒　玲　游　弋　谢　茜　廖镇宇
　　　　　谭小艳　谭朝晖　熊　姣　潘建明　甘路民　王　倩
　　　　　于　倩　邓　瑛

本书编审人员

主　编：刘花艳　谢鑑辉　罗尧岳　陈红涛
主　审：刘筱英　张利霞

序

推动"幼有所育"实现我国育婴事业高质量发展

婴幼儿时期是人类生长发育的最初阶段，也是关键阶段，婴幼儿照护服务是保障和改善民生的重要内容。党的十九大报告将"幼有所育"列入"坚持在发展中保障和改善民生"这一基本方略之中。"幼有所育"政策体系、服务体系的构建，使我国育婴行业迎来了前所未有的发展机遇。

与此同时，随着社会的快速发展，人民群众对婴幼儿照护服务的需求与服务供给之间的矛盾也更加凸显。这集中体现在社会普遍反映家庭照顾婴幼儿的负担较重，婴幼儿照护服务从业人员不足，从业活动不规范，从业人员整体素质有待提升等方面。

为全面贯彻落实党的十九大精神，建立、完善婴幼儿照护标准化、规范化服务体系，推动"幼有所育"事业的高质量发展，人力资源社会保障部教材办公室、湖南省人力资源和社会保障厅组织编写了"育婴员职业技能等级认定培训教材"（以下简称教材）。教材具有以下特点。

主编为国内儿科护理及儿童心理领域资深专家，编者均为儿童护理、儿童保健、儿童营养、儿童早期教育专家等。多元化的编者队伍使教材既聚焦问题，又博采众长。在此基础上，我们成立了由医疗护理专家、育婴员培训专家和出版专家组成的教材编审委员会，专家们依据《育婴员国家职业技能标准（2019年版）》及《国务院办公厅关于促进3岁以下婴幼儿照护服务发展的指导意见》，结合我国实际情况，对教材的编写目录、内容和表达风格进行了反复论证，集思广益，使教材的内容既充分符合国标，又能结合社情，为建立标准化的育婴员职业培训与鉴定体系奠定了良好的基础。

教材运用通俗易懂的语言和图文并茂的方式展现婴幼儿照护的理论知识和操作技能，使其更具可读性、实用性和易操作性。教材既符合应试要求，又方便学员灵活运用所学知识和技能，快速胜任育婴员工作，达到理论与实践相融合，能够充分满足婴幼儿家庭以及社会托幼机构的需要。

期待婴幼儿照护行业的主管领导、医疗护理专家和培训专家共同努力，为培养高素质、高技能、高水平的育婴人员，造福婴幼儿照护事业而贡献力量。

是为序。

湖南省儿童医院党委书记　赵卫华

前　言

随着社会经济文化的发展，传统育儿观念发生了极大的变化，与此同时，我国实施三孩生育政策，家庭婴幼儿照护的负担日益加重。这使得家庭与托幼机构对专业育婴员的需求越来越迫切，也催生了全国各地越来越多的育婴员培训等级认定机构。但现实中，有不少育婴员培训机构仍然存在培训师没有资质，培训教材距离权威、规范仍有较大差距，操作场地与教具简陋，培训质量参差不齐的现象。这些严重影响了育婴员队伍的整体素质与水平，造成合格育婴员不足，以及部分持有相关职业证书的育婴员无法完全胜任工作的现象。

为了让有志于踏入育婴员行列的人员真正学到育婴知识，顺利取得育婴员职业技能等级证书，促进育婴员队伍建设和育婴员标准化职业行为的养成，更好地满足社会及家庭对合格育婴员的需求，人力资源社会保障部教材办公室、湖南省人力资源和社会保障厅组织儿童护理、儿童保健、儿童早期教育以及从事育婴员职业培训的专家，编写了"育婴员职业技能等级认定培训教材"（以下简称教材）。教材分为四册，即《育婴员（基础知识）》《育婴员（初级）》《育婴员（中级）》《育婴员（高级）》。教材既可作为不同级别育婴员职业培训的教学蓝本，也可作为新手父母、家庭祖辈养育婴幼儿的工具书。

教材的基础知识分册阐述了各级别育婴员均需掌握的基础知识，技能分册以图文并茂的形式介绍了各级别育婴员应该掌握的操作技能。技能分册内容并非简单重复，而是逐步深入的。初级育婴员必须掌握初级的知识和技能内容；中级育婴员除掌握中级育婴员的知识和技能以外，还要掌握初级的相关知识和技能，高级育婴员则需要掌握三个级别涉及的全部知识和技能。

教材还附有同步练习题及答题解析，内容依据《育婴员国家职业技能标准（2019年版）》，通俗易懂，实用性和操作性很强，让读者一看就懂，一看就会，一看就能实施。

教材编写参与单位包括湖南省儿童医院、中南大学湘雅医院、中南大学湘雅二医院、中南大学湘雅三医院、湖南省人民医院、湖南省妇幼保健院、长沙市妇幼保健院、湖南中医药大学、岳阳职业技术学院、长沙市中心医院、邵阳市中心医院、湖南省健康服务业协会、长沙医学院临床学院、长沙市幼儿师范高等专科学校、湘南学院、银川市妇幼保健院、湖南通程律师事务所、湖南湘军职业学校。同时，长沙市芙蓉区玛瑞莎摄影服务部、长沙家得力家庭服务有限公司、长沙市爱米家教育咨询有限公司、湖南湘卫医院管理有限公司、湖南娄底娄星瑞月职业培训学校、湖南长沙添喜月子会所、湖南红杏林科技有限公司、金职伟业职业集团有限公司、湖南金领伟业职业技能鉴定有限公司、小青苗教育科技有限公司等单位在本书的编写过程中提供了帮助。康欣、张丽、刘娇、陈娟及其子女，以及彭心怡、陈思宇、丁柯维、叶雨时等担任模特，甘路民、文德华、夏旺等参与拍摄，徐宏宇、史雨函参与绘画。

教材在编写过程中参考了大量文献。在此，谨向为教材付出辛勤劳动的专家以及参考文献的作者们致以最诚挚的谢意！

由于教材编写时间仓促，不足之处在所难免，恳请各位专家和读者不吝赐教。

人力资源社会保障部教材办公室
湖南省人力资源和社会保障厅职业技能鉴定中心

目录
CONTENTS

第一篇　婴幼儿生活照料

第一章　婴幼儿喂养 ... 2
第一节　母乳喂养 ... 2
第二节　配方奶喂养 ... 8
第三节　母乳的采集与保存 ... 13
第四节　婴儿溢奶的处理 ... 19
第五节　婴幼儿科学饮水 ... 23

第二章　婴幼儿进食与食品制作 ... 33
第一节　婴幼儿餐前准备与餐后整理 ... 33
第二节　协助婴幼儿进食 ... 36
第三节　指导婴幼儿使用餐具 ... 39
第四节　婴幼儿泥糊状食物的制作 ... 43
第五节　婴幼儿手指食品的制作 ... 46
第六节　婴幼儿蔬果汁的制作 ... 49
第七节　婴幼儿点心的制作 ... 52

第三章　婴幼儿排泄与睡眠照护 ... 58
第一节　幼儿排便训练 ... 58
第二节　婴幼儿便后清洁 ... 61
第三节　尿片、纸尿裤的更换 ... 65
第四节　睡眠卧具的准备 ... 70
第五节　安抚婴幼儿入睡 ... 73

第四章　婴幼儿盥洗 ································· 80
第一节　五官的清洁 ······························· 80
第二节　皮肤护理 ································· 84
第三节　臀部护理 ································· 87
第四节　沐浴与擦浴 ······························· 90
第五节　修剪指（趾）甲 ··························· 94

第五章　婴幼儿出行照护 ··························· 102
第一节　穿脱衣服 ································ 102
第二节　包裹婴儿 ································ 106
第三节　抱背婴幼儿 ······························ 109
第四节　出行用物的准备 ·························· 114
第五节　童车的使用 ······························ 117
第六节　汽车安全座椅的使用 ······················ 119

第六章　婴幼儿环境创设与清洁消毒 ················· 125
第一节　创设安全卫生的生活环境 ·················· 125
第二节　常用消毒剂的选择 ························ 132
第三节　奶具与餐具的清洁与消毒 ·················· 134
第四节　尿布与便器的清洁与消毒 ·················· 138
第五节　玩具的清洁与消毒 ························ 141
第六节　家具的清洁与消毒 ························ 145
第七节　卧具的清洁与消毒 ························ 147

第二篇　婴幼儿保健与护理

第七章　婴幼儿常规体格检查 ······················· 154
第一节　测量体重 ································ 154
第二节　测量身长（高） ·························· 157
第三节　健康体检 ································ 160

第八章　婴幼儿预防接种 …… 164
- 第一节　预防接种的准备 …… 164
- 第二节　预防接种后的反应与处理 …… 167

第九章　婴幼儿常用家庭护理技术 …… 172
- 第一节　测量体温 …… 172
- 第二节　喂药 …… 176
- 第三节　滴眼药 …… 180
- 第四节　滴鼻药 …… 183
- 第五节　滴耳药 …… 186
- 第六节　护送婴幼儿就医 …… 189

第三篇　婴幼儿健康与管理
PAGE 195

第十章　意外伤害的预防与急救 …… 196
- 第一节　表皮擦伤的处理 …… 196
- 第二节　四肢扭伤的处理 …… 198
- 第三节　皮下血肿的处理 …… 201
- 第四节　蚊虫等叮咬的处理 …… 204
- 第五节　烧烫伤的处理 …… 206
- 第六节　鼻出血的初步处理 …… 209

第十一章　婴幼儿健康与指导 …… 215
- 第一节　新生儿一般情况的观察 …… 215
- 第二节　婴幼儿亚健康状态的观察 …… 219
- 第三节　口腔、视力、听力异常的观察 …… 223
- 第四节　全身抚触 …… 227
- 第五节　日光浴 …… 234
- 第六节　空气浴 …… 237
- 第七节　水浴 …… 239

第十二章　婴幼儿心理与行为的观察 ··············· 247
第一节　心理与行为发展异常的观察 ··············· 247
第二节　心理与行为问题的观察 ··············· 254

第四篇　婴幼儿早期教育

PAGE 259

第十三章　婴幼儿动作发展指导 ··············· 260
第一节　婴儿抬头、翻身训练 ··············· 260
第二节　婴儿坐、爬训练 ··············· 265
第三节　婴幼儿站立、行走训练 ··············· 271
第四节　幼儿跑、跳动作训练 ··············· 277
第五节　婴幼儿精细动作训练 ··············· 283

第十四章　婴幼儿语言能力的培养 ··············· 294
第一节　语言互动游戏 ··············· 294
第二节　为婴幼儿讲故事 ··············· 298
第三节　为婴幼儿念儿歌和童谣 ··············· 303

第十五章　婴幼儿认知能力的培养 ··············· 308
第一节　触觉、听觉、视觉、嗅觉、味觉训练 ··············· 308
第二节　呵护婴幼儿的好奇心 ··············· 317

第十六章　婴幼儿社会性能力的培养 ··············· 323
第一节　啼哭的观察与处理 ··············· 323
第二节　与婴幼儿保持良好的关系 ··············· 327

参考文献 ··············· 332

第一篇

婴幼儿生活照料

第一章 婴幼儿喂养

学习目标

1. 掌握母乳、配方奶喂养和饮水的正确方法及注意事项
2. 掌握配方奶的配制及母乳采集与保存的方法
3. 掌握婴儿溢奶的处理和拍嗝的方法
4. 了解婴儿腹胀的处理方法

第一节 母乳喂养

雯雯是一位新手妈妈,每次喂奶都"心惊胆战"的。原来雯雯奶水充足,只要一打开哺乳内衣,乳汁就直线喷射出来,有时候还喷得宝宝满脸都是乳汁,宝宝吸奶的过程中也经常呛咳。雯雯非常困扰,该如何喂奶才正确呢?

母乳是最符合婴幼儿生长发育所需的天然食品,不仅营养丰富、温度适宜、清洁经济、口感受婴幼儿青睐,更重要的是,母乳喂养时,婴幼儿投入母亲的怀抱,可以感受到独有的安全、宁静、慈爱、满足和快乐的氛围。因此,母乳喂养是准妈妈必须掌握的技能。

一、哺乳前准备

1. 乳母准备

洗净双手,用干净热毛巾轻擦乳头和乳房,从外侧边缘向乳晕方向轻轻按摩乳房。

2. 用物准备

哺乳枕、纸巾。

3. 环境准备

环境清洁、宽敞、光线柔和。

4. 婴儿准备

觉醒、情绪愉悦或发出饥饿信息，更换纸尿裤。

二、哺乳步骤

1. 帮助乳母采取舒适的哺乳体位

哺乳体位依乳母、婴儿舒适和喜好而定，坐位、卧位、站位均可，常用的哺乳体位有4种。

（1）摇篮式哺乳体位。适合顺产的足月婴儿，在家里或公共场所喂哺方便。乳母用臂弯托住婴儿的头部，坐在有扶手的椅子上，把双脚踏在矮凳上，以免身体向婴儿倾斜。也可借哺乳枕调节婴儿的体位，使乳母轻松、方便地调节好体位，如图1-1所示。

（2）橄榄球式哺乳体位。适用于双胎或含接困难的婴儿，乳母乳腺管阻塞治疗期间适用此体位。乳母将婴儿放在胳膊下，用哺乳枕托住婴儿的身体，婴儿的头枕在乳母的手或哺乳枕上，只要方便婴儿含接乳头即可，如图1-2所示。

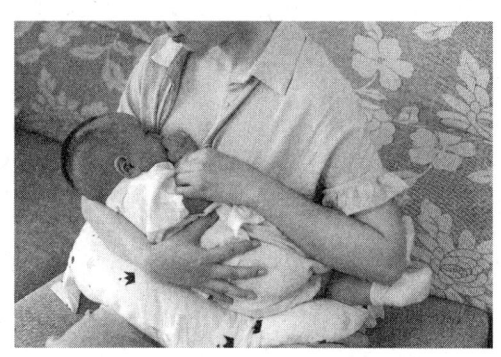
图1-1　摇篮式哺乳体位

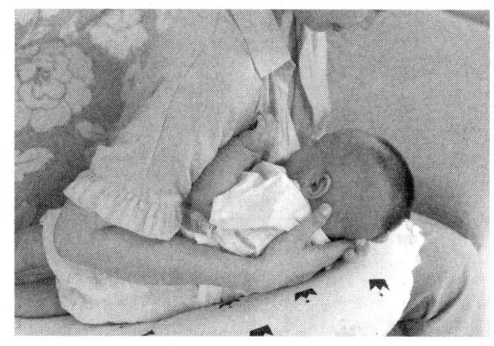
图1-2　橄榄球式哺乳体位

（3）交叉式哺乳体位。适用于早产、低体重、患病的婴儿。乳母用乳房对侧的胳膊抱着婴儿，用前臂托住婴儿的身体，婴儿的头枕在乳母的手上，乳母手掌在婴儿的耳朵或更低一点的位置托住婴儿头部，用哺乳枕托着婴儿身体，使其胸腹部贴上乳母，乳母用乳房同侧的手托起乳房，协助婴儿找到并含接乳头，如图1-3所示。

（4）卧位式哺乳。适用于剖宫产术后、正常分娩后第1天的乳母。帮助乳母采用舒适放松的侧卧位，头枕在枕头的边缘，乳母手臂放在上方枕头旁，婴儿面对乳母取侧卧位，确保婴儿头部能自由活动，使婴儿能主动找到并含接乳头。乳母也可用手托起乳房，将乳头送到婴儿嘴边，方便其找到并含接乳头；也可用手掌托住婴儿背部，以免婴儿远离乳头，导致含接不良，如图1-4所示。

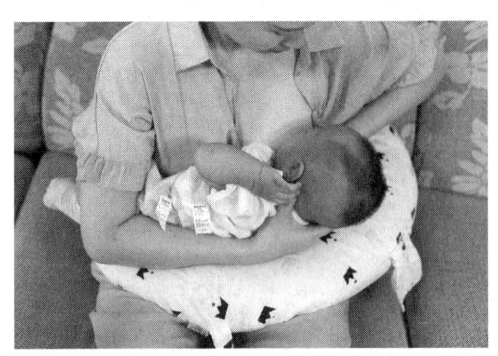

图1-3　交叉式哺乳体位

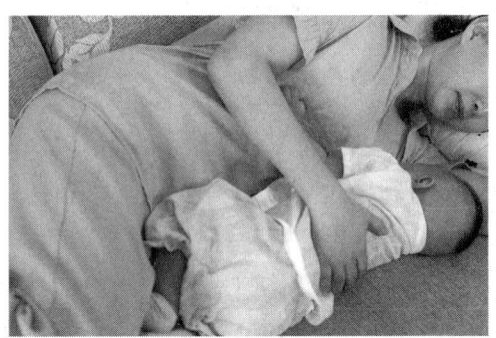

图1-4　卧位式哺乳

2. 指导乳母正确托起乳房

常采用"C"字形托起乳房的手法。乳母用食指支撑着乳房基底部，靠在乳房下的胸壁上。拇指放在乳房的上方，两手指可轻压乳房，以改善乳房形态，使婴儿容易含接，如图1-5所示。

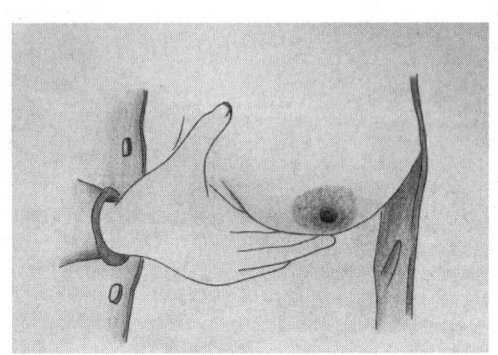

图1-5　拇指、食指呈"C"字形托起乳房

当射乳反射过强时，可用食指和中指呈"剪刀式"夹紧乳头或乳晕，并在哺乳过程中注意夹压的时间，变换夹压的方向，以减少乳汁流出，避免婴儿呛奶。

3. 帮助婴儿正确地含接乳头及乳晕

乳母托起乳房后，用乳头刺激婴儿嘴唇周围，使其产生觅食反射，当婴儿嘴张到足够大时，乳母将乳头及大部分乳晕塞入婴儿嘴中。婴儿成功含接乳头的指征表现为：（1）婴儿下颌紧贴乳房，将乳头和大部分乳晕含在嘴中；（2）婴儿嘴张得很大，下唇向外翻；（3）婴儿口腔上方有更多的乳晕；（4）婴儿舌头呈勺状环绕乳晕;(5)婴儿面颊鼓起呈圆形;(6)慢而深的吸吮,能看到婴儿吞咽动作,听到吞咽声音,如图1-6所示。

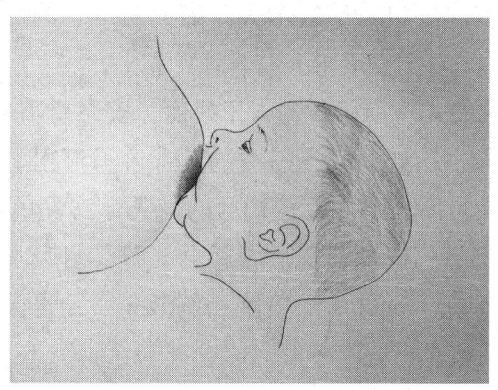

图1-6 婴儿将乳头和大部分乳晕含在嘴中

4. 拍嗝

喂哺结束后,用纸巾擦净婴儿口周或脖子下的奶渍,然后为其拍嗝。拍嗝方法详见本章第四节"婴儿溢奶的处理"。

5. 使婴儿取右侧卧位,以防呕吐

如婴儿诊断为胃食管反流,应取左侧卧位,以防止反流。

6. 指导乳母两侧乳房交替哺乳

哺乳时婴儿吸空一侧乳房后再换另一侧乳房吸吮。下次哺乳时先吸吮前一次未吸空的乳房。

三、注意事项

1. 帮助乳母树立母乳喂养的信心

在分娩后的前几天,有些乳母因分娩时过度疲劳,体力没有完全恢复,导致下奶少或晚。此时,乳母常怀疑自己没有足够的产奶能力,以至出现烦躁、紧张、焦虑的心情,育婴员要鼓励乳母坚持频繁喂哺,学会哺乳技巧,使乳汁慢慢增多。

2. 帮助乳母保持良好的情绪

乳母紧张焦虑的心情会阻碍射乳反射从而推迟产奶,育婴员应帮助乳母保持愉快的心情,拥抱和抚摸婴儿,通过目光和肌肤接触,增进母婴情感交流,促进乳汁分泌,也可安抚婴儿烦躁哭闹的情绪。

3. 早接触、早吸吮、早开奶

帮助婴儿在出生后1小时内与乳母进行肌肤接触,协助婴儿在出生后30分钟内开始吸吮。

4. 开奶前不喂配方奶和水

婴儿喝了配方奶或水后饥饿感会消失，因此对母乳的需求下降，使婴儿对乳房的吸吮和刺激减少，乳汁分泌也相应减少。

5. 不给母乳喂养的婴儿使用奶瓶、人工奶嘴、安慰奶嘴

因为橡皮奶嘴较长，出奶孔大，瓶中的乳汁容易流出，婴儿吸吮不需费太大力气。而乳母的乳头较短而大，加之分娩后的前几天泌乳量有限，婴儿吸吮费力，当婴儿习惯用带橡皮奶嘴的奶瓶喂养后，就会导致其对吸吮乳头不感兴趣或产生乳头错觉而拒绝吸吮母乳。对乳房的吸吮和刺激少了，母乳喂养就会更困难，乳母也会因此失去信心而停止母乳喂养。

6. 怀抱婴儿须遵循四个要点

无论采取哪种哺乳体位，怀抱婴儿时都要遵循以下4个要点：（1）婴儿的头部和身体要成一条直线（不能扭曲）；（2）婴儿的脸对着乳房，鼻子对着乳头（避免过高或过低）；（3）乳母抱紧婴儿贴近自己（使婴儿能正确含接）；（4）乳母让婴儿的头部及颈部得到支撑，同时，注意托住婴儿的臀部。

7. 把握哺乳时间

婴儿3月龄内提倡按需哺乳，按需哺乳是指当婴儿啼哭（表示饿了）或乳母感到奶胀（表示要喂奶了）就哺乳，不限时，不限量，以促进乳汁分泌。当婴儿睡眠时间较长乳母感到奶胀时，应唤醒婴儿吃奶。随着婴儿月龄的增加，吸奶量逐渐增多，可逐步采取定时哺乳。

8. 确保乳母和婴儿舒适的哺乳体位

无论采取何种哺乳体位，一定要使乳母和婴儿感觉舒适，以减少劳累。坐位和卧位时乳母背部要有支撑，坐位时脚部要有支撑。

9. 托起乳房防止堵塞婴儿口鼻

乳母托乳房时，手不要太靠近乳头。如果乳房大而下垂，用手托住乳房可帮助乳汁流出；如果乳房小而高，在哺乳时手不需要总托住乳房。但应时刻关注婴儿吸吮情况，避免乳头、乳房堵塞婴儿口鼻部。尤其在夜间，乳母应在清醒状态下哺乳，避免一边哺乳一边睡着了，导致乳头、乳房堵塞婴儿口鼻引起窒息。

10. 尽量坚持纯母乳喂养至6月龄

纯母乳喂养是指只给婴儿喂母乳，而不给其他任何的液体和固体食物，甚至不给水。其间可以服用维生素、无机盐补充剂、药物滴剂、糖浆等。6月龄后开始添加辅食，直至自然断乳。

四、可能发生的情况——母乳不足

1. 原因

（1）婴儿口腔运动功能不良、吸吮时间不够或吸吮姿势不正确。

（2）喂养不当。婴儿出生后没有及早地吸吮乳房，未按需哺乳，哺乳次数过少。

（3）不适当地添加辅食。有的乳母因乳汁分泌少而给婴儿喂配方奶和糖水等，使婴儿缺乏饥饿感，导致其不愿意吸吮或吸吮过少造成母乳减少。

（4）乳母营养不良或休息不好。

（5）母亲缺乏哺乳的信心与热情，穿戴过紧的胸罩，压迫乳房和乳头。

（6）疾病或药物影响。

2. 预防

（1）乳母应多吃富含蛋白质、维生素和无机盐的食物，饮食宜清淡，忌食刺激性食物。

（2）乳母可通过听轻音乐等方式来舒缓心情，以每天8～10小时的睡眠时间为宜，确保乳母良好的休息和愉快的身心状态。

（3）穿戴合适的胸罩，选用温和的洗液经常清洗、按摩乳头，保持乳房的清洁及促进乳房血液循环。

（4）机体会按需分泌乳汁，增加婴儿吸吮的次数可促进母乳分泌。

（5）指导乳母进行正确的哺乳，婴儿出生后尽早开奶，非必须不要给婴儿喂哺糖水或配方奶。

3. 处理

（1）同预防的方法。

（2）催乳，遵医嘱服用催乳食物或中草药制成的催乳汤，或请专业的哺乳顾问按摩催乳。

（3）经以上处理母乳仍然不够时，可补充配方奶，以满足婴儿生长发育的需要。

知识延伸

婴儿衔不住乳头怎么办？

婴儿衔不住乳头，一般是由于乳母乳头凹陷所致。乳头凹陷是指乳头未凸出乳晕平面或凹陷于乳晕平面以下，呈火山口样，是一种常见的乳头发育畸形。应尽早采用以下方法纠正乳头凹陷：

1. 每天用食指、中指、拇指三个手指捏起乳头向外牵拉，每次20~30下，每天拉4~5次。

2. 用吸奶器吸引乳头，每次吸住乳头约半分钟，连续5~10次，每天重复2~3遍。

3. 婴儿出生后，让奶爸将凹陷的乳头尽早吸吮出来，以保证婴儿吃到珍贵的初乳。

第二节　配方奶喂养

小爱是个二胎妈妈，深知母乳喂养的重要性，但宝宝出生后，小爱患上了流行性感冒，无奈之下只好暂停母乳喂养，改为添加配方奶，刚开始由于没有经验，她总是等宝宝饿得哇哇大哭时，才手忙脚乱地配制配方奶，有时忘了测试奶液温度就直接喂哺宝宝，好几次差点烫到宝宝，每每想起这一幕小爱依然感到后怕。

配方奶粉是以牛乳为基础的改造奶制品，其营养成分接近母乳，适合于婴幼儿的消化能力和肾功能，如降低其酪蛋白、无机盐的含量，添加一些重要的营养成分，如乳清蛋白、不饱和脂肪酸、乳糖，强化婴幼儿生长时所需要的营养素，如核苷酸、维生素A、维生素D、β胡萝卜素和铁、锌等微量元素。在不能进行母乳喂养时，可首选配方奶。

一、配方奶配制前准备

1. 育婴员准备

衣着整洁，取下首饰，修剪指甲，洗手，戴口罩。

2. 用物准备

配方奶粉、奶瓶、奶嘴、温开水、水温计、婴幼儿围嘴、纸巾、温奶器、镊子。

3. 环境准备

明亮整洁，空气新鲜，有防蚊防蝇设备，台面干净。

4. 婴幼儿准备

觉醒，发出觅食信号，更换纸尿裤。

二、配方奶的配制与喂养步骤

1. 配方奶配制步骤

（1）洗手。育婴员在流动水下洗手（见图1-7）。保持配奶台面干净。

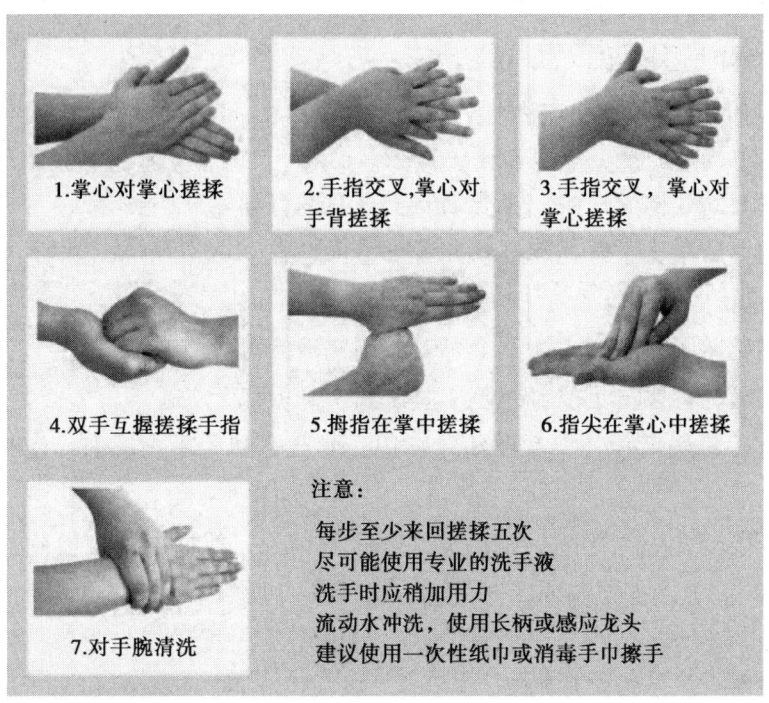

图1-7 七步洗手法

（2）检查奶粉质量。选择适合婴幼儿年龄段的配方奶粉，查看奶粉有效期、开封日期、有无漏气，打开备用。

（3）取出奶瓶。用镊子夹取已消毒的奶瓶。

（4）确定奶量。根据婴幼儿月龄及消化吸收能力，参照奶粉包装上使用说明中的奶量标准，酌情确定喂哺奶量。

（5）加温开水。在奶瓶中注入所需的温开水。

（6）量取奶粉。用该奶粉专用匙量取适量奶粉倒入奶瓶，奶粉与水的比例遵循奶粉包装上的使用说明。

（7）取出奶嘴。手持奶嘴盖边，将奶嘴盖在奶瓶上旋紧。

（8）混匀奶液。持奶瓶顺时针或逆时针摇晃均匀，检查有无未完全溶解的奶块。

（9）测试奶液温度。将奶瓶倒置，将奶液滴于育婴员手背或前臂内侧皮肤上，以不烫不凉为宜,如图 1-8 所示。

(10) 清理用物并消毒台面。

(11) 洗手。

2. 奶瓶喂哺配方奶步骤

(1) 育婴员清洗双手,必要时戴口罩。

(2) 确保配制好的配方奶完全溶解。

(3) 与婴幼儿沟通,告诉他:"宝宝该吃奶了"给婴幼儿戴上围嘴或垫上纸巾,避免弄湿衣物。

(4) 将婴幼儿抱于怀中,让婴幼儿上身靠在育婴员一只手的肘弯里,手臂托起婴幼儿臀部,保证整个身体成 45° 倾斜。

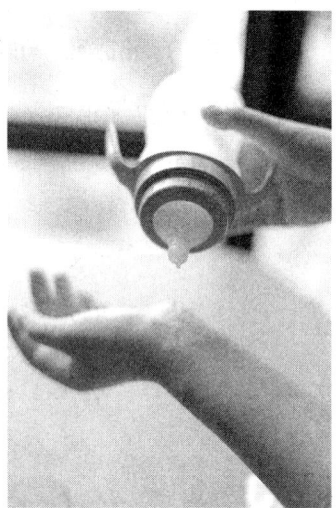

图 1-8　将奶液滴于前臂内侧皮肤测试奶液温度

(5) 将奶瓶倾斜倒置,让整个奶嘴充满奶液,再次滴几滴奶液在育婴员手前臂内侧皮肤试温,确保奶液温度适宜。将奶嘴轻轻靠近婴幼儿嘴边,刺激婴幼儿觅食反射,使其自行寻找奶嘴。

(6) 等婴幼儿吸入奶嘴后,注意观察吸吮情况,奶瓶的角度要随奶液液面的高度进行调整,以保证奶嘴内充满奶液,如图 1-9 所示。

(7) 擦净婴幼儿口周奶渍,为婴幼儿拍嗝。

(8) 清洁、消毒奶瓶及奶嘴。

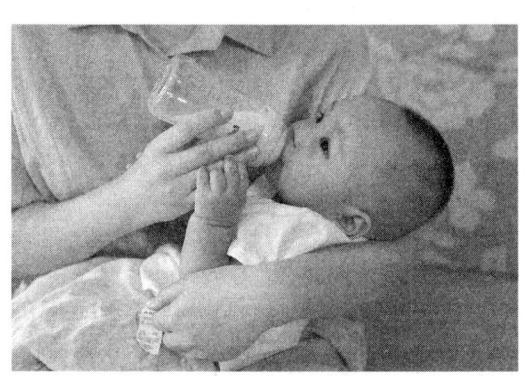

图 1-9　保证奶嘴内充满奶液

三、注意事项

1. 配制配方奶前必须洗手,配制过程中遵守无菌操作原则,手不能碰触奶瓶口和奶嘴。

2. 配制配方奶时先加温开水再放奶粉,摇晃均匀,瓶内不能有沉淀。水温不超过 50 ℃，以保证奶液的营养不被破坏。

3. 取奶粉时不可触及袋口或罐口边缘，如果奶粉勺有水，则不能放回奶粉袋或奶粉罐内。

4. 袋装奶粉开袋后须翻折袋口，并用长夹密封防污染，罐装奶粉须盖严罐口，常温下存放于干燥阴凉避光处。开封后的奶粉要记好开封时间，一般罐装奶粉开封后 1 个月内用完，袋装奶粉拆开后半个月内用完。

5. 配方奶须现配现用，一次未食用完的配方奶在室温下可放置 2 小时，2 小时内再次食用时须用温奶器或热水加温。

6. 配制配方奶的水宜选择现烧的自来水，不宜使用矿泉水、纯净水、井水，也不宜使用久置或重复煮沸的水。

7. 遵照奶粉使用说明书上的比例进行调配，不要随意更改奶粉浓度。大部分奶粉的罐口上都有刮口，将每勺多余的奶粉刮平。

8. 奶嘴大小要合适，奶液滴落的速度以连续的点滴状为宜。奶嘴过大可能会使奶液流速过快，使婴幼儿来不及吞咽而导致呛咳；奶嘴过小，婴幼儿因吸吮费力容易感到疲惫。

9. 婴幼儿开始吸吮时要注意奶瓶的倾斜角度，有通气阀的奶嘴在喂奶时，要将通气阀的位置朝上，不要让奶液覆盖通气阀，以避免婴儿吸入过多的空气。

10. 如果奶嘴被婴幼儿吸瘪，可慢慢将奶嘴取出，让空气进入奶瓶，或是将奶嘴罩拧开，放进空气再盖紧，奶嘴便可恢复原样。

11. 喂哺过程中注意观察婴幼儿是否有效吸吮或呛奶，喂完奶后要给婴幼儿拍嗝，不要立即将婴幼儿平放在床上或立即换纸尿裤及进行大幅度运动，以防吐奶。

四、可能发生的情况——腹胀

腹胀是一种临床症状，在正常情况下，2 岁以上婴幼儿与成人一样，除胃与结肠外，小肠内无气体，但新生儿小肠内正常情况下应充气，无积气则多为病理现象。特别是饱食后腹部膨胀，常高出剑突，饥饿时则腹部空瘪，如果持续膨胀不瘪，并有张力则可认为是腹胀。

1. 原因

（1）奶瓶喂养时奶液未充满奶嘴，婴幼儿吸吮时随奶吞入大量空气，可出现腹胀。

（2）婴幼儿过度饥饿时，大声哭闹，可吞咽大量气体，导致腹胀。

（3）婴幼儿体内缺乏乳糖酶，不能消化和吸收配方奶中的乳糖，导致腹胀。

2. 预防

（1）喂奶过程中要随时保持奶瓶后部高于前部，让奶液始终充满整个奶嘴，从而防止吸吮时随奶吞入空气。

（2）及时给婴幼儿喂奶，不要在婴幼儿饿得大哭时才喂奶，如果婴幼儿哭闹，应先安抚其情绪，切忌让婴幼儿边吃奶边哭泣，以防吞咽大量气体；喂奶后竖抱拍嗝，及时排出吸吮时随奶吞入的空气。

（3）遵医嘱补充乳糖酶。

3. 处理

（1）育婴员为婴幼儿做排气操，具体方法如下。

1）让婴幼儿平躺，育婴员用手指或手掌以其肚脐为中心，顺时针按摩腹部，注意力度，不要压迫到胃部，以免引起吐奶。按摩时间1~5分钟。也可每天睡觉前给婴幼儿按揉腹部，轻轻按下去，然后沿顺时针方向缓缓旋转。转到5圈左右，婴幼儿就会排气，然后露出满意的笑容。

2）育婴员两手交替从婴幼儿胸口开始，向下轻抚至大腿根部，左右交替各做8次；再双手并排，从婴幼儿胸口向下轻抚至大腿根部，连做8次。

3）握住婴幼儿脚踝、小腿，让婴幼儿像蹬自行车一样，两腿交替压向腹部，左右交替各做8次。

4）垂直握住婴幼儿双腿，挤压腹部，连做8次，如图1-10所示。

5）一手握着婴幼儿左膝盖，另一手握住其右侧手臂，同时向上抬起，尽量让左膝挨近右侧手臂，左右交替各做8次。

（2）经以上处理，若婴儿腹胀仍无缓解，应及时就医。

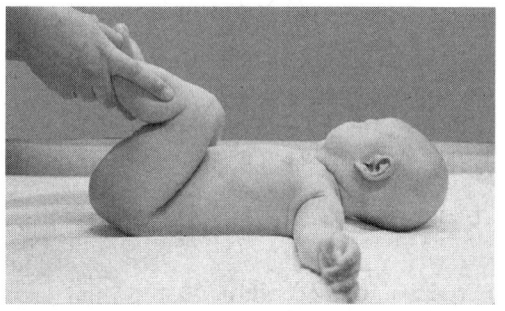

图1-10　垂直握住婴幼儿双腿，挤压腹部

知识延伸

配方奶粉的储存

市面上的配方奶粉主要有罐装和袋装两种，开封后应妥善保存，以防止污染和变质。

1. 罐装奶粉

每次取完奶粉后应立即把盖子盖严，以确保奶粉处于密闭状态，开封后的罐装奶粉，应在阴凉、干燥处常温保存，并在 1 个月内食用完毕。开封 1 个月后剩余的奶粉应扔掉。

2. 袋装奶粉

开袋后翻折袋口，并用长夹夹紧密封，应在阴凉、干燥处常温保存。为便于保存和取用，袋装奶粉开封后，最好存放于洁净的奶粉罐内，奶粉罐使用前用清洁、干燥的棉巾擦干，勿用水洗，以免生锈。如果使用玻璃容器盛装，最好是有色玻璃，切忌用透明瓶子。因为奶粉要避光保存，光线会破坏奶粉中的维生素等营养成分。

3. 不要将奶粉保存在冰箱中

冰箱是密闭、低温、潮湿的小环境，而奶粉极容易吸潮。奶粉在冰箱中长期保存时，容易受潮、结块、变质。

第三节　母乳的采集与保存

图图已经快 6 月龄了，妈妈的产假也接近尾声。妈妈了解到母乳喂养若坚持到婴幼儿 2 岁是最好的，于是想继续给图图进行母乳喂养。可是上班后怎么才能继续母乳喂养呢？

因为早产、生病或乳母需要上班等各种原因使婴幼儿出生后不能直接吸吮母乳，需将母乳挤出存放至干净的容器或特备的母乳收集袋进行冷藏或冷冻，以备不时之需。

一、采集母乳前准备

1. 乳母准备

洗净双手，用干净热毛巾轻擦乳头和乳房，从外侧边缘向乳晕方向轻轻按摩乳房。

2. 环境准备

环境清洁、宽敞，能够保护隐私。

3. 用物准备

脸盆、毛巾、吸奶器（根据自身情况选择手动式吸奶器或电动式吸奶器）、大口径的杯子或储奶瓶、一次性储奶袋,将所有物品消毒备用。

二、采集母乳步骤

采集母乳有两种方法:人工挤奶、吸奶器挤奶(手动式吸奶器、电动式吸奶器)。

1. 人工挤奶步骤

(1)指导乳母洗净双手,取舒适体位。

(2)刺激射乳反射:指导乳母喝一杯热饮料如奶、汤、果汁等。先用温水清洁双乳,再用温毛巾(水温为50℃左右)敷双侧乳房3~5分钟,热敷时要避开乳头和乳晕。

(3)指导乳母身体略向前倾,将大口径的、清洁的盛奶容器靠近乳房,乳头对着容器的开口。

(4)指导乳母正确挤奶,如育婴员帮助乳母挤奶,应先征得乳母同意后,洗净双手方可进行。

1)将拇指和食指分别放在乳晕上方和下方(距乳头根部2 cm处),其他手指托起乳房。用拇指及食指向胸壁方向轻轻下压,压力作用在乳晕下方的乳房上,然后向外有节奏地一压一放,放松时手不离开皮肤,如图1-11所示。

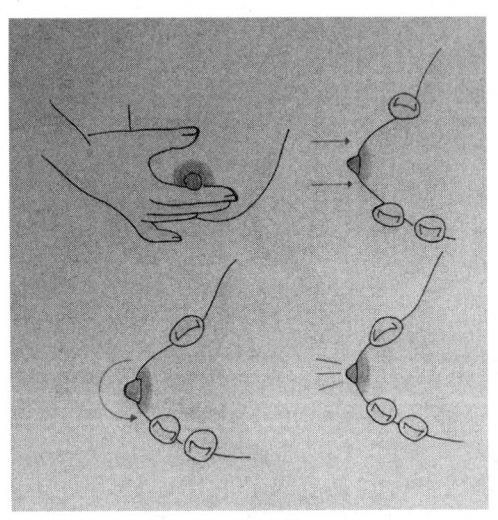

图1-11 人工挤奶方法

2)每个部位挤3~5次,按同样方法将每一根乳导管内的乳汁排空。

3)一侧乳房至少挤压3~5分钟,待乳汁减少,再挤另一侧乳房,两侧乳房交替进行。挤奶持续时间以20~30分钟为宜。刚分娩的前几天,由于泌乳量较少，挤奶时间更不能短。此时每侧乳房持续挤奶时间以 15～30 分钟为宜。

（5）挤奶完成后，挤 1～3 滴奶涂在乳头上，可防止乳头皲裂。

2. 吸奶器吸奶步骤

（1）彻底清洗双手和吸奶器，吸奶器处于备用状态。

（2）乳母坐位或站位均可，以自我感觉舒适为宜。

（3）刺激射乳反射。同本章人工挤奶前准备。

（4）吸奶。由手动式吸奶器和电动式吸奶器两种工具进行，如图 1-12 和图 1-13 所示。

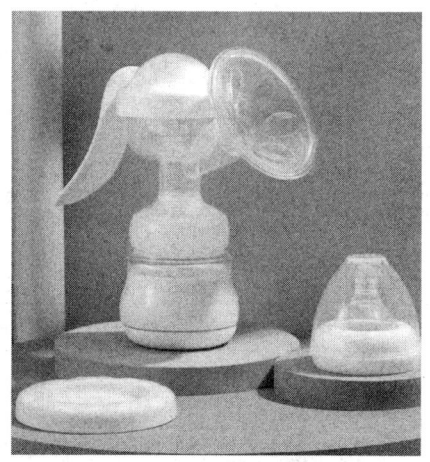

图 1-12　手动式吸奶器

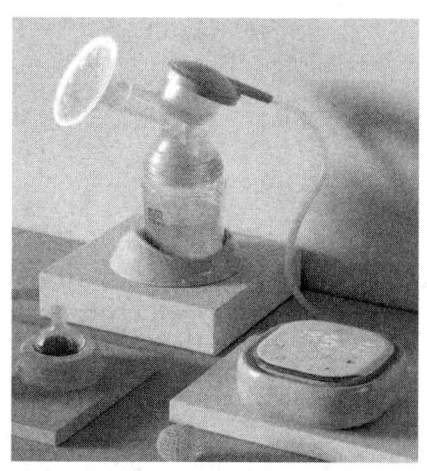

图 1-13　电动式吸奶器

1）手动式吸奶器吸奶

①将手动式吸奶器广口罩紧贴在乳头周围的皮肤上，不能漏气。

②按压手动式吸奶器，使奶液随广口罩流入奶液收集瓶内。

2）电动式吸奶器吸奶。电动式吸奶器品牌型号不同，结构造型也不同，但都能直接将奶吸入奶瓶。

①连接电源。

②将电动式吸奶器的广口罩紧贴在乳头周围的皮肤上，不能漏气。

③按开启模式，使奶液随广口罩流入奶液收集瓶内。

（5）将吸引出的奶液倒入奶瓶备用或倒入一次性储奶袋中，排尽空气，封存，写上日期并进行冷冻处理，如图 1-14 所示。

三、母乳采集后的储存

1. 如果采集的母乳不多，婴幼儿能在 24 小时内吃完，可选择冷藏。

2. 如果采集的母乳较多，需要储存一段时间，则选择冷冻保存。

3. 母乳采集后存放方法与时间可参考表1-1。

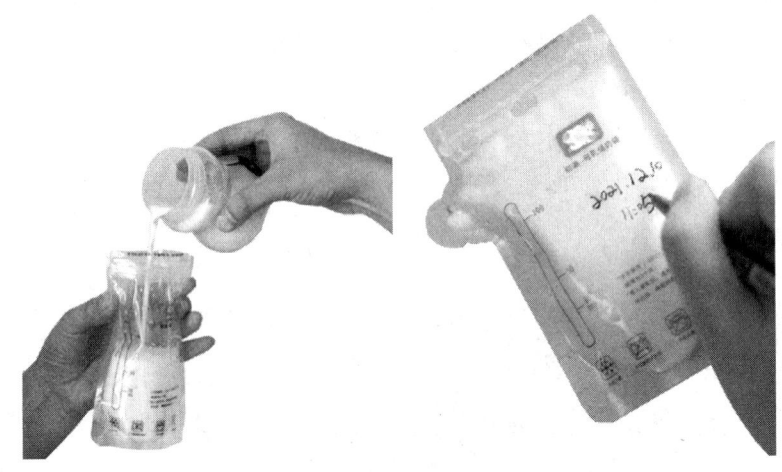

图1-14 封存储奶袋并写上日期

表1-1　　　　　　　　　母乳采集后存放方法与时间

储存方法		存放时间
室温保存	≤25 ℃	4小时
放置冰箱上层冷藏	15 ℃便携式冰盒内	24小时
	冰箱4 ℃冷藏室内,经常开关冰箱门	24小时
	冰箱4 ℃冷藏室内,靠近冰箱后壁最低温处	48小时
放置冰箱下层冷冻	-18 ℃的独立冷冻室	3～6个月

四、母乳解冻步骤

1. 温水解冻

（1）母乳解冻前准备

1）育婴员洗净双手，必要时戴口罩。

2）准备盛水容器和低于60 ℃的温水。

（2）母乳解冻步骤

1）从冷冻室拿出冻奶放置在冷藏室慢慢自然解冻退冰。

2）盛水容器内放入低于60 ℃的水，加水量以不高出储奶袋口为宜，将解冻退冰后的储奶袋置于水容器中隔水加热。

3）使母乳完全解冻并升至适宜哺喂的温度。

2. 温奶器解冻

（1）母乳解冻准备

1）育婴员洗净双手，必要时戴口罩。

2）清洗温奶器。

3）检查电源使温奶器处于备用状态。

4）温奶器内加水加温至 40 ℃，加水量以不高出储奶袋口为宜。

（2）母乳解冻步骤

1）从冷冻室拿出冻奶放置在冷藏室慢慢自然解冻退冰。

2）将退冰后的母乳倒入已消毒的奶瓶。

3）将装有母乳的奶瓶放入温奶器内复温，如图 1-15 所示。

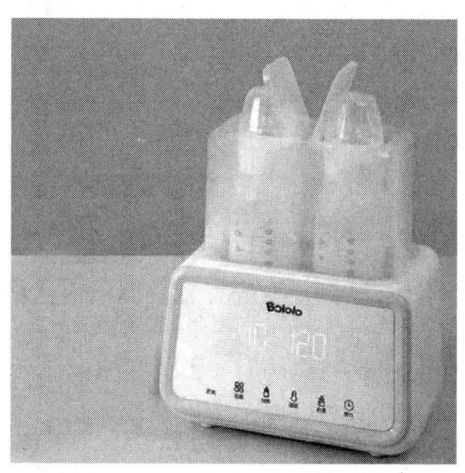

图 1-15　将奶液放入温奶器内复温

4）连接电源，选择开启模式。

五、注意事项

1.乳母洗手后不可接触其他非清洁用品，直至母乳采集结束。

2.采集母乳时，无论是选择室温、冷藏还是冷冻保存，均需使用一次性储奶袋或储奶瓶，或使用经严格消毒的储奶瓶，不要用玻璃瓶，以防冻裂。

3.将婴幼儿每餐所需奶量装入一次性储奶袋中，不要装满，因为冷冻后的奶液体积会膨胀，容易把封口撑开。

4.排尽储奶袋中的空气后将其密封，放凉后置于冰箱冷藏或冷冻保存。最好选择储奶专用冰箱，条件不允许时须单独存放，与其他食物隔开，尤其应与鱼类、肉类等生鲜食物分开。若存放时间长则必须放入冷冻层，即使准备食用前也不可存放于冰箱门上,因为此处的温度随门的开关波动大,会影响母乳的保存质量。

5. 每次母乳采集均应尽量排空双侧乳房,多次采集时不可混装,即已密封的储奶袋不可打开再次装入母乳。

6. 保存母乳时要在储奶袋或储奶瓶封口后标注采集日期与时间,在保证质量的前提下按先远后近的日期拿取,即先期先用。

7. 母乳不宜使用开水加热,也不能用火炉或微波炉加热,以免破坏其中的营养成分。解冻后的母乳不能再次冷冻,否则容易滋生细菌。

8. 从冰箱内取出奶液复温时,应袋口向上,袋口高于水面。冰冻奶液要先在流动冷水下或冷藏室解冻后才能加热,冷藏奶液一般加热15分钟内就能达到37~40 ℃。

9. 储存后的母乳会出现轻微的乳脂上浮现象,在给婴幼儿喂食前,将其摇匀即可。婴幼儿每餐未能吃完的乳液应丢弃。

六、可能发生的情况——母乳污染

1. 原因

(1)采集母乳清洁、消毒工作不到位。

(2)储存温度不当、时间过长;冷冻母乳复温后再次冷冻或冷藏。

(3)重复加热或加热不均匀。

2. 预防

(1)在加温、取奶的整个环节中均要注意清洁、卫生;母乳加热后应从开口处倒出。育婴员双手不能触碰奶瓶口及袋中奶液;奶瓶及奶嘴必须高温消毒。

(2)温奶器中的水每8小时更换1次。每日将水放满至安全线,调温至100 ℃煮沸10分钟,再将水放掉。

(3)储袋奶加热后不能再放回冰箱。

3. 处理

立即丢弃已污染的母乳。

知识延伸

储奶袋的选择要点

1. 材质安全。选择食品级认证的材质。

2. 密封性能好。尽量选择双重拉链扣封口的储奶袋。

3. 规格不要太大。母乳解冻后不能再次冷冻,储奶时应参考乳母奶量和婴幼儿每顿需要量，并选择合适规格的储奶袋。

第四节　婴儿溢奶的处理

28天的伊伊每次吃奶后都会从嘴角流出奶液，有时候吃完奶就睡着了，给她调整一下睡姿就会把奶液吐出来，吐奶以后咳嗽不止，经常憋得小脸通红。

婴儿吃完奶后，如果立即平卧在床上，奶液就会从口角流出，甚至将刚吃下去的奶液全部吐出，医学上将这种现象称为溢奶。因为婴儿的胃多呈水平位，胃底平直，胃容量相对比较小，而且贲门括约肌比较松弛，幽门括约肌则发育良好，喂养方法不当、一次性吃奶过多、乳母乳头内陷或吸空奶瓶、奶嘴内没有充满奶液等，均会使婴儿吞入大量空气而发生溢奶；喂奶后体位频繁改变也容易引起溢奶。溢奶是婴儿日常生活中常见的一种现象，因此育婴员必须掌握溢奶的处理方法。

一、溢奶处理前准备

1. 育婴员准备

束发，去除首饰及手表，洗净双手。

2. 用物准备

纸巾（纱布）、毛巾、衣服。

二、溢奶处理步骤

1. 安抚

育婴员保持镇定，并安抚婴儿，避免过于紧张给婴儿带来不良刺激。

2. 清洁

用干净、柔软的纸巾或纱布清理溢出的奶液；同时用温水清洁皮肤，避免奶液长时间附着在皮肤上引起感染；为婴儿更换被奶液浸湿的衣服。

3. 拍嗝

每次哺乳不宜过饱，喂奶后拍嗝。具体操作方法如下。

（1）竖式拍嗝，如图1-16所示。

1）育婴员取站位或坐位，肩上放置一块洁净的小毛巾。

2）将婴儿竖直抱在胸前，让婴儿头部靠在育婴员肩膀上的小毛巾上，头偏向一侧。

3）育婴员身体向后倾，用一只手稳稳地抱住婴儿臀部，另一只手呈空心掌（拱起手掌，呈半圆弧形），如图1-17所示，用手腕的力量在婴儿背部由下往上连续不断地轻拍。

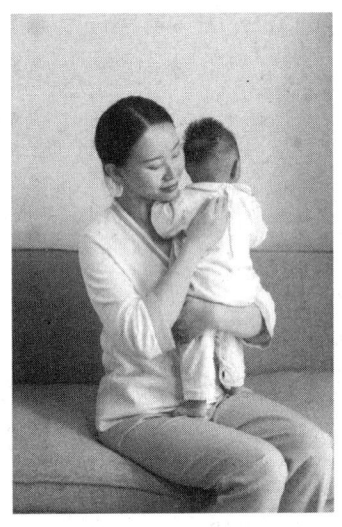
图1-16　竖式拍嗝

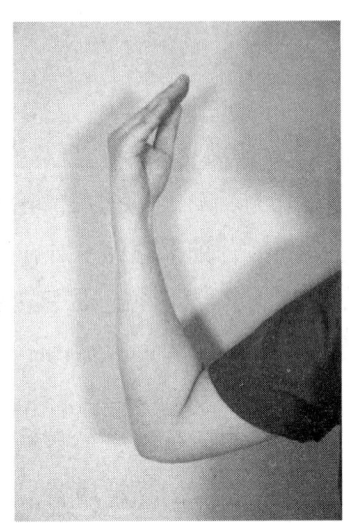
图1-17　空心掌形状

4）拍打数分钟，直至婴儿打嗝，排出胃内空气。

（2）坐式拍嗝，如图1-18所示。

1）育婴员取坐位，可在腿上放一块洁净的小毛巾。

2）让婴儿侧坐在育婴员腿上，使婴儿下颌放于育婴员左手前臂上，令其身体前倾。

3）用右手空心掌，以手腕的力量轻拍婴儿背部。

4）拍打数分钟，直至婴儿打嗝，排出胃内空气。

（3）趴式拍嗝，如图1-19所示。

1）育婴员取坐位。

2）使婴儿俯卧在育婴员双侧大腿上，育婴员左手放在婴儿胸前，托住并固定婴儿头颈部，避免婴儿俯卧压住口鼻部。

3）用右手空心掌，以手腕的力量轻拍婴儿背部。

4）拍打数分钟，直至婴儿打嗝，排出胃内空气。

4. 调整睡姿

调整好婴儿的睡姿，头偏向一侧，使婴儿保持安静，避免剧烈活动，以免再

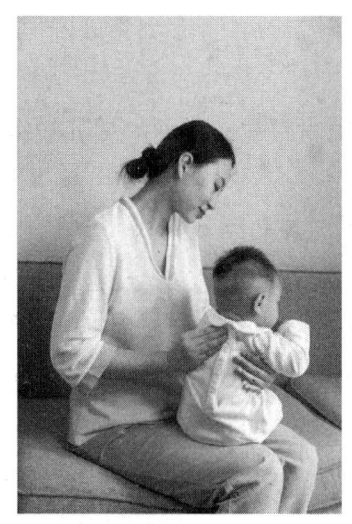

图 1-18　坐式拍嗝

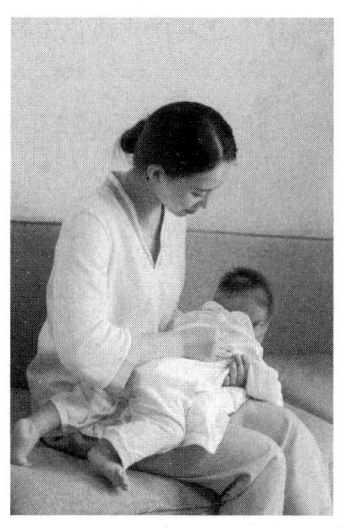

图 1-19　趴式拍嗝

次引起溢奶。

三、注意事项

1. 正确选择奶嘴，奶嘴孔大小要合适，喂哺时奶嘴内必须充满奶液，以免婴儿吸入过多空气导致溢奶。

2. 喂哺时体位适宜，婴儿尽量在清醒状态下，以头高脚低位斜靠着哺乳，避免平躺着哺乳。

3. 喂哺速度不宜过快，当婴儿吸吮频率过快时，应调整喂哺速度。

4. 让婴儿在安静的环境下吸奶，避免婴儿被突然的噪声、刺眼的灯光或其他行为中断吸奶；喂哺过程中及喂哺结束后，尽量使婴儿保持安静状态。

5. 如婴儿溢奶严重，经以上处理仍不能改善时，可遵医嘱添加预防溢奶的奶粉，其中添加了淀粉增稠配方，可有效缓解婴儿溢奶现象。

四、可能发生的情况——呛奶

呛奶是指婴儿在吃奶时或吃奶后奶液自口腔咽下或由食管逆流到咽喉部时，在吸气间误入呼吸道出现的呛咳反射。

1. 原因

（1）婴儿过于饥饿，吃奶太急。

（2）乳母乳汁分泌过多或奶嘴开孔过大、出奶太快，婴儿来不及吞咽。

（3）喂哺姿势不正确。

（4）喉软骨发育不良、消化道畸形等疾病。

2. 预防

（1）喂奶时机适当。不在婴儿哭泣或大笑时喂奶，不要等婴儿过度饥饿时才开始喂哺，以防婴儿吃奶太急发生呛奶。

（2）喂奶体位正确。婴儿吃奶时不能平躺，应将婴儿抱入怀中，并略微倾斜，角度在45°左右为宜。

（3）控制喂奶速度。若乳母乳汁过多，应用拇指、食指和中指呈剪刀式夹紧乳头或乳晕，避免乳汁过多过快流出；如采用奶瓶喂哺，则奶嘴开孔不可太大，倒置奶瓶时奶液应呈滴状滴出而不是呈线状流出，且奶嘴内始终充满奶液，避免婴儿吸入过多空气。

3. 处理

（1）如婴儿只是轻微呛奶，则只需轻拍其背部即可。

（2）如婴儿呛咳较重，频繁咳嗽，小脸憋红，应将婴儿身体略微前倾，帮助婴儿选取俯卧位，用空心掌轻拍其后背，以排出气管内的奶液。

（3）及时清理口鼻腔的奶液，以免哭闹时再次将奶液吸入气管。

（4）如婴儿情况得到缓解，在其睡觉时可将婴儿上半身抬高呈半卧位，并向右侧卧，这种体位能使乳汁流入胃内，气体留在胃底，促使胃中空气排出。

（5）若呛奶后婴儿口唇发绀，呼吸微弱，应一边急救，一边呼叫他人打"120"立即送医。

知识延伸

奶嘴选择细节

1. 奶嘴的孔型应和婴儿的月龄相称。奶嘴孔型分很多种，不同的孔型与乳汁流量的大小有关。小圆孔是慢流量的，中圆孔是中流量的，大圆孔是快流量的，还有一种是十字孔，其流量最大。月龄小的婴儿应该选择小孔奶嘴，否则容易造成呛奶。1～3月龄的婴儿可选择圆孔奶嘴，这种奶嘴能使奶液自动流出且流量较小。

2. 奶嘴的吸头最好选择形状近似乳母乳头的，中间弧度应与乳房相似。

3. 挑选奶嘴时，一定要到正规的母婴用品店购买，并注意查看厂家的商标和说明书。奶嘴的软硬要适中，材质最好是硅胶的。

第五节　婴幼儿科学饮水

"纯母乳喂养的宝宝需不需要喂水？每天该给宝宝喂多少水？"媳妇和婆婆为了给宝宝喂水争吵了起来。其实这也不是什么大事，因为婆婆给宝宝喂了点水，婆婆认为不给宝宝喝水会导致上火、便秘，而媳妇在网上查到纯母乳喂养的婴儿不需要喂水，否则会增加肾脏的负担，对婴儿身体健康也会带来不良影响。

水是维持生命必不可少的物质之一。年龄越小体内水分所占比例越高，足月儿水分约占体重的75%，早产儿占80%左右，成人占60%左右。

一、饮水前准备

1. 育婴员准备
育婴员衣着整洁，服装面料柔软，取下首饰，修剪指甲，洗手。

2. 用物准备
勺子、水杯、奶瓶、碗、温开水、围嘴。

3. 环境准备
环境宽敞、明亮。

4. 婴幼儿准备
觉醒，更换纸尿裤。

二、饮水步骤

1. 用奶瓶喂水的步骤
（1）在奶瓶内倒入适量温开水。
（2）将奶瓶内的温开水滴在育婴员前臂内侧测试水温，将奶嘴盖在奶瓶上并旋紧。
（3）与婴幼儿沟通，告诉他要喝水了，给其戴上围嘴，避免弄湿衣物。
（4）将婴幼儿竖立直抱或者倾斜抱着。
（5）将奶嘴轻轻靠近婴幼儿嘴边。
（6）等婴幼儿吸入奶嘴后，将水充满整个奶嘴，并将奶瓶略微转动，以防婴幼儿吸入过多空气。

（7）注意观察婴幼儿吸吮情况，耐心等待婴幼儿吞咽完毕。

（8）擦净婴幼儿口周水渍，为婴幼儿拍嗝。

（9）清洗、消毒用具。

2. 用勺子喂水的步骤

（1）在杯内倒入适量温开水。

（2）用勺子在杯内搅拌，加速水温下降。

（3）用勺子舀一勺温开水滴在育婴员前臂内侧测试水温，以不烫不凉为宜。

（4）与婴幼儿沟通，告知要喝水了，给婴幼儿戴上围嘴，避免弄湿衣物。

（5）将婴幼儿竖立直抱或者倾斜抱着。

（6）将盛有水的勺子放到婴幼儿的嘴角，勺内水不要装得太满。

（7）待婴幼儿张大嘴时，将勺子缓慢放入其嘴角稍向口腔的一侧倾斜，如图1-20所示。

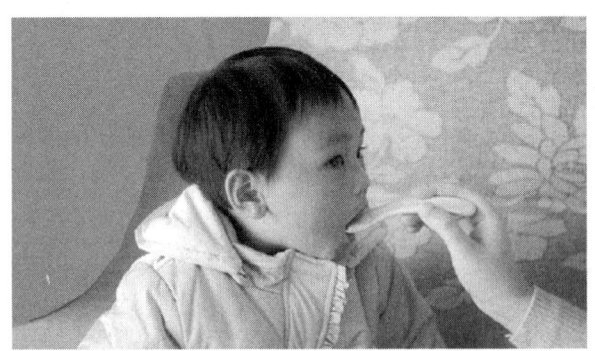

图1-20　将勺子缓慢放入嘴角并稍向口角倾斜

（8）耐心等待婴幼儿吞咽完毕，再将勺子移出口腔。

（9）擦净婴幼儿口周水渍，为其拍嗝。

（10）清洗、消毒用具。

3. 用水杯喝水的步骤

（1）在水杯内倒入适量温开水。

（2）将水杯内的温开水滴在育婴员前臂内侧测试水温。

（3）协助幼儿坐在自己的座位上，一手握杯柄，一手扶杯小口喝水。

（4）注意观察幼儿喝水情况，耐心等待幼儿喝水完毕。

（5）擦净幼儿口周水渍，必要时为其拍嗝。

（6）清洗、消毒用具。

三、注意事项

1. 正确选择饮水时间。纯母乳喂养的 6 月龄内婴儿不需要额外喂水,因为母乳中的水分已经能满足 6 月龄内婴儿的需水量,但特殊情况下,如生病、运动量大、出汗多的婴儿可适当喂水。婴幼儿的最佳喂水时间是早晨和午睡起床后,以便提供起床后运动的水分需要;幼儿应在饭前半小时喝水,不能饭前喝水或一边吃饭一边喝水;睡前不宜过多喝水,以免影响睡眠或导致尿床。

2. 正确选择水温。婴幼儿以喝温开水(37~40 ℃)为宜,不能喝冰水以免引起胃黏膜血管收缩,影响消化或引起肠痉挛,导致腹痛、腹泻。

3. 选择温热的白开水,避免用饮料代替温开水。饮料中含有大量的糖分及较多电解质或色素,对消化系统会有不良影响,不利于健康。

4. 姿势正确。不要让婴幼儿仰着头喝水,而应少量多次慢慢喝。

5. 不宜在婴幼儿哭泣、呼吸急促或气喘时喂水,以免发生呛咳。喝水时不要逗婴幼儿,也不能在运动过程中喝水。

四、可能发生的情况——水中毒

水中毒一般好发于 6 月龄内的婴儿,主要是因为婴儿的肾脏功能发育不完善,一旦水分摄入过多,水分聚集在血液里导致钠离子浓度被过分稀释,造成低血钠,进而引起水中毒。

1. **原因**

(1)喂水量过多。

(2)肾功能发育不完善,尤其是 6 月龄内的婴儿。

2. **预防**

(1)按需饮水。6 月龄内纯母乳喂养的婴儿,原则上不需要额外喂水;配方奶喂养的婴儿,只要奶量充足,一般也不需要喂水。但由于奶粉中蛋白质和钙等的含量高于母乳,婴儿可能会表现出"上火"现象,如便秘等,可在两顿奶之间少量喂水,也可根据个体情况酌情调整饮水量。

(2)注意观察婴幼儿的尿液颜色、次数和尿量。

3. **处理**

若婴幼儿出现嗜睡、烦躁不安、厌食、呕吐、体温降低等症状,应立即就医。

知识延伸

婴幼儿生病喝水有讲究

婴幼儿易发热、咳嗽、腹泻、呕吐，医生总会叮嘱家长"给宝宝多喝水"。但如何给生病的婴幼儿喂水，才能真正促进其早日康复呢？

1. 发热时要多喂水

一般体温每升高 1 ℃，基础代谢率就会增加 13%，心跳每分钟加快 15 次，由皮肤和肺蒸发的"非显性失水"也会增加。当服用退热药时，如果体内缺水可导致无法排汗，体温降不下来。所以婴幼儿发热一定要多喝水，以帮助降温，并防止出汗虚脱。

2. 患肺炎时要频繁喂水

患了肺炎的婴幼儿常因咳嗽、喘息、呼吸频率加快、张口呼吸等，导致水分大量丢失，如果不及时补充水分，嘴唇就会皲裂、脱皮，痰液也会变得黏稠，很难咳出，甚至阻塞呼吸道，因此，婴幼儿患肺炎时一定要多喝水。

3. 呕吐时要温热慢饮

无论什么原因导致的胃肠功能紊乱或消化道患感染性疾病时，都可能出现恶心、呕吐等症状，造成以酸性物质丢失为主的代谢性碱中毒，并伴有腹胀、腹痛、食欲不振、电解质紊乱等情况。此时除了给婴幼儿输液以外，还要适当地喂水，注意少量、多次、温热、慢饮。如果大量、快速喂水，反而会增加婴幼儿胃肠道负担，加重呕吐症状。

4. 腹泻时多喂水

感染、过敏、喂养不当、受凉等多种因素都可能引起腹泻。如果婴幼儿的大便呈黄稀水样或蛋花汤样，次数较多，并伴有口唇干燥、眼泪少、小便量减少，表明此时已出现脱水。除了积极配合医院的输液治疗外，正确地喂水可以帮助婴幼儿及早纠正脱水症状。

同步练习题

一、单项选择题

1.母乳喂养时，乳母托起乳房的正确方法是（　　）。

A.乳母在非常接近乳晕的地方托起乳房

B.乳母食指和中指呈"剪刀式"托起乳房

C. 乳母呈"C"字形托起乳房

D. 乳母在婴儿吃奶时用对侧的手掌托起乳房

2. 常用的哺乳姿势一般有四种，即（　　）。

A. 交叉环抱式、橄榄球式、摇篮式、坐位式

B. 交叉环抱式、橄榄球式、摇篮式、仰卧式

C. 交叉环抱式、橄榄球式、仰卧式、侧卧式

D. 交叉环抱式、橄榄球式、摇篮式、侧卧式

3. 婴儿成功含接乳头的指征，下列选项错误的是（　　）。

A. 婴儿舌头呈勺状环绕乳晕

B. 婴儿面颊鼓起呈圆形

C. 含接时可见到下方的乳晕比上方多

D. 能看到吞咽动作，听到吞咽声音

4. 哺乳时怀抱婴儿的姿势，下列选项错误的是（　　）。

A. 婴儿的头和身体成一条直线

B. 婴儿的脸对着乳房，鼻子对着乳头

C. 乳母抱紧婴儿贴近自己

D. 乳母托住婴儿的头部

5. 婴儿母乳喂养提早吸吮的时间为（　　）。

A. 出生后 15 分钟　　　　　　　　B. 出生后 30 分钟内

C. 出生后 1 小时　　　　　　　　D. 出生后 2 小时

6. 母乳喂养对婴儿的好处不包括（　　）。

A. 促进婴儿胃肠道的发育　　　　B. 促进婴儿神经系统发育

C. 预防成年期心血管疾病　　　　D. 促进婴儿大便早日成形

7. 母乳喂养可以提高婴儿机体免疫力是因为（　　）。

A. 母乳营养丰富，能满足婴儿生长发育所需

B. 母乳中含有丰富的抗体和免疫物质

C. 母乳中含有的蛋白质和脂肪最容易被婴儿吸收

D. 母乳中含有丰富的矿物质和维生素

8. 母乳不足的常见原因为（　　）。

A. 未按需哺乳　　　　　　　　　B. 乳母营养不良或睡眠不佳

C. 乳母缺乏哺乳的信心　　　　　D. 以上都是

9. 预防母乳不足的措施，以下选项中不包括（　　）。

A. 多吃富含蛋白质、维生素和矿物质类的食物

B. 乳母保持良好的休息和愉快的身心状态

C. 穿戴合适的胸罩，选用温和洗液经常清洗、按摩乳头

D. 遵医嘱服用催乳药物

10. 配方奶粉是婴幼儿较为理想的（　　）食品。

　　A. 保健　　　　　　B. 替代　　　　　　C. 辅助　　　　　　D. 必备

11. 冲调配方奶粉的步骤，以下选择中正确的是（　　）。

　　A. 准备器具、加入适量的奶粉、加入温开水、使奶粉溶解

　　B. 准备器具、加入温开水、加入适量的奶粉、使奶粉溶解

　　C. 准备器具、加入热开水、加入适量的奶粉、使奶粉溶解

　　D. 准备器具、加入适量的奶粉、加入热开水、使奶粉溶解

12. 喂养配方奶引起腹胀的常见原因，以下选择中不包括（　　）。

　　A. 婴儿吸吮时随奶吞入大量的气体　　　　B. 婴儿体内缺乏乳糖酶

　　C. 喂奶后没有及时拍膈　　　　　　　　　D. 肠道疾病

13. 喂养配方奶引起腹胀的常见处理措施，以下选择中不包括（　　）。

　　A. 及时给婴儿喂奶，喂奶后竖抱拍嗝，排出吸吮时随奶液吞入的空气

　　B. 喂奶过程中要随时保持奶瓶后部高于前部

　　C. 给婴儿喂完奶后立即做排气操

　　D. 遵医嘱补充乳糖酶

14. 母乳采集后的储存方法，以下选项错误的是（　　）。

　　A. 室温≤25 ℃下保存 4 小时

　　B. 冰箱上层 15 ℃便携式冰盒内冷藏，可保存 24 小时

　　C. 冰箱 4 ℃冷藏室内，经常开关冰箱门，可保存 48 小时

　　D. 冰箱下层 –18 ℃的独立冷冻室，可保存 3 ~ 6 个月

15. 母乳解冻复温的方法，下列选项错误的是（　　）。

　　A. 放置在冷藏室自然解冻退冰

　　B. 退冰后的母乳连同储奶袋一起放入温奶器内复温

　　C. 温奶器内的水温应为 40 ℃

　　D. 如果没有温奶器可放入微波炉中加热

16. 婴儿溢奶的处理措施，以下选项正确的是（　　）。

　　A. 育婴员保持镇定，并安抚婴儿，避免因过于紧张给婴儿带来不良刺激

　　B. 及时用干净、柔软的纸巾或纱布清理溢出的奶液

　　C. 每次哺乳不宜过饱，喂奶后及时拍嗝

　　D. 以上都是

17. 为了避免婴儿在吃奶后发生溢奶的情况，应注意（　　）。

A. 喂哺过程中奶嘴内充满奶液，以免婴儿吸入过多空气

B. 喂奶过程中尽量使婴儿保持安静状态，结束后及时拍嗝

C. 溢奶严重时，可遵医嘱添加预防溢奶的奶粉

D. 以上都是

18. 婴儿发生呛奶时的处理措施包括（　　）。

A. 轻微呛奶，只需轻拍婴儿背部即可

B. 呛咳较重，频繁咳嗽时，应将婴儿身体略微前倾取俯卧位，轻拍后背

C. 及时清理口鼻腔的奶液

D. 情况缓解，在其睡觉时可将婴儿取仰卧位，并向左侧卧

19. 测试奶液温度的正确方法是（　　）。

A. 滴几滴奶液在育婴员的手臂内侧，以不烫不凉为宜

B. 滴几滴奶液在婴幼儿的手背或手腕上

C. 用温度计测试

D. 以上都可以

二、判断正误题

1. （　　）母乳是最符合婴幼儿生长发育所需的天然食品。

2. （　　）早接触是指产后 30 分钟内母婴皮肤接触 10 分钟。

3. （　　）婴儿喂奶不能定时，也不必分次数，当婴儿睡眠时间较长乳母感到奶胀时，应唤醒婴儿吃奶。

4. （　　）当乳母射乳反射过强时，可用食指和中指夹紧乳头或乳晕呈"剪刀式"夹压。

5. （　　）配方奶粉是以牛乳为基础的改造奶制品，其营养成分接近母乳，适合于婴幼儿的消化能力和肾功能。

6. （　　）婴儿喂奶后应采取右侧卧位，以防误吸。

7. （　　）6 月龄以下婴儿摄食水分过量会引起水中毒。

8. （　　）纯母乳喂养是指只给婴儿喂母乳，而不给其他任何的液体和固体食物，甚至不给水。

9. （　　）配方奶须现配现用，一次未食用完的配方奶室温下可放置 4 小时。

10. （　　）育婴员在为婴幼儿做排气操时，可逆时针按摩腹部以减轻腹胀。

参考答案与解析

一、单项选择题

1. C。母乳喂养时常采用"C"字形托起乳房的手法。

2. D。常用的哺乳体位有四种：即摇篮式哺乳体位、橄榄球式哺乳体位、交叉式哺乳体位和侧卧式哺乳体位。

3. C。婴儿成功含接乳头的指征包括：婴儿的下颌紧贴乳母乳房，将乳头和大部分乳晕含在嘴中；婴儿嘴张得很大，下唇向外翻；婴儿口腔上方有更多的乳晕；婴儿舌头呈勺状环绕乳晕；婴儿面颊鼓起呈圆形；慢而深地吸吮，有时会出现暂停；能看到婴儿吞咽动作，听到吞咽声音。

4. D。无论采取哪种哺乳体位，怀抱婴儿时都要遵循以下四个要点：（1）婴儿的头和身体成一条直线（不能扭曲）；（2）婴儿的脸对着乳房，鼻子对着乳头（避免过高和过低）；（3）乳母抱紧婴儿贴近自己（使婴儿能正确含接）；（4）乳母让婴儿的头及颈部得到支撑，同时注意托住婴儿的臀部。

5. B。母乳喂养提早吸吮是指出生后30分钟内开始吸吮。

6. D。母乳喂养对婴儿的好处包括：能够提供婴儿时期生长发育所需的营养素；提供生命最早期的免疫物质；促进婴儿胃肠道的发育；促进婴儿神经系统发育；减少婴儿成年期患肥胖症、糖尿病、高血压、冠心病的概率。

7. B。母乳中含有丰富的抗体、免疫活性等物质，可增加婴儿抗感染能力，这种免疫作用是任何其他乳品所不具备的。

8. D。母乳不足的常见原因包括：婴儿的口腔运动功能不良、婴儿吸吮时间不够以及吸吮姿势不正确；喂养不当；不适当地添加辅食；乳母营养不良或休息不好；乳母缺乏哺乳的信心与热情；疾病或药物影响。

9. D。母乳不足的预防措施包括：乳母应多吃富含蛋白质、维生素和矿物质类的食物；确保乳母良好的休息；穿戴合适的胸罩，选用温和洗液经常清洗、按摩乳头；采取正确的姿势哺乳。

10. B。配方奶粉是以牛乳为基础的改造奶制品，其营养成分接近于母乳，故是婴幼儿较为理想的替代食品。

11. B。配奶时先加温开水再放奶粉，搅拌均匀，瓶内不能有沉淀。配奶时的水温不能超过50 ℃，以保证奶液的营养不被破坏。

12. D。喂养配方奶引起腹胀的常见原因有：奶瓶喂养时奶液未充满奶嘴，婴幼儿吸吮时随奶吞入大量空气；婴幼儿过度饥饿时大声哭闹，可吞咽大量气体；

婴幼儿体内缺乏乳糖酶，不能消化和吸收配方奶中的乳糖。

13. C。喂养配方奶引起腹胀的常见处理措施包括：喂奶过程中要随时保持奶瓶后部高于前部；及时给婴儿喂奶；喂奶后竖抱拍嗝，以便及时排出吸吮时随奶吞入的空气；遵医嘱补充乳糖酶。

14. C。将母乳放冰箱4 ℃冷藏室内，若经常开关冰箱门，仅可保存24小时。

15. D。如果没有温奶器切不可直接用微波炉加热，否则会破坏母乳的营养成分。

16. D。溢奶的处理步骤为安抚，清洁，拍嗝。

17. D。避免发生溢奶的情况应注意：正确选择奶嘴；喂哺过程中及喂哺结束后，尽量使婴儿保持安静状态；喂哺时体位适宜；喂哺速度不宜过快；让婴儿在安静的环境下吸奶；喂哺后及时拍嗝；如婴儿溢奶严重，经以上处理仍不能改善时，可遵医嘱添加预防溢奶的奶粉。

18. D。婴幼儿发生呛奶的处理措施包括：若轻微呛奶，只需轻拍婴儿的背即可；及时清理口鼻腔的奶液；睡觉时可将婴儿上半身抬高呈半卧位，向右侧卧，使乳汁流入胃内，气体留在胃底；若呛奶后口唇发绀，呼吸微弱，要立即就医。

19. A。测试奶液温度正确的方法是：将奶瓶倒置，让奶汁滴于育婴员手背或前臂内侧皮肤上，以不烫不凉为宜。

二、判断正误题

1. √。母乳是最符合婴幼儿生长发育所需的天然食品，其不仅营养丰富、温度适宜、清洁经济、口感受婴儿青睐，更重要的是母乳喂养时，婴儿可以感受到独有的安全、宁静、慈爱、满足和快乐的氛围。

2. ×。婴儿在出生后1小时内与乳母进行肌肤接触；帮助婴儿在出生后30分钟内开始吸吮。

3. √。婴幼儿喂奶提倡按需哺乳，随着婴儿月龄的增加，吸奶量逐渐增多，可逐渐采取定时哺乳。

4. √。当乳母射乳反射过强时，可用食指和中指呈"剪刀式"夹紧乳头或乳晕，并在哺乳过程中注意夹压的时间，变换夹压的方向，以减少乳汁流出，避免婴儿呛奶。

5. √。配方奶是母乳的最佳替代品。

6. √。婴儿吃奶以后容易出现吐奶，如果呕吐物误吸入气管，可能会引起窒息，是比较危险的。右侧卧位可以防止呕吐物被误吸，另外，喂奶后多竖起婴儿轻拍背部，可以排出胃内的空气，防止吐奶。

7. √。婴儿的肾脏功能发育不完善，一旦水分摄入过多，水分聚集在血液里导致钠离子浓度被过分稀释，造成低血钠，就会引起水中毒。

8.√。纯母乳喂养是指只给婴儿喂母乳，而不给其他任何的液体和固体食物，甚至不给水，其间可以服用维生素或矿物质补充剂和药物滴剂或糖浆。

9.×。配方奶须现配现用，一次未食用完的配方奶在室温下可放置2小时，2小时内再次食用时须用温奶器或热水加温。

10.×。育婴员为婴幼儿做排气操时，让婴幼儿平躺，用手指或手掌以其肚脐为中心，顺时针按摩腹部，注意力度要适当，不要压迫到胃部，以免引起吐奶。

第二章　婴幼儿进食与食品制作

学习目标

1. 掌握婴幼儿餐前准备与餐后整理的步骤和注意事项
2. 能协助婴幼儿进食，指导其使用与年龄相符的餐具
3. 掌握泥糊状食物、手指食物、蔬果汁、点心的制作方法与注意事项
4. 了解添加辅食的相关知识及餐具的选择

第一节　婴幼儿餐前准备与餐后整理

两岁的圆圆这两天吃饭总是不肯坐在餐桌前，嚷嚷着要边吃饭边玩，奶奶拗不过只好随她。今日圆圆大便呈稀水样，妈妈带她去医院看病，经检查确诊为感染性腹泻。

很多家长认为，婴幼儿只要能吃饱就行，往往忽略了就餐前后的清洁与整理，从而导致婴幼儿患病。其实，自身的清洁、环境的整洁与饮食卫生同样重要。

一、婴幼儿用餐前准备

1. 育婴员准备

洗净双手，必要时戴口罩。

2. 用物准备

自来水、肥皂或洗手液、小毛巾、婴幼儿专用餐椅、餐具（饭碗、菜盆、勺筷）、围兜。

3. 环境准备

环境清洁、明亮。

4. 婴幼儿准备

餐前 10 分钟做好就餐准备，停止一切活动，如游戏、运动等，洗手，穿戴好就餐围兜。

二、协助婴幼儿用餐步骤

1. 营造良好的就餐环境，关闭电视，减少噪声。
2. 与婴幼儿沟通，引导其就餐，指导或协助其洗净双手、佩戴围兜，如图 2-1 所示。
3. 将婴幼儿放至专用餐椅中。
4. 将准备好的饭菜放至餐桌。
5. 协助婴幼儿用餐，观察婴幼儿用餐情况。

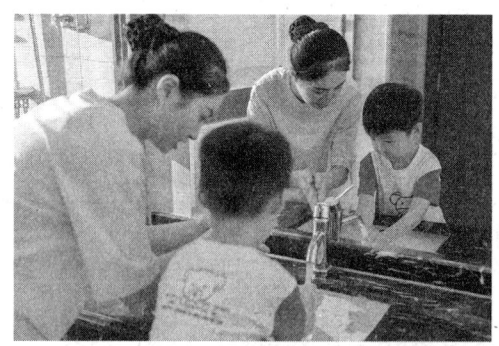

图 2-1 指导并协助婴幼儿洗净双手

三、婴幼儿餐后整理

1. 给婴幼儿取下围兜，擦干净双手和嘴角。
2. 把婴幼儿抱出餐椅或移开椅子，帮助婴幼儿离开餐桌。
3. 清洗婴幼儿面部及双手。
4. 收拾餐具，擦干净餐桌，餐椅归位。
5. 清扫地面，清洗餐具。

四、注意事项

1. 进餐前后忌剧烈运动。
2. 餐前可给予婴幼儿提示，例如，"再过 10 分钟就开饭了"，或告诉他"卡通片演完就要吃饭了"，让婴幼儿提前做好就餐准备。

3. 在流动水下使用肥皂或洗手液洗手，擦干双手。
4. 备好餐具，避免尖硬的餐具对婴幼儿造成伤害。
5. 餐后必须洗净面部及双手。
6. 可拆分的餐桌面板应拆开清洗，以彻底清除污垢。

五、可能出现的情况——支气管异物

婴幼儿进餐时，如突然出现呛咳、气急、发绀等情况，可能是食物进入气管所致，医学上称为支气管异物，应及时清除异物以解除窒息，因为窒息若不及时解除，婴幼儿可能在几分钟内丧失生命。

1. 原因

（1）婴幼儿用餐姿势不正确。

（2）婴幼儿进食时说笑打闹。

（3）婴幼儿有将食物或玩具含在嘴里的不良习惯。

2. 预防

（1）婴幼儿进餐时要固定位置，身体坐正，避免托腮、扶头、左顾右盼、身体左右摇晃等不良进餐姿势，育婴员应在一旁守护，及时提醒并予以纠正。

（2）严禁在婴幼儿哭闹时进食，进食过程中禁止说笑打闹，以免食物误入气管发生意外事故。

（3）不给婴幼儿准备整粒花生、坚果等食物。

（4）严禁婴幼儿将食物或玩具含在嘴里。

3. 处理

（1）倒垂击背法。此法适用于婴儿，可左手提起婴儿的双脚，使其呈倒立状，右手掌用力在婴儿背部拍击数下，使异物松脱吐出。

（2）拍背法。对于体型较大的婴幼儿，可让其趴在育婴员膝盖上，头朝下，托起胸，拍其背部数下，使其咳出异物。

（3）直抠咽喉法。较大的异物停留在咽喉部，可用镊子夹出或刺激舌根催吐。

（4）若经上述处理仍未排出异物，应立即拨打"120"，尽快就近就医。

知识延伸

如何选择婴幼儿餐椅

1. 必须设有防滑落和保护装置，如在靠背上安装安全带。如果有滑轮设计，则滑轮锁定装置必须牢固。

2. 选择自带托盘并且可以分拆为小桌子和小椅子的类型，其底座要宽大，不容易翻倒，并且可随婴幼儿年龄的增长进行调节。自带托盘必须是无毒塑料。

3. 餐椅表面和边缘都必须光滑，托盘下面不能有小洞或者缝隙，以免婴幼儿伸进手指，造成刺伤、夹伤或刮伤等。

第二节　协助婴幼儿进食

三岁的妞妞吃饭总是要人喂，米饭含在嘴里好久都不吞下去，一顿饭从餐桌吃到沙发、从阳台吃到卧室，1小时都没吃完。妞妞马上就要上幼儿园了，她这个样子到了幼儿园该怎么办呢？

随着婴幼儿年龄的增长，育婴员应根据其营养需求改变饮食的种类、质地和数量，帮助婴幼儿逐步达到与家人一致的规律性进餐模式，并学会自主进食。

一、协助婴幼儿进食前准备

1. 育婴员准备

洗净双手。

2. 用物准备

自来水、肥皂或洗手液、小毛巾、婴幼儿专用餐椅、餐具（饭碗、菜盆、匙筷）、围兜。

3. 环境准备

环境清洁、明亮。

4. 婴幼儿准备

餐前10分钟停止游戏、运动等，洗手，穿戴好就餐围兜。进行餐前引导，关闭电视，减少噪声并做好心理准备。

二、协助婴幼儿进食步骤

1. 将婴幼儿置于餐椅内。
2. 将备好的食物放置在餐桌上。
3. 协助婴幼儿进餐

（1）7月龄以上的婴幼儿可用手抓吃食物。

1）递给食物。育婴员给婴幼儿一块适合手抓的食物。

2）示范。育婴员拿着同样的食物，张大嘴巴，放进嘴里。

3）育婴员边讲边演示，让婴幼儿模仿。

（2）1岁以上幼儿使用勺子进食。

1）将食物放置在餐桌上，让幼儿右手持勺。

2）育婴员握住幼儿持勺的手，慢慢地将食物送入其嘴中，如图2-2所示。

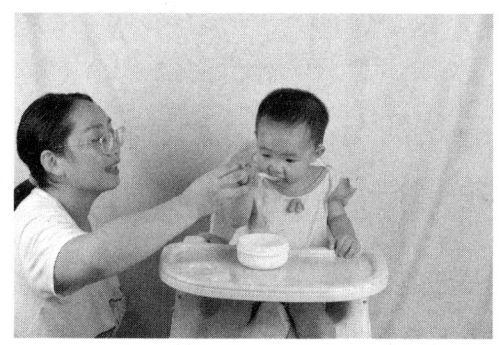

图2-2　协助幼儿持勺进食

3）育婴员边讲边演示，让幼儿模仿。

（3）2.5～3岁幼儿使用筷子进食。

1）将食物放置在餐桌上，让幼儿右手持筷。

2）育婴员握住幼儿持筷的手协助其夹取食物，再慢慢地将食物送入幼儿嘴中。

3）育婴员边讲边演示，让幼儿模仿。

4.洗净婴幼儿面部及双手。

三、注意事项

1.耐心喂养，尊重婴幼儿对食物的选择，鼓励和协助进食，不强迫进食，培养进食兴趣。

2.控制进食速度，不要一味要求婴幼儿吃得快，婴幼儿在尝试进食时，应及时引导鼓励，慢慢提高进食速度。

3.婴幼儿独立进食时，育婴员应全程照看，防止发生意外。

4.在婴幼儿学习将手抓食物送进嘴里的过程中，应将块状食物一小块一小块地递给他，允许其多次尝试。

5. 幼儿在开始使用小勺或筷子的时候，会浪费一些食物或将食物沾到手上、脸上、地上，甚至家具上，育婴员此时要逐渐放手让幼儿自己吃饭，并适时地鼓励、赞扬他，让其愉快地使用小勺或筷子吃饭。

6. 进食时不看电视，不玩玩具，每次进餐时间不超过20分钟。

7. 观察婴幼儿进食情绪，发现问题及时处理。

8. 饭前饭后不做剧烈运动。

四、可能出现的情况——婴幼儿吃不饱

1. 原因

（1）育婴员喂养不当。

（2）婴幼儿饮食习惯不好，偏食、挑食。

（3）食物准备不足或不合婴幼儿口味。

2. 预防

（1）育婴员掌握协助婴幼儿进食的技巧。

（2）培养婴幼儿良好的饮食习惯，使婴幼儿乐于进食，切不可强行喂食。

（3）日常生活中注意观察婴幼儿的饮食习惯和喜好，准备足够的符合婴幼儿口味的食物。

3. 处理

适当补充零食或增加进食次数。

知识延伸

婴儿辅食添加顺序

1. 种类

应按谷物、蔬菜、水果、动物性食物的顺序来添加。首先应添加含铁的谷类食物（如婴儿含铁营养素米粉），其次添加蔬菜泥，然后是水果泥，最后添加动物性的食物，如蛋羹、鱼、禽、畜肉泥或肉松等。

2. 数量

应按由少到多的原则逐渐添加。

3. 质地

按泥糊状（如米糊、菜泥、果泥、肉泥、鱼泥、蛋黄等泥糊状）、半固体（如稠粥、颗粒面、烂面等）、固体（如软饭、小馒头片等）、成人饮食的顺序添加辅食。

4. 时间

从开始添加辅食到婴幼儿完全能够自主进食普通食物，历时约1年半，这是一个极其重要又十分复杂的过程。按照婴幼儿对辅食接受程度和摄入的一般进程，辅食添加的方法与进程详见表2-1。

表2-1　　　　　　　　　　辅食添加的方法与进程

年龄阶段		6月龄	7~9月龄	10~12月龄	13~24月龄
食物质地		泥糊状	泥状、碎末状	碎块状、指状	条块、球块状
辅食餐次		每天1~2次，每次1/3碗	每天1次，每次2/3碗	每天2~3次，每次3/4碗	每天3次，每次1碗
每日食物种类及数量	乳类	4~6次，共800~1 000 mL	3~4次，共700~800 mL	2~4次，共600~700 mL	2次，共400~600 mL
	谷薯类	含铁米粉1~2勺	含铁米粉、粥、烂面、米饭等3~8勺	面条、米饭、小馒头、面包等1/2~3/4碗	各种家常谷类等3/4~1碗
	蔬菜类	菜泥1~2勺	烂菜/细碎菜1/3碗	碎菜1/2碗	各种蔬菜1/2~2/3碗
	水果类	水果泥1~2勺	水果泥/碎末1/3碗	水果小块/条1/2碗	各种水果1/2~2/3碗
	动物类豆类	—	蛋黄、肉、禽、鱼、豆腐等，3~4勺	蛋黄、肉、禽、鱼、豆腐等，4~6勺	鸡蛋、肉、禽、鱼、豆制品等，6~8勺
	油盐	—	植物油0~10 g，不加盐	植物油0~10 g，不加盐	植物油5~15 g，盐<1.5 g

注：1勺=10 mL；1碗=250 mL（小饭碗：口径10 cm，高5 cm）。
参考《中国妇幼健康研究》2019年第4期《0~3岁婴幼儿喂养与营养指南》。

第三节　指导婴幼儿使用餐具

涛涛，男，3岁，因筷子插进口腔后壁1小时入院。医生接诊时，涛涛口中的一截筷子还露在外面，经放射科医生X光片检查，筷子穿透了涛涛的上颚，需要在全麻下手术取出。

我国出台了《婴幼儿餐具安全要求》，着重考虑了餐具容易对婴幼儿造成的物理伤害，如碗勺边缘防割伤、筷子尖端防刺伤、汤碗防溢出、玻璃餐具防破碎等，还提出了重金属、挥发性化合物含量及甲醛释放量等化学指标，以期为婴幼儿提供健康、安全的餐具。

一、指导婴幼儿使用餐具前准备

1. 育婴员准备
洗手,戴口罩,衣着整洁。

2. 环境准备
环境清洁明亮,符合用餐要求。

3. 用物准备
餐桌、餐具(碗、勺子、筷子)、围兜。

4. 婴幼儿准备
觉醒,更换纸尿裤。

二、指导婴幼儿使用餐具步骤

1. 碗具的使用
1岁以内婴儿需在育婴员的照看下使用,1岁以上婴幼儿可使用碗底带吸附功能的碗具,以固定于餐桌上,如图2-3所示。

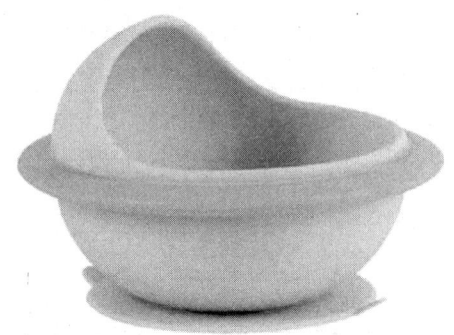

图2-3 带吸附功能的碗具

2. 勺子的使用
(1)自由发挥

1)碗具中装一些容易压碎的大块食物,如豆腐、蒸鸡蛋等。

2)婴幼儿右手持勺在碗里戳着玩。

(2)游戏

1)碗具中装一些带颜色的食物,如黄色的玉米粒、绿色的蔬菜等。

2)婴幼儿右手持勺。

3)将食物从一个碗里搬到另一个碗里,鼓励婴幼儿用勺舀食物。

（3）学习

1）婴幼儿及育婴员右手持勺。

2）育婴员用勺盛食物进食。

3）鼓励婴幼儿模仿育婴员用勺进食的动作。

3. **筷子的使用**

1）育婴员指导幼儿用拇指、食指、中指捏住一根筷子。

2）育婴员指导幼儿用虎口和无名指压住另外一根筷子。

3）育婴员指导幼儿用筷子夹取食物并送入嘴中。

4. **水杯的使用**

（1）有把手的水杯

1）育婴员指导幼儿右手抓住水杯把手。

2）育婴员握住幼儿右手，慢慢将水杯靠近幼儿嘴边。

3）育婴员指导幼儿小口喝水。

（2）无把手的水杯

1）育婴员指导幼儿双手握住水杯中部。

2）育婴员握住幼儿双手，慢慢将水杯靠近幼儿嘴边。

3）育婴员指导幼儿小口喝水。

三、注意事项

1. 为婴幼儿准备的食物必须符合年龄要求。

2. 给婴幼儿进食的食物必须自然放凉，育婴员不可用嘴吹凉食物。

3. 刚使用勺子时，婴幼儿会因为舀不住食物而厌烦急躁，此时可将食物拨到小勺里，鼓励婴幼儿并让其找到成就感，激发婴幼儿使用勺子的欲望，引导婴幼儿练习。

4. 可先让婴幼儿试着用勺子自己喝汤，动作熟练后再用勺子舀固体食物。

5. 刚开始幼儿总想用自己的方法握筷子，此时不要着急改变幼儿的姿势，而应慢慢纠正。

6. 指导幼儿使用筷子时不要给予其他的餐具，让其慢慢习惯只用筷子进餐，在没有选择的时候，其进步会更快。

四、可能发生的事情——口腔外伤

1. **原因**

（1）婴幼儿未正确使用餐具。

（2）婴幼儿使用餐具时一心二用，导致勺子或筷子插进口腔或皮肤。

（3）婴幼儿进餐时，拿着餐具追赶打闹，导致勺子或筷子插进口腔或皮肤。

2. 预防

（1）教导婴幼儿正确使用餐具，婴幼儿进餐时育婴员要全程监护。

（2）婴幼儿进餐时，要关闭电视、平板电脑等娱乐设施。

（3）婴幼儿进餐时需坐于餐椅内，不可以追赶打闹。

3. 处理

（1）安抚婴幼儿，使其安静。

（2）观察插伤处伤口大小、深浅。

（3）消毒、止血。

（4）如果出血不止、伤口较深，应立即就医。

知识延伸

餐具的选择

1. 不锈钢碗具

具有隔热效果的不锈钢餐具比较安全。选择碗底带吸附功能的不锈钢碗具，就不用担心婴幼儿将碗推倒。

2. 汤匙

选用适合婴幼儿嘴形大小，且食物不易外流的汤匙。手柄要有防滑设计，以便婴幼儿学习和模仿，最好选用粗短柄的汤匙，这样使用起来更加方便。

3. 水杯

可选用带手柄的不锈钢水杯。带手柄的水杯方便幼儿拿取，不锈钢材质便于清洗且不会摔碎。

4. 避免使用有鲜艳图案的餐具

鲜艳的卡通图案可能含有铅和镉等重金属，若长期使用将会影响婴幼儿脑部和骨骼的发育。

第四节 婴幼儿泥糊状食物的制作

嘟嘟已经快 10 月龄了,这天妈妈带着他与其他小朋友玩耍。在交流中发现嘟嘟和其他同月龄小朋友相比,身高和体重都不及他们。嘟嘟妈妈发现是自己在喂养方面存在误区,误以为母乳喂养的婴儿不需要添加辅食。

泥糊状食物是指食物中的含水量介于液体食物和固体食物之间的糊状食物,是婴儿由液态食物向固体食物过渡的一种食物。婴儿 6 月龄后及时添加泥糊状食物,不仅可补充各种营养素,还能促进消化器官的发育。

一、制作泥糊状食物前准备

1. 育婴员准备

束发,戴帽,修剪指甲,洗手,戴口罩。

2. 环境准备

操作台面清洁,宽敞明亮。

3. 原料准备

按婴儿辅食添加顺序选择新鲜、当季的食材,洗净备用。

4. 用具准备

流动水、刀、小锅、刨刀、砧板、小碗、过滤网、榨汁机、研磨机。

二、制作泥糊状食物步骤

1. 果泥类

(1)苹果泥

1)苹果洗净后,用开水烫果皮。

2)将水果刀消毒,纵向切开苹果。

3)用勺在剖面刮果肉,使果肉成细泥状。

(2)香蕉泥

1)洗净香蕉表皮后剥皮,撕去白条。

2)将香蕉肉放入碗中,用勺将果肉研成细泥状,如图 2-4 所示。

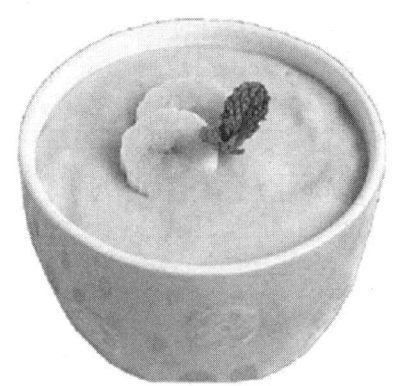

图 2-4 香蕉泥

2. 菜泥类

（1）蔬菜类

1）将青菜放入开水中焯 10 秒钟左右，去掉青菜中所含的草酸。

2）把焯好水的青菜倒入新沸的水中煮 2~3 分钟。

3）将煮好的青菜用研磨机研成泥。

（2）瘦肉泥

1）选用新鲜的瘦肉（猪肉、牛肉、羊肉、鸡肉均可），去筋膜，切片。

2）取少量姜片与瘦肉片一同放入沸水中煮 1~2 分钟，同时滤去锅中漂浮物。

3）取出瘦肉，装盘，置于高压锅内隔水蒸烂。

4）去除姜片，将瘦肉放入食物研磨机内研成泥状。

（3）鱼泥

1）将干净的鲜鱼切成小块后放入水中煮熟或蒸熟。

2）除去鱼刺、鱼皮。

3）将鱼肉研碎后入锅，锅内加少许温开水。

4）取适量淀粉加水调匀后放入锅内，煮至糊状。

三、注意事项

1. 所有食物均必须清洗干净，避免食物不洁导致婴儿生病。

2. 在给婴儿添加泥糊状食物时，一次只添加一种，待适应后再添加下一种，不要在一天或几天内给婴儿添加多种新食物，以免引起消化不良。

3. 做鱼泥时要选取刺少的鱼类，如黄鱼、鲈鱼、鳕鱼、沙丁鱼。

4. 1 岁内婴儿食物不加盐、糖及其他调味品。

四、可能出现的情况——食物过敏

食物过敏是指通过食入、皮肤接触或吸入某种食物而引起的特异性免疫反应。食物过敏会使胃肠道、皮肤黏膜、呼吸道出现或轻或重的症状，严重者甚至可能引起过敏性休克。最容易引起过敏的八大类食物有：奶类，特别是牛奶；禽蛋类；鱼类（包括海水鱼、淡水鱼）；甲壳类水生动物（虾、螃蟹、蛤蜊等）；花生；大豆；坚果类（杏仁、核桃、腰果、榛子、松子、栗子等）；小麦。

1. 原因

（1）食入、皮肤接触或吸入某种食物，导致过敏反应。

（2）遗传因素。父母中一方有食物过敏史，其子女出现过敏的概率为30%，双亲均有食物过敏史者，则子女出现过敏的概率可高达60%。

（3）婴幼儿年龄小，免疫系统发育不完善，抗体减少可限制肠道对食物抗原的吸收，间接地减轻对食物蛋白的免疫，进而出现过敏反应。

（4）婴儿消化道黏膜柔嫩，血管通透性高，消化道屏障功能差，各种食物变应原容易通过肠黏膜进入血液，引起变态反应。

2. 预防

（1）尽量母乳喂养，乳母避免进食容易引起过敏的食物。

（2）按辅食添加原则添加辅食。

（3）如婴幼儿反复出现过敏症状，且不能明确过敏原因，应及时到医院就诊，查找过敏原，日后宜避开过敏食物。

3. 处理

（1）发生食物过敏后，应该立即暂停食用引起过敏的食物。根据过敏的轻重程度决定是否再次食用此类食物，如过敏症状减轻，1~2周后可少量再次试食，观察3~5天，如果没有不良反应，可缓慢增加喂食量。

（2）选择适当食物，过敏体质的婴儿需选择适宜的食物。同族的食物常具有类似的致敏性，尤以植物性食物更为明显，如对花生过敏者对其他豆科类植物也会有不同程度的过敏反应，因此要避免选择类似的食物。

（3）反复食物过敏，并且有向更严重程度发展的趋势，导致婴幼儿营养不良、生长障碍时，应及时进行诊治。

（4）对某类食物过敏的婴幼儿并不是永远不能接触和进食此类食物，随着年龄增长或生活中的不断接触，会慢慢对其脱敏，也可以在正规医疗机构的检测下缓慢添加，以确保婴幼儿摄入足够营养，促进生长发育。

知识延伸

辅食添加原则

1. 不宜过早（4月龄前）或过迟（8月龄后）添加辅食。
2. 添加辅食后仍应继续以母乳喂养为主。
3. 由一种到多种。先添加一种辅食，婴儿适应以后再添加另一种，切忌多种新食物一起添加，以免胃肠适应不良甚至引起腹泻，也不易区别婴儿对何种食物过敏。
4. 由少量到多量。由少量开始，以降低食物过敏的风险。宜观察3~5天，没有过敏反应后再逐渐加量。
5. 由稀到稠、由细到粗。
6. 单独制作。

具体食物的选择可参考表2-1"辅食添加的方法与进程"。

第五节　婴幼儿手指食品的制作

自从圆圆8月龄添加了手指食物后，吃饭的积极性明显提高。从条状到块状，从用整个手掌抓到用拇指和食指捏，从每餐浪费至少一半到基本吃完，看着圆圆自主进食的技能一天比一天提高，圆圆妈妈感到特别欣喜，对于添加手指食物也有了新的认识。

手指食物是指适合婴幼儿用手抓着吃的食物，是婴幼儿实现完全自主进食的第一步。及时添加手指食物，不但能提高婴幼儿吃饭的兴趣，还有助于锻炼婴幼儿手眼协调能力。

一、制作手指食物前准备

同婴幼儿泥糊状食物制作前准备。

二、制作手指食物步骤

1. 蔬菜类

将准备好的蔬菜去皮,根据婴幼儿月龄及抓握能力,将食物(如胡萝卜、南瓜、红薯、土豆等)切成合适的形状(片状、条状或块状),蒸或煮至熟、软。

2. 水果类

将水果去皮,切成合适大小。

3. 肉类

将鸡肉、猪肉、牛肉切成薄的片状或条状,煮至熟、软。

三、注意事项

1. 采用肉类做手指食物时,宜选择质嫩的肉类或部位,如鸡翅、里脊肉等。

2. 软硬程度合适,最合适的软硬度是婴幼儿能用牙床压碎,而给予小月龄婴儿的手指食物看起来要成形,且用手指、牙龈或口水轻轻一碰就能变烂。待婴幼儿的自主进食技能和咀嚼能力提高后,可把食物的硬度再提高一些。乳牙萌出后,再根据具体情况改变食物形状和软硬程度。

3. 形状大小合适,可把食物切成 5~6 cm 的条状,以方便抓握。

4. 婴幼儿进食时保持身体坐直,育婴员全程看护,以降低被食物卡喉的风险。

5. 手指食物主要是为了锻炼婴幼儿的咀嚼和抓握能力,不要强迫其进食,如图 2-5 所示。

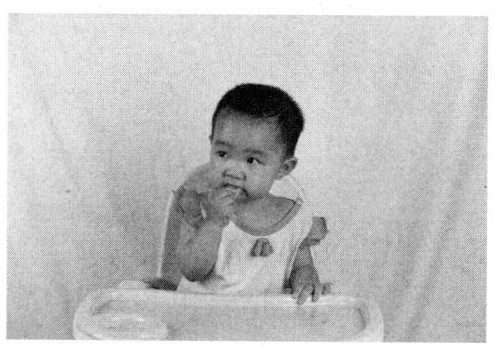

图 2-5 锻炼婴幼儿抓握能力

四、可能发生的情况——腹泻

腹泻是指每天大便次数增加,或大便的性质、形状改变,以及粪便变稀薄或含有黏液、脓血等物质，或含有不消化的食物及其他病理性的内容物。腹泻可分为感染性腹泻和非感染性腹泻。感染性腹泻多由感染性因素导致，如病毒性肠炎、细菌性肠炎等；非感染性腹泻多由饮食不当或着凉导致，如饮食性腹泻、过敏性腹泻、症状性腹泻等。

1. 原因

（1）操作台面或用具未清洗干净。

（2）果蔬未清洗干净或不新鲜。

（3）婴幼儿手不干净。

（4）食物（如坚果等）过敏。

2. 预防

（1）寒冷季节注意保暖，不要使腹部受凉，多喝温开水，不能给予婴幼儿冰凉的食物。

（2）勤洗手，不吃不洁食物。

（3）选择新鲜食材，食用前反复清洗，去皮。

（4）避免接触或进食会引起婴幼儿过敏的食物。

3. 处理

（1）停止食用手指食物，观察婴幼儿精神、食欲状态。

（2）观察婴幼儿大便的次数及性状，腹泻易导致脱水，应及时补充水分，并注意休息。

（3）加强臀部护理，每次大便后立即用清水清洗臀部，更换纸尿裤。

（4）婴幼儿精神食欲差，大便次数多时应立即就医。

知识延伸

婴幼儿食物品种的选择

1. 根据年龄进行选择

（1）婴儿以乳类食品为主。从 6 月龄开始逐步添加辅食，尝试乳类以外的食物。

（2）1 周岁后，以米、面为主，同时搭配动物食品及蔬菜、水果、禽、蛋、鱼、豆制品等。

2. 根据食物的种类进行选择

（1）蔬菜类：油菜、小白菜、菠菜、苋菜、胡萝卜、西红柿等。

（2）水果类：苹果、柑橘、香蕉、桃子、葡萄、梨、坚果、木瓜等。

（3）肉类：鱼肉、鸡肉、牛肉、猪肉等。

3. 根据食物的形状进行选择

（1）6月龄选择泥糊状食物。

（2）7~9月龄选择泥糊状、碎末状食物。

（3）10~12月龄选择碎块状、指状食物。

（4）13~24月龄选择条状、球块状食物。

第六节　婴幼儿蔬果汁的制作

月月不喜欢吃苹果，因为苹果又大又硬，啃起来很费力。月月妈妈就用榨汁机把苹果榨成苹果汁给月月喝，月月欣然接受了苹果汁，还总吵着要喝别的果汁。

新鲜的蔬菜和水果富含多种维生素、微量元素和膳食纤维。鲜榨的蔬果汁制作简便，口味独特，是婴幼儿补充水分、获取营养、促进生长发育不可缺少的食物。但1岁以内的婴儿不宜喝蔬果汁。

一、制作蔬果汁前准备

同婴幼儿泥糊状食物制作前准备。

二、制作蔬果汁步骤

1. 菠菜汁

（1）将菠菜根去除后洗净，切成段。

（2）把菠菜放入沸水中焯1分钟，捞出沥干，倒掉水。

（3）将菠菜倒入新沸的水中煮2~3分钟。

（4）将煮好的菠菜倒入榨汁机，加适量温水。

（5）接通电源，搅拌成汁。

（6）过滤、晾凉后备用。

2. 胡萝卜汁

（1）将胡萝卜用刨刀去皮，去两头，切成小丁。

（2）取50 g胡萝卜丁放入小锅中，加入50 g清水，蒸煮至软烂。

（3）将蒸煮熟的胡萝卜丁放入榨汁机中，加入15~20 mL温水。

（4）接通电源，搅拌成汁，如图2-6所示。

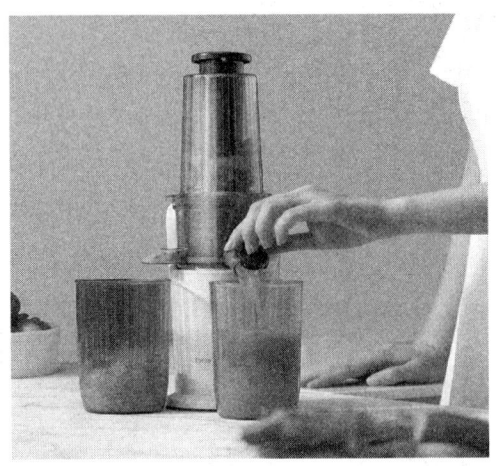

图2-6　榨胡萝卜汁

（5）过滤、晾凉后备用。

3. 橙汁

（1）橙子去皮、去筋、切成小块。

（2）将橙子倒入榨汁机中，加适量温水。

（3）接通电源，搅拌成汁。

（4）将橙汁滤渣后备用。

三、注意事项

1. 宜选用新鲜时令蔬果做原料。

2. 叶菜类蔬菜煮2~3分钟，根茎类蔬菜蒸15分钟左右，胡萝卜由于本身较硬，因此蒸煮时间宜适当长一些。

3. 由少到多地添加，橙汁应加温水稀释后再给婴幼儿食用，不宜添加蜂蜜。

4. 蔬果汁应现榨现饮，以免其中的维生素C氧化甚至变质。

5. 过敏体质的婴幼儿应注意避免给予容易引起过敏的食物，如杧果、草莓等。食用单一成分的果汁较好，尽量避免食用混合果汁。

6. 水果不能代替蔬菜，蔬菜和水果在营养成分和健康效应方面各有特点。

7. 果汁不能代替水果。果汁作为婴儿辅食过渡阶段的食物，加工过程中会损失水果中的营养成分，如维生素C和膳食纤维等，所以当婴幼儿能够进食半固体和固体食物时，应尽量将新鲜水果制作成果泥或水果条直接食用。

四、可能发生的情况——呕吐

1. 原因

（1）操作台面或用具未清洗干净。

（2）水果、蔬菜未清洗干净或不新鲜。

（3）制作好的蔬果汁存放不当。

（4）婴幼儿对某种水果、蔬菜过敏。

2. 预防

（1）选择新鲜食材，将食材及用具清洗干净。

（2）蔬果汁应现榨现饮。

（3）育婴员应熟知婴幼儿进食喜好和过敏情况，避免选择会引起婴幼儿过敏的食物。

3. 处理

（1）停止食用蔬果汁，观察婴幼儿精神及食欲状态。

（2）观察婴幼儿呕吐的次数、量与性状，如婴幼儿频繁呕吐，可禁食2~4小时，让消化道充分休息。

（3）如婴幼儿精神、食欲良好，呕吐一次后未见其他不适，可在家观察，暂停此类辅食。

（4）如婴幼儿精神、食欲差或呕吐不止，应尽快就医。

知识延伸

辅食添加的目的

1. 满足婴幼儿对营养不断增长的需求，婴儿6月龄后，母乳所提供的营养已不能完全满足生长发育的需要，需要及时添加辅食。

2. 促进进食及消化能力的发育，培养良好的饮食习惯。适时添加辅食，使婴幼儿逐渐适应不同的食物，可促进味觉发育，锻炼咀嚼、吞咽、消化能力，培养婴幼儿良好的饮食习惯，避免挑食、偏食，适时添加多样化的食物，能帮助婴幼儿顺利实现从乳类食物到普食的过渡。

3. 促进婴幼儿心理与行为发育，从被动的哺乳、喂食，帮助婴幼儿自主进食，逐渐过渡到与家人同桌吃饭，有利于亲子关系的建立，促进其情感、认知、语言和交流能力的发展。

第七节　婴幼儿点心的制作

天天已经1岁半了，天天妈妈觉得他应该尝试更多新鲜的食物，于是去超市买了一堆零食回家。天天吃得很开心，妈妈看着也舒心。可是时间久了，天天变得不爱吃饭，身高、体重也都没有增长，还总是嚷嚷着要吃零食，天天妈妈这才意识到：大量零食的摄入，对婴幼儿的健康成长极为不利。

婴幼儿在生长发育的过程中，需要摄入多种营养物质，除了一日三餐外，中间还需加餐。因为婴幼儿机体代谢旺盛，运动量大，需要消耗较多的能量，容易产生饥饿感，点心不仅可以补充营养和水分，还能给婴幼儿带来美好的期待和快乐的体验。

一、制作点心前准备

同婴幼儿泥糊状食物制作的准备。

二、制作点心步骤

1. 南瓜饼

（1）准备食材：南瓜50 g、配方奶50 mL、鸡蛋一个、低筋面粉50 g、核桃油适量。

（2）南瓜洗净，削皮，切片，蒸熟，晾凉。

（3）将南瓜、配方奶、鸡蛋、低筋面粉混合放入料理机中打匀。

（4）选择婴幼儿喜欢的模具，模具内涂抹少量的核桃油，倒入混合均匀的液体。

（5）盖上保鲜膜，用牙签在保鲜膜上扎几个洞。

（6）放于蒸锅内蒸20分钟即可，如图2-7所示。

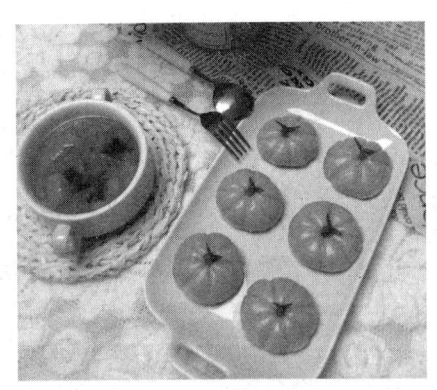

图2-7　南瓜饼

2. 赤豆粥

（1）准备食材：大米、赤豆、糖桂花、百合、莲子、冰糖适量。

（2）百合、莲子清洗干净后，浸泡 1~2 小时。取赤豆适量，清洗浸泡 2 小时。

（3）淘净适量大米放入煮锅里，加入百合、莲子、赤豆及糖桂花，加适量水烧开后再慢火煮 30 分钟。

（4）最后加适量冰糖，烧开融化即可。

三、注意事项

1. 点心可安排在两顿主餐之间，距离下顿主餐至少 2 小时。
2. 不能以点心替代主食，控制进食的量和进食次数。
3. 点心的安排应符合健康原则。不吃经工业加工、热量高的食品。
4. 应选用天然、新鲜的食材在家中制作点心，并根据婴幼儿年龄合理安排点心种类。
5. 果冻、花生等细小坚果不宜作为婴幼儿点心。
6. 零食选择和安排应该合理，避免选用油炸食品、膨化食品、糖果和甜点等。
7. 进食后要漱口或喂服温开水清洁口腔。

四、可能发生的情况——食物中毒

食物中毒是指摄入了"有毒"食物，这些食物或者本身含有毒素，或者被细菌、真菌等微生物及其毒素污染，或被毒物污染。一般会引起胃肠道反应，表现为腹痛、上吐下泻等症状，有些毒物进入血液，还会损害肝脏、肾脏等脏器。

1. **原因**

（1）食材不新鲜。

（2）食物清洗不严格，在制作时被细菌及其毒素污染。

（3）误食有毒食物，如毒蘑菇、木薯、白果及发芽的马铃薯等，或食物被农药等毒物污染。

2. **预防**

（1）不买、不吃不新鲜和腐败变质的食品。

（2）买回来的蔬菜、瓜果等要在清水里浸泡 30 分钟或更长时间，并多换几次水，清洗干净，以防农药残留对身体造成危害。

（3）不食有毒食品，如蘑菇、木薯、白果及发芽的马铃薯等。

3. 处理

立即就医。

知识延伸

怎样添加零食

1. 时间

点心或零食安排在两餐之间，如上午9：30—10：00、下午睡醒后、晚餐前2小时左右。

2. 数量

遵循少量和适度的原则。零食的食用量不能超过正餐；吃零食的前提是当婴幼儿感到饥饿的时候。

3. 次数与方法

零食的摄入一天不能超过3次。如果次数过多，即使每次吃的量很少，也会积少成多；不可将零食作为奖励、惩罚、安慰或讨好婴幼儿的一种手段。

同步练习题

一、单项选择题

1. 当婴幼儿进餐发生支气管异物时，处理措施不包括（　　　）。

A. 倒垂击背法　　　　　　　　B. 拍背法

C. 直抠咽喉法　　　　　　　　D. 暂不处理，就近就医

2. 婴幼儿辅食添加的原则，下列选项不正确的是（　　　）。

A. 由稀到稠　　　　　　　　　B. 由细到粗

C. 由单一到多样　　　　　　　D. 一次可加多种

3. 婴儿出生（　　　）个月以后应及时添加辅食。

A. 3～4　　　　　　　　　　　B. 4～6

C. 6　　　　　　　　　　　　 D. 6～8

4. 婴儿的辅食最好是食物的天然味道，加盐会增加（　　　）负担。

A. 胃脏　　　　B. 肝脏　　　　C. 心脏　　　　D. 肾脏

5. 在婴儿饮食中添加泥糊状、碎末状食物的适宜时间是（　　　）月龄。

A. 4～6　　　　　　　　　　　B. 7～9

C. 10～12　　　　　　　　　　D. 13～24

6. 预防食物过敏的措施不包括（　　）。

A. 尽量母乳喂养，乳母避免进食易引起过敏的食物

B. 按辅食添加原则添加辅食

C. 过敏原检测，明确过敏因素

D. 多食用富含蛋白质的辅食

7. 婴幼儿发生食物过敏后的处理措施，以下选项不正确的是（　　）。

A. 立即暂停食用引起过敏的食物

B. 避免选择引起敏的同类食物

C. 反复食物过敏，应及时就医进行诊治

D. 禁止接触和进食此类食物

8. 预防婴幼儿腹泻的措施包括（　　）。

A. 寒冷季节注意保暖，避免腹部受凉

B. 勤洗手，不吃不洁食物

C. 选择新鲜食材，食用前反复清洗并去皮

D. 以上都是

9. 婴幼儿腹泻的正确处理措施不包括（　　）。

A. 观察婴幼儿大便的次数及性状

B. 大便后立即用肥皂水清洗臀部

C. 大便次数多时应立即就医

D. 及时补充水分，防止虚脱

10. 婴幼儿开始进食面条、米饭及面包的适宜时间是（　　）月龄。

A. 4~6　　　　B. 7~9　　　　C. 10~12　　　　D. 13~24

二、判断正误题

1. （　　）食材不新鲜或食物清洗不严格可引起食物中毒。

2. （　　）新鲜的蔬菜和水果富含多种维生素、微量元素和膳食纤维。

3. （　　）鲜榨混合蔬果汁适合于6月龄以上的婴儿，有利于胃肠道的消化吸收。

4. （　　）食物过敏是指通过食入、皮肤接触或吸入某种食物蛋白，而引起的特异性免疫反应。

5. （　　）婴幼儿应避免使用有鲜艳图案的餐具。

6. （　　）1岁内婴儿食物不加盐、糖及其他调味品。

7. （　　）在给婴儿添加泥糊状食品时，一次可加多种以增进口感。

8. （　　）婴儿10月龄后要及时添加泥糊状食物。

9. （　　）制作蔬果汁宜选用新鲜时令蔬果做原料，现榨现饮。

10. （　　）果冻、花生等细小坚果不宜作为婴幼儿点心。

参考答案与解析

一、单项选择题

1. D。当婴幼儿发生支气管异物时应及时清除异物解除窒息，可使用倒垂击背法、拍背法、直抠咽喉法，若经上述处理未能排出异物，应立即拨打"120"，尽快就近就医。

2. D。辅食添加原则：继续以母乳喂养为主；由一种到多种；由少量到多量；由稀到稠，由细到粗；单独制作。

3. C。随着婴儿月龄增长到6个月，母乳所提供的营养已不能完全满足婴儿生长发育的需要，需要及时添加辅食。

4. D。婴儿的肾脏功能发育还不健全，过早地添加盐会增加肾脏负担。

5. B。7~9月龄选择泥糊状、碎末状食物。

6. D。由于婴儿的肠道系统和免疫系统都没有成熟，而高蛋白质的食物婴儿无法正常吸收，所以会出现身体排斥的现象。

7. D。对某类食物过敏的婴儿并不是永远不能接触和进食此类食物，随着年龄增长或生活中的逐渐接触，会慢慢对其脱敏，可以在正规医疗机构的监测下缓慢添加，以确保婴儿营养足够，促进婴儿生长发育。

8. D。预防婴幼儿腹泻的措施包括：寒冷季节注意保暖，避免腹部受凉，多喝温开水，不给予婴幼儿冰凉的食物；勤洗手，不吃不洁食物；选择新鲜食材，使用前反复清洗，去皮；避免接触或进食引起婴幼儿过敏的食物。

9. B。婴幼儿发生腹泻时应加强臀部护理，每次大便后立即用温水清洗臀部，更换纸尿裤或拉拉裤。

10. C。10~12月龄添加谷薯类食品，以面条、米饭、小馒头、面包等为主。

二、判断正误题

1. √。食物中毒是指摄入了"有毒"食物，这些食物或者本身含有毒素，或者被细菌、真菌等微生物及其毒素污染，或者被毒物污染。一般会引起胃肠道反应，表现为腹痛、上吐下泻等症状，有些毒物进入血液，就会损害肝脏、肾脏等脏器。

2. √。

3. ×。鲜榨混合蔬果汁适合于12月龄以上的幼儿，有利于胃肠道的消化吸收。

4.√。食物过敏是指通过食入、皮肤接触或吸入某种食物蛋白,而引起的特异性免疫反应,会使胃肠道、皮肤黏膜、呼吸道出现或轻或重的症状,严重者甚至可能引起过敏性休克。

5.√。婴幼儿避免使用有鲜艳图案的餐具,因鲜艳的卡通图案可能含有铅和镉等重金属,若长期使用将会影响婴幼儿脑部和骨骼的发育。

6.√。

7.×。在给婴儿添加泥糊状食品时,一次只添加一种,待婴幼儿适应后再添加下一种,不要在一天或几天内给婴儿添加多种新食品,以免引起消化不良。

8.×。婴儿6月龄后及时添加泥糊状食物,不仅可补充各种营养素,还能促进消化器官的发育。

9.√。制作蔬果汁宜选用新鲜时令蔬果做原料,现榨现饮,以免蔬果汁中的维生素C被氧化影响营养成分,甚至变质。

10.√。果冻、花生等细小坚果不宜作为婴幼儿点心,以免食物误入支气管,引起窒息。

第三章　婴幼儿排泄与睡眠照护

学习目标

1. 掌握诱导婴幼儿排便、便后清洁、更换尿片、尿裤的方法及注意事项
2. 能为婴幼儿准备睡眠卧具，安抚婴幼儿按时入睡
3. 熟悉婴幼儿排便的生理特点和睡眠环境的要求
4. 能帮助入睡困难的婴幼儿入睡

第一节　幼儿排便训练

2岁的天天已经学会自己控制大小便了，想大便或小便时就坐到自己的小马桶上解决。而2岁4个月的小辣椒还天天兜着尿不湿，小屁股因天气炎热被闷得通红，小辣椒的奶奶请天天妈妈介绍训练幼儿大小便的经验。

一般在幼儿能够听懂大人的指令，对排便有了自己的意识，对膀胱和肛门具有了控制能力的时候，就可以训练排便了。

一、训练排便前准备

1. 育婴员准备

衣着整洁、柔软，取下首饰，修剪指甲，洗手。

2. 环境准备

相对独立的空间，合适的坐便器，并放在固定位置。

3. 用物准备

卫生纸，坐式坐便器要安全稳固、能抽取、便于清洁。

4. 幼儿准备

2~2.5岁的幼儿已具备控制大小便的能力，当其发出需要大小便的信号时即

可进行训练。

二、训练排便的步骤

1. 选择合适的坐便器

（1）坐式坐便器（见图 3-1）。使幼儿平稳地坐在坐式坐便器上。

（2）跨越式坐便器（见图 3-2）。让幼儿平稳地坐在跨越式坐便器上。

（3）坐厕圈（见图 3-3）。把坐厕圈垫在成人的坐厕上，让幼儿平稳地坐在上面。

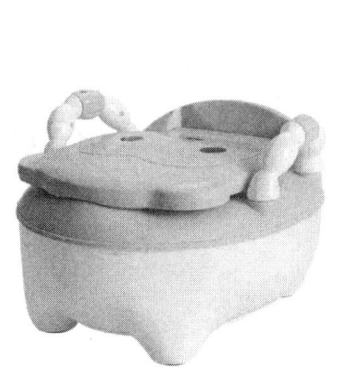 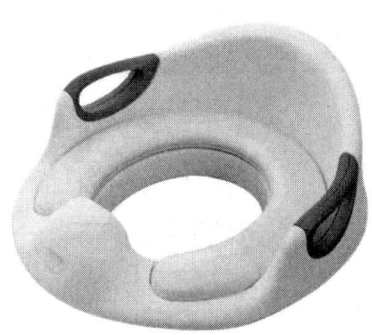

图 3-1　坐式坐便器　　　　图 3-2　跨越式坐便器　　　　图 3-3　坐厕圈

2. 了解并熟悉幼儿有便意时的肢体语言或表情动作。

（1）看表情。在幼儿有了便意后，肛门括约肌会张开，在排便的刺激下表情会"发呆"，小脸会涨红。

（2）听声音。大多数幼儿由于肠道容易胀气，所以排便前会先放屁，有时还会有使劲的声音。

（3）熟悉行为动作。有便意的幼儿会到安静的地方，停止玩耍，蹲坐。正在大小便中的幼儿会抓住尿裤，双脚交叉，发出"咕哝"声。

3. 指导幼儿用语言表达大小便的要求。

4. 引导幼儿排便时使用坐便器或去厕所，训练幼儿自己穿脱裤子，协助幼儿采取坐或蹲的排便姿势，可引导幼儿模仿成人。

5. 训练幼儿专心排便，及时肯定幼儿，并予以表扬。

6. 排便结束，协助幼儿擦净肛门及周围皮肤，穿好裤子，洗手。

7. 便后整理

（1）幼儿坐便器应专人专用。

（2）坐便器内的排泄物要立即倒掉，清洁消毒备用。

三、训练注意事项

1. 2~2.5岁的幼儿方有能力控制肛门括约肌,一般2岁以后训练大小便为宜,3岁左右的幼儿可训练坐便后自己穿裤子。

2. 训练幼儿排便时要专心,不要嬉戏或排便时进食,要控制好时间,一般不超过5分钟。

3. 利用幼儿喜欢模仿的特点,育婴员可给幼儿做出示范动作。根据大小便间隔的时间,引导幼儿逐步学习表达的方法,如训练幼儿提前表达便意,自己脱裤子,使用卫生纸,洗手等。只要有点滴进步,就要给予鼓励和表扬。

4. 在训练中无须对幼儿反复、频繁地提出大小便的要求。以免干扰其活动和情绪,造成幼儿紧张、焦躁不安或逆反心理。

5. 适当延长尿裤的使用时间。一般在学习使用坐便器时,让幼儿同时使用尿裤。掌握规律后,从白天不用尿裤,过渡到晚上也不用尿裤。

四、可能发生的情况——打翻坐便器

1. 原因

(1)坐便器选择不合适,过大或过小,幼儿坐上去感觉不舒适,调整姿势时不小心打翻坐便器。

(2)幼儿坐便时无人看管,便后离开时不小心打翻坐便器。

2. 预防

(1)选择合适的坐便器,幼儿坐上去感觉舒适、有安全感,能安心、专心排便。

(2)幼儿坐便时有育婴员陪同,便后协助幼儿离开坐便器。

3. 处理

立即清洁、消毒。

知识延伸

婴幼儿排便的生理特点

1. 新生儿排便的生理特点

新生儿的大小便完全是条件反射,每天大便的次数与喂养方式有关。配方奶喂养的新生儿每天大便2~4次,母乳喂养的新生儿大便次数明显增多,甚至每块尿片上都有大便。随着月龄的增长,大便次数逐渐减少,小便次数则增多。

2. 2~5月龄婴儿排便的生理特点

定时喂养有利于肠道消化吸收，有利于定时排便。2~5月龄婴儿一般在睡眠醒来后、喂奶后0.5~1小时排便。

3. 6~12月龄婴儿排便的生理特点

婴儿对大便的自控意识早于小便，因为肛门括约肌对固态大便的控制比尿道对液态尿液的控制要容易。细心观察会发现婴儿大小便前的动作和表情，如眼睛瞪大、定睛、脸红、用力屏气等。

4. 1岁以后幼儿排便的生理特点

1~1.5岁幼儿逐渐有了小便意识，但大多数幼儿不适合在1~1.5岁时训练。

2岁时可以训练幼儿控制大小便，很多幼儿要到2岁时才乐于接受大小便训练。

3~3.5岁的幼儿基本具备了大小便自理的能力。

第二节　婴幼儿便后清洁

小贝，女，3岁。近日小便次数增多，还总说小便的地方痒，妈妈带她去医院检查。医生说小贝患上了尿路感染。原来，小贝一直都是由奶奶带，奶奶觉得小贝还小，就没给她穿内裤。而且每次小便完，奶奶都是急于帮她提裤子，而未进行清洁。

婴幼儿大小便后均要进行会阴部的清洁，以保持会阴部干燥，这对于预防泌尿系统感染具有重要意义。

一、便后清洁前准备

1. 育婴员准备

洗手，修剪指甲，去除首饰。

2. 用物准备

温水（37~40 ℃）、垫巾、小盆、小毛巾、纸巾、干净尿布、棉签、护臀膏、污物桶。

3. 环境准备

室内温度26~28 ℃，相对湿度55%~65%。

二、便后清洁步骤

1. 小便后清洁步骤

（1）让婴幼儿平卧于床上或沙发上，垫干净垫巾，解开尿布（尿片、纸尿裤），观察小便有无异常。

（2）用纸巾从前向后轻轻擦去尿液，将尿布（尿片、纸尿裤）向内对折后垫在婴幼儿臀下。

（3）清洁外阴和臀部

1）用温湿毛巾由上向下擦洗腹部、腹股沟、大腿根部所有皮肤及褶皱处。

2）举起婴幼儿双腿，擦洗外阴部，由会阴向肛门方向擦洗，尤其是对女婴更要认真操作，以防肛门处细菌进入阴道。

3）擦洗顺序：外生殖器→会阴→左侧臀部→右侧臀部→肛门。洗净臀部后用干毛巾或纸巾吸干臀部水分，让婴幼儿臀部和会阴部暴露在空气中片刻（约1分钟），如图3-4所示。

4）用棉签蘸取适量护臀膏均匀地涂抹在婴幼儿臀部，撤去脏尿布（尿片、纸尿裤），换上干净尿布（尿片、纸尿裤）。

5）整理用物，对尿布进行清洁、消毒。

2. 大便后清洁步骤

（1）婴幼儿平卧于床上或沙发上，垫干净垫巾，解开尿布（尿片、纸尿裤），观察大便有无异常。

（2）用纸巾由前向后轻轻擦去粪便，撤去脏尿布（尿片、纸尿裤），折卷后取下放入污物桶。

（3）清洗臀部。左手抓住婴幼儿的脚踝，分开两腿，右手用温湿小毛巾由上向下清洗外阴部、大腿根部、臀部，最后清洗肛门，如图3-5所示。

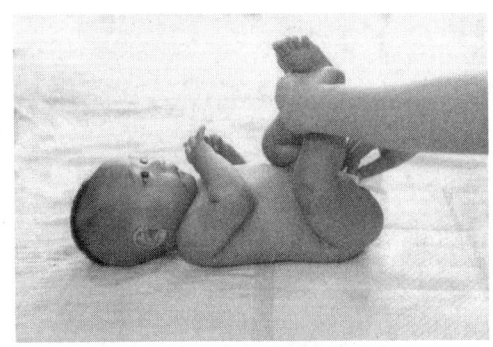

图3-4 用干毛巾或纸巾吸干臀部水分

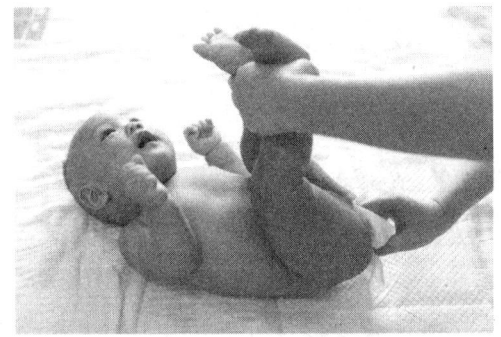

图3-5 从上到下清洗外阴部、大腿根部、臀部

（4）其余步骤同小便后清洁。

三、便后清洁的注意事项

1. 经常更换尿布（尿片、纸尿裤），尽量让婴幼儿会阴部处于干燥状态，从而减少尿布疹的发生。

2. 遵循"从前往后"的原则。在给女婴清洗臀部的时候一定要坚持"从前往后"的原则，即从尿道口向后清洗至阴道口，最后是肛门。这样的顺序可以降低尿路感染的机会，因为0～3岁的女性婴幼儿雄激素分泌水平低，阴道上皮较薄，阴道分泌物呈现碱性，缺乏阴道杆菌的保护，其自然防御力较低，"从前往后"的清洗顺序能够预防尿路感染及外阴炎的发生。

3. 清洗男婴臀部时注意用手指轻柔地托起阴囊，清洁阴茎时手要轻轻提起阴茎，切勿用力向上拉，注意阴囊的背面和外生殖器的清洗。

4. 清洗臀部要用专用盆和毛巾。

5. 清洁时动作要轻柔，清洗后注意用毛巾吸干而不是擦干水，以免弄伤婴幼儿娇嫩的皮肤。

四、可能发生的情况——尿布疹

尿布疹俗称"红屁股"，主要是由于潮湿尿布经常与皮肤摩擦，以及排泄物中的尿素被细菌分解成碱性的氨刺激皮肤所致。严重者会出现臀部皮肤红斑、水肿、丘疹、丘疱、糜烂甚至并发真菌、细菌感染等。

1. 原因

（1）婴幼儿对尿布（尿片、纸尿裤）过敏或弄湿后未及时更换。

（2）育婴员更换尿布（尿片、纸尿裤）时，清洗肛周和会阴部皮肤后未用干净毛巾吸干或未完全吸干水分。

（3）育婴员使用湿纸巾代替清水清洁婴幼儿肛周和会阴部皮肤。

（4）婴幼儿身体不适，大小便次数增多。

2. 预防

（1）育婴员应为婴幼儿选择合适的尿布（尿片、纸尿裤），给婴幼儿勤换尿布（尿片、纸尿裤），保持皮肤清洁干燥。

（2）更换尿布（尿片、纸尿裤）时，避免使用湿纸巾代替清水彻底清洗臀部，特别是腹股沟的皱褶处。

（3）清洗后用干净的干毛巾或干纸巾完全吸干水分。

（4）合理喂养，增强婴幼儿体质。

3. 处理

（1）立即停用引起过敏的尿布（尿片、纸尿裤）。

（2）尽量将婴幼儿臀部完全裸露，每次 20 分钟，使局部皮肤保持干燥。

（3）遵医嘱用红外线灯或鹅颈灯进行局部照射，一般功率为 40～60 W，距离 60 cm，每天 2～3 次，每次 15～20 分钟。

（4）遵医嘱外涂药物，如鞣酸软膏、氯锌油等。

知识延伸

婴幼儿大小便的特点

1. 婴幼儿正常大便的特点

婴幼儿排便的次数和性质常反映其胃肠道的生理与病理状态。一般正常大便含水量为 80%，其余为黏液和食物残渣，包括一定量的中性脂肪、脂肪酸，未完全消化的蛋白质、淀粉和以钙盐为主的矿物质。婴幼儿的大便会因为饮食不同而不同。

（1）母乳喂养婴幼儿的大便。纯母乳喂养婴幼儿的大便呈黄色或金黄色，稍有酸味，不臭，呈黏糊状，有时会呈稀薄状，微带绿色，每天排便 3～6 次。加辅食后大便次数可减少。1 周岁后大便次数可减至 1 天 1 次。

（2）配方奶喂养婴幼儿的大便。配方奶喂养的婴幼儿大便颜色呈淡黄色，略干燥，质较硬，有臭味，有时便内可见酪蛋白凝块，大便每天 1～2 次。近年来，由于婴幼儿配方奶粉的不断改善，配方奶喂养的婴幼儿大便稀稠度与母乳喂养婴幼儿的大便相似。有时婴幼儿排便次数增多，便状稀软，但只要婴幼儿精神状态良好，体重稳步增长，一般没有问题。

（3）添加辅食后婴幼儿的大便。添加淀粉类食物后，大便量会增多，硬度比单纯配方奶喂养稍小，呈轻度暗褐色，臭味加重。若增加蔬菜、水果等辅食，则大便与成人近似。初加菜泥或碎菜时，会有少量绿色菜泥或碎菜从大便中排出。如果没有腹泻则不必停喂，经过数日，待胃肠习惯以后，绿色就会逐渐减少。

2. 婴幼儿正常小便的特点

不同月龄的婴幼儿，其尿量和排尿次数不同。由于婴幼儿新陈代谢特别旺盛，年龄越小，热能和水代谢越活跃。但他们的膀胱小，所以排尿次数较多。

（1）尿量。新生儿的尿量约 10 mL，出生后的前几天，因摄入少，每天排尿仅 4～5 次。随着哺乳量增加，尿量也逐渐增多。出生后 1 周左右，尿量约 200 mL/日，1～3 月龄为每天 250～450 mL，满 2 岁时每天 700～750 mL。如果婴幼儿尿量少，排除疾病原因，应考虑是奶量不够。

（2）排尿次数。1月龄大约14次/日，3~6月龄大约20次/日，6~12月龄为15~16次/日，1~2岁大约为12次/日，2~3岁大约10次/日。

（3）尿的颜色与气味。出生后几天内，新生儿的尿量都很少，且呈浓黄色，因尿酸盐含量高而显得浑浊，比重也较大，表明含有蛋白质。1月龄后，尿量开始增多，且几乎都是水分，清亮透明，无色无味。如果婴幼儿水分摄取得少，或天热流汗多时，会出现尿量减少、尿色发黄的现象。在冬天天冷时，有的婴幼儿小便中草酸钙和磷酸钙的结晶含量特别多，这些钙盐混合物从小便中排出，看上去小便有些发白。此时多喝水即可，不必紧张。

第三节 尿片、纸尿裤的更换

朵朵妈妈为了寻找一款适合朵朵的纸尿裤已经换了6个品牌了，可是仍然状况百出，纸尿裤有时漏尿漏尿，有时又让孩子的屁股变成红屁股，甚至皮肤溃烂，疼得朵朵哇哇大哭，让朵朵妈妈心疼不已。朵朵妈妈总觉得是纸尿裤的原因，婆婆也抱怨说还不如用纯棉尿布。对于这种情形，很少在家的朵朵爸爸提出一个疑问："你们几个小时换一次纸尿裤？换纸尿裤时给朵朵洗屁股了吗？洗完后有没有让屁股完全干燥？"面对这一连串的问题，婆媳俩傻眼了，换纸尿裤还有这么多学问？

婴幼儿的皮肤比较娇嫩，如不及时更换纸尿裤，使皮肤长时间受大小便的侵袭，就很容易发生尿布皮炎。及时更换纸尿裤，不仅可以保持臀部皮肤清洁、干燥，使婴幼儿感觉舒适，还能预防红臀、尿布皮炎的发生。

一、更换尿片或纸尿裤前准备

1. 育婴员准备

穿戴整齐，仪表端庄，取下首饰，特别是胸前、肩领不能有别针或饰物，修剪指甲，洗手，温暖双手。

2. 环境准备

环境清洁、宽敞、明亮，室内温度24~28℃，必要时备取暖器。

3. 用物准备

大小合适的一次性纸尿裤或尿片；小盆；温水（2/3 满），水温冬季为 38~39 ℃，夏季为 37~38 ℃；足够的湿纸巾；小毛巾或干湿两用巾；鞣酸软膏或其他护臀霜；污物桶；棉签。

4. 婴幼儿准备

吃奶前或吃奶后 30 分钟。

二、更换尿片或纸尿裤步骤

1. 更换尿片

（1）解开尿片

1）与婴幼儿进行言语沟通，告诉婴幼儿该换尿片了。

2）将婴幼儿放于床上，协助婴幼儿取仰卧位，打开包被，解开尿片的带子，露出臀部。

（2）撤下被污染的尿片

1）一只手提起双腿，拇指和中指握住婴幼儿的两足踝，食指放在双踝之间，将腿和臀部轻轻抬起。

2）另一只手用湿纸巾从前向后擦去下腹部、腹股沟、会阴、臀部等处的大小便。

3）将尿片向内对折，垫在臀下。

4）清洁臀部，步骤同本章婴幼儿便后清洁。

5）观察是否有尿布疹，提起双腿，使臀部略微抬高，另一手取出臀下被污染的尿片，折卷后放入污物桶。

（3）换上干净尿片

1）把干净尿片放置臀下，用棉签在臀部滚动涂抹护臀膏。

2）将尿片带子从后面送到前面，系好带子后能容纳一手指，保持松紧适宜。

（4）扯平衣服并盖好被褥，整理用物，洗手。

2. 更换纸尿裤

（1）解开纸尿裤，与婴幼儿进行言语沟通，告诉婴幼儿该换纸尿裤了。

（2）协助婴幼儿取仰卧位，打开包被，解开纸尿裤魔术贴，将魔术贴贴合在纸尿裤边缘，打开纸尿裤，育婴员一只手握住婴幼儿的两个脚踝，轻轻上抬，另一手用原纸尿裤上端洁净处轻拭会阴及臀部，并以此盖上污物部分，垫于婴幼儿臀下。

（3）清洁臀部，步骤同本章婴幼儿便后清洁。

（4）育婴员一手握住婴幼儿的两个脚踝，轻轻上抬，另一手取下被污染的纸尿裤，再将准备好的清洁纸尿裤垫于臀下（见图 3-6a），上端紧贴婴幼儿腰部，放下双足（见图 3-6b）。

（5）观察臀部皮肤情况，可常规使用护臀膏。

（6）将婴幼儿纸尿裤垫于臀部后，将魔术贴对准纸尿裤上的刻度，左右两边对齐粘贴好（见图 3-6c），松紧度以容纳两只手指为宜，腹股沟处以能平放入一根食指为宜，并用手指将纸尿裤边缘整理好，如图 3-6d 和图 3-6e 所示。

（7）换好纸尿裤，给婴幼儿整理衣服、包被。

（8）打开纸尿裤，观察大便性状，若大便含血或果冻样、水样成分，需留取标本并及时去医院就诊。将纸尿裤折叠，粘牢魔术贴后扔进污物桶内。

（9）整理用物，洗手。

以沐浴后更换纸尿裤为例，如图 3-6 所示。

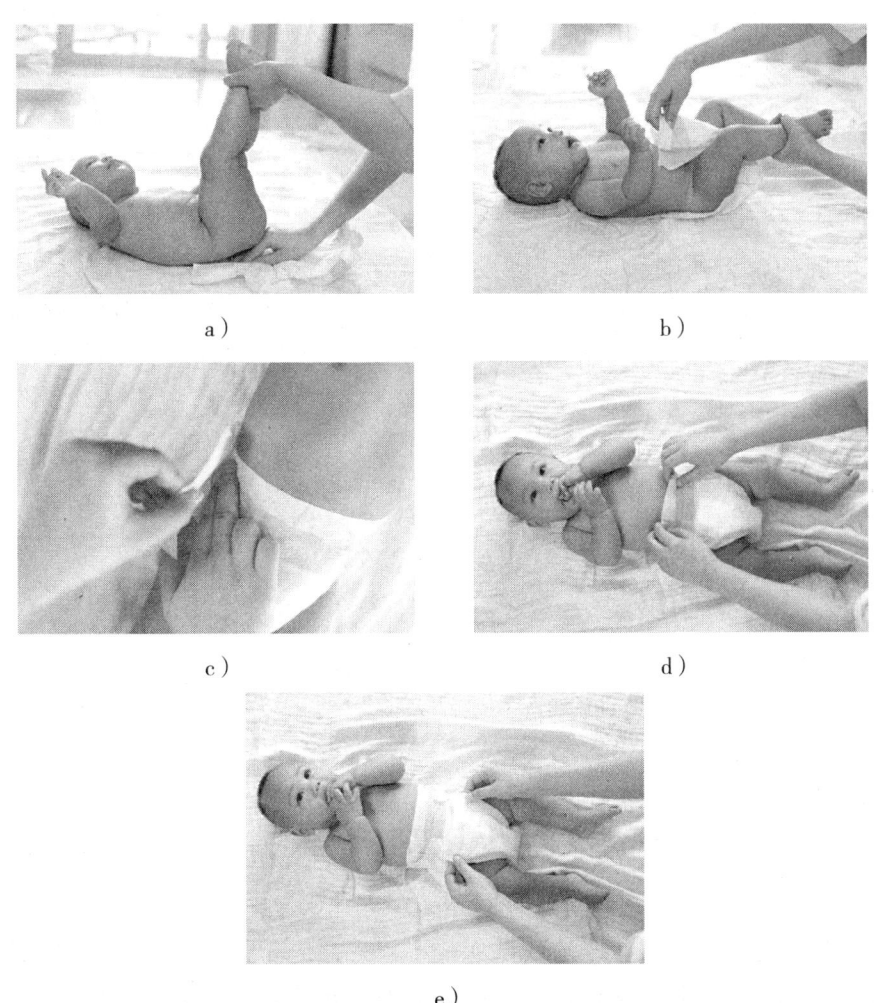

图 3-6 更换纸尿裤
a）将干净纸尿裤垫于婴儿臀下　b）将魔术贴对准纸尿裤上的刻度
c）将左右两边对齐粘贴好　d）检查松紧度　e）整理纸尿裤边缘

3. 更换拉拉裤（学步裤）

拉拉裤即学步裤，适用于能活动的婴幼儿，例如会翻身、独坐、学爬、学步的婴幼儿。通常情况下能够穿 M 号纸尿裤的婴幼儿就可以选择穿拉拉裤了。

（1）解开拉拉裤，与婴幼儿进行言语沟通，告诉婴幼儿该换拉拉裤了。

（2）婴幼儿无须采取特殊的姿势，躺着、站着或者趴着都可以，撕开两边的侧腰部分，卷起拉拉裤。

（3）观察婴幼儿大便性状，拉开拉拉裤背面的透明胶贴粘住，防止拉拉裤散开，将其卷起丢弃。

（4）清洁臀部，步骤同婴幼儿便后清洁。

（5）育婴员从拉拉裤下方将手伸入，协助婴幼儿将腿部穿入，或让婴幼儿自己将脚伸进拉拉裤，像穿小内裤一样，如图 3-7 所示。

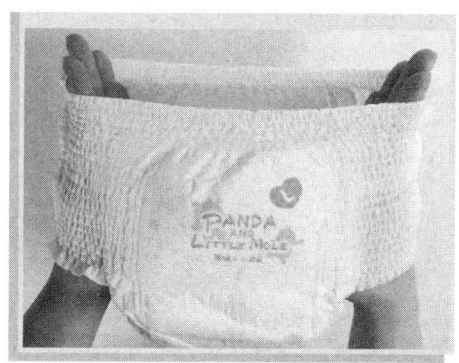

图 3-7　拉拉裤

（6）将拉拉裤向上提拉至肚脐上方。

（7）环视一圈，整理腹部和腿部，确认小腹周围的弹力腰围和腿部立围没有折向内侧，以婴幼儿感觉舒适为主。

（8）给婴幼儿整理好衣服，整理用物，洗手。

三、注意事项

1. 备齐用物，以避免因找不到东西而忙乱或离开婴幼儿导致意外。

2. 使用一次性纸尿裤，一般 3~4 小时换 1 次；若使用布尿片，则应湿了即换。

3. 换尿片或纸尿裤的时间宜选择婴幼儿吃奶前，以免喂奶后换尿片或纸尿裤而引起吐奶。

4. 解开纸尿裤魔术贴后，要将其贴合在纸尿裤边缘，以免刮伤婴幼儿娇嫩的肌肤。

5. 冬天换尿片或纸尿裤应注意保暖，动作要轻快，以免婴幼儿受凉。

6. 脐带结痂未脱落时，尿片或纸尿裤不要盖住脐带残端，可将尿片或纸尿裤往内折或往外翻至脐部以下，或使用肚脐处有凹形设计的纸尿裤，以免脐带残端与纸尿裤发生摩擦，使脐带部位刮伤、出血、发炎。

7. 尿片的系带应松紧适度，系得过松尿片易脱落或造成大便外溢，系得过紧则会影响婴幼儿腿部的自由活动。更换尿片后,男婴的"小鸡鸡"要往下放平,以免压迫和尿液渗湿至脐部。

8. 换下的尿片要用婴儿专用肥皂（忌用洗衣粉）清洗,洗净后用开水烫大约5分钟再晒干备用,切忌不洗就晾晒。

9. 换纸尿裤时不能强行将婴幼儿的膝关节拉直,或令其双腿并拢,以免腿部肌肉紧张,使股骨头错位引起髋臼窝发育不良,导致髋关节脱位。婴幼儿在宫内时双腿呈"O"形,出生后呈两腿外展、双膝屈曲的自然姿势。处于这种体位时,股骨头恰好容纳在髋臼窝内,通过腿部的活动能促进关节进一步发育成熟。

10. 如婴幼儿出现尿布皮疹或皮肤破损,须及时就医。

四、可能发生的情况——尿液外漏

按侧漏部位可将尿液外漏分为后背侧漏、横侧漏和肚脐部位侧漏。

1. 后背侧漏

（1）原因

1）纸尿裤后背腰间部位过低。

2）婴幼儿双腿活动频繁,导致纸尿裤移位。

3）纸尿裤与腰部有空隙。

（2）预防

1）将魔术贴从上往下斜着粘贴。

2）穿纸尿裤时,应使腰间部位略高于肚脐部位。

（3）处理。为婴幼儿整理干净,重新更换纸尿片或纸尿裤。

2. 横侧漏

（1）原因

1）纸尿裤过小,魔术贴只能粘贴到最边缘的位置。

2）纸尿裤大腿四周部位的褶皱折叠,没有向外拉平。

3）左右不对称。

（2）预防

1）如果魔术贴位置只能粘贴到左右两侧的最边缘位置,要更换大一号的纸尿裤。

2）将纸尿裤左右两端拉平,魔术贴对称粘贴。

（3）处理

为婴幼儿整理干净,重新更换纸尿裤。

3. 肚脐部位侧漏

（1）原因

1）男婴尿尿时"小鸡鸡"往上翘，容易导致脐部尿液外漏。

2）俯卧容易使肚脐部位漏尿。

3）纸尿裤在肚脐部位粘贴过松。

（2）预防

1）将魔术贴由下往上斜着粘贴。

2）穿纸尿裤时，应使肚脐部位略高于腰间部位。

（3）处理。为婴幼儿整理干净，重新更换纸尿裤。

知识延伸

婴幼儿游泳纸尿裤选择要领

给婴幼儿购买游泳纸尿裤时，要根据婴幼儿的年龄、体重选择相应的型号，既不能过大也不可过小。因为如果型号过大，游泳池的水会从婴幼儿腹股沟和腰围渗透到纸尿裤里面，从而增加婴幼儿的负重，影响其游泳动作的施展。如果游泳纸尿裤过小，会让婴幼儿有束缚感，感觉不舒服。婴幼儿游泳纸尿裤内层没有高分子吸水材料，因此吸水能力比普通纸尿裤差，只适用于婴幼儿游泳、泡温泉等水上娱乐活动，不能长期使用，同时，游泳纸尿裤通气性较差，不能当作普通纸尿裤使用。

第四节　睡眠卧具的准备

"快救救我家宝宝吧！"急诊室里，一位年轻的妈妈抱着宝宝，疯狂地哭喊着。当医生接诊时，宝宝已没有了呼吸。事后了解到，妈妈因为家里没安装空调，又怕宝宝睡觉着凉，就把门窗都关了，还给他穿着棉衣并盖上了厚厚的被子。当家长发现时，厚厚的棉被盖住了他的小脸，小脸已经青紫了……

2016年实施《婴幼儿及儿童纺织产品安全技术规范》（GB 31701—2015），有效地保护了我国婴幼儿的安全和健康。

一、操作前的准备

1. 育婴员准备

洗净双手,脱去外衣,必要时戴口罩。

2. 环境准备

环境安静,避免各种噪声,室内光线应稍暗,使用窗帘遮光。室内温度夏季以 26~28 ℃、冬季以 18~20 ℃为宜。保持室内空气清新。

3. 用物准备

有围栏的婴幼儿床 1 张、床垫 1 个、枕芯 1 个、小棉毯(胎)1 条、床单 1 条、枕套 1 个、被套 1 个,用物按床垫、枕头、被子的顺序叠放在床边。

二、准备睡眠卧具的步骤

1. 为婴幼儿营造适宜的睡眠环境,调节温度、光线、声音等。
2. 放下围栏,放平婴儿床的床垫。
3. 铺床单。将床单拉开,从床头铺至床尾,保持平整。
4. 给枕芯套上枕套。
5. 给小棉毯(胎)套上被套。先在干净的台面上铺平被套,将小棉毯(胎)折叠放入被套中,拉平小棉毯(胎),注意小棉毯(胎)四角应充实平整。
6. 将套好的小棉毯(胎)平铺在床单上,近侧处翻开一角。
7. 关上围栏,如图 3-8 所示。

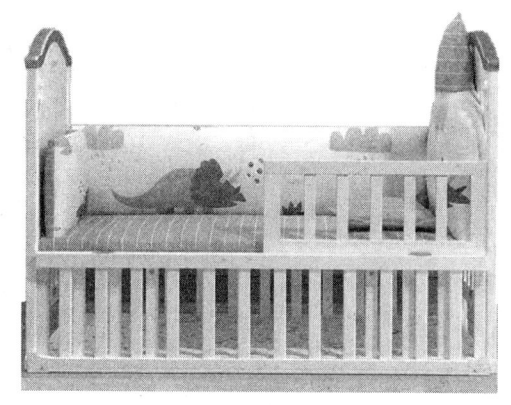

图 3-8 婴幼儿睡眠卧具的准备

三、注意事项

1. 育婴员准备卧具前 30 分钟要开窗通风,先用湿毛巾擦拭床单位,再用干毛巾擦去水分,必要时用吹风机吹干。
2. 育婴员在为婴幼儿铺床时,要请他人带婴幼儿离开,给小棉毯(胎)套被套时动作要轻巧,以免导致棉絮、灰尘飞扬。
3. 铺床时遵循从床头到床尾的顺序,床上不可堆放有锐角的玩具,以免伤害到婴幼儿。
4. 被套要铺平整、美观。

四、可能发生的情况——捂热综合征

1. 原因

（1）育婴员或家人担心婴幼儿冻着，有时会过度保暖，即使家里有暖气也要给婴幼儿"里三层外三层"地裹着。

（2）婴幼儿体温调节中枢发育不全，功能还不完善，过热或过冷时不能及时调整，也不能自行撤除遮盖口鼻的被褥或衣物。

（3）婴幼儿没有语言表达能力，只能通过烦躁不安、吵闹或拒奶等方式表达，育婴员或家人缺乏经验，不能明确理解婴幼儿意思。

2. 预防

（1）婴幼儿的被褥要松软，不能太厚。

（2）千万不要把被褥盖过婴幼儿的头部，外出时不要给婴幼儿的头部盖上纱巾或毛巾。

（3）婴幼儿穿衣应适宜，一般而言，婴幼儿穿衣比成人多一件，活动时要比安静时少一件，室外比室内多一件。睡觉时不穿棉袄、棉裤，只穿内衣即可。

（4）勤观察，随时观察婴幼儿的情况。如果发现婴幼儿烦躁不安或身上有汗时，要松开包被或减少衣服；如果发现婴幼儿的小手或小脚发凉，体温在36℃以下，要给婴幼儿增添衣服或提高室温。

3. 处理

一旦发现婴儿出现捂热综合征，需立即松解衣、被；如婴儿面色发绀、心跳停止应立即就地实施心肺复苏术，拨打120，争分夺秒地进行抢救，切莫掉以轻心。

知识延伸

婴幼儿的睡眠环境要求

适宜的睡眠环境是保证婴幼儿高质量睡眠的前提条件。环境舒适的关键是清洁和安全，尽量让婴幼儿在自己所熟悉的环境中睡觉，布置温馨、舒适、安静的睡眠环境。

1. 空间

选择朝南、有窗、日照好的房间，在离母亲近的地方开辟出一块婴幼儿睡眠的空间。床的近端不宜放照明灯和玩具，如果必须放置，需经常调换方向，以防婴幼儿眼球总是注视同一个方向而发生内斜视或外斜视。

2. 室温

室温不要过冷或过热，夏季以 26~28 ℃、冬季以 18~20 ℃ 为宜。禁用电热毯或火炉取暖，可适当使用热水袋，但水温不能超过 50 ℃，必须用毛巾包裹好方可放进被内，严禁使热水袋与婴幼儿的身体直接接触。

3. 通风

无论是夏天还是冬天都应通风。每天上下午至少各通风 1 次，每次通风时间 20~30 分钟，让婴幼儿接触新鲜空气。需要注意的是，婴幼儿入睡后，风不可以直接吹在婴幼儿身上。

4. 装修

婴幼儿卧室或睡觉的地方，应避免新装修造成的环境污染，严禁使用不符合标准的油漆、板材等装修材料，以免造成甲醛、苯、氡、放射性物质污染。

5. 光线

光线较暗时婴幼儿容易入睡，所以婴儿床可以放在暗处，也可以放下窗帘挡住光线。夜间可以开小夜灯（应将小夜灯放于房间角落，避免小夜灯直接照射婴幼儿），这样既便于照料婴幼儿又不影响其睡眠。

6. 噪声

婴幼儿的中枢神经系统发育仍处于尚未健全的状态，若长期受噪声刺激会使脑细胞受到损害，阻碍婴幼儿的智能、听力、语言等的发育。

第五节 安抚婴幼儿入睡

可可是个人见人爱的"天使宝宝"，到了睡觉时间，可可在床上玩一会儿小手小脚就睡着了；而和可可差不多大的贝贝则是"高需求宝宝"，每天黑白颠倒不说，睡觉还要变着法儿哄，甚至需要坐到汽车里，等汽车开动半小时才能睡着，所以每天到了睡觉的时间，贝贝爸爸都得开着汽车出去转悠，把全家人折磨得苦不堪言。无奈之下，贝贝妈妈只好向医生寻求帮助。

婴幼儿年龄越小，需要的睡眠时间越长，培养婴幼儿按时入睡，养成良好的睡眠习惯，不仅可以轻松带娃，还有助于婴幼儿的大脑发育和增强记忆力。

一、安抚婴幼儿入睡前准备

1. 育婴员准备
放下手中所有的事情,清洁双手。

2. 环境准备
睡前30分钟打开门窗,保持室内空气新鲜。避免各种噪声,放下窗帘,调节室内温度。

3. 用物准备
婴儿床,根据气候准备床上用品,必要时备睡袋、薄毯、婴幼儿玩偶。

4. 婴幼儿准备
沐浴更衣,换好干净的纸尿裤。

二、训练婴幼儿按时入睡的步骤

1.将婴幼儿带到卧室,固定床和被褥,开夜灯(在婴幼儿进入睡眠状态时关掉夜灯)。

2.喂完奶后拍嗝,如果婴幼儿睡着了,即可缓慢放到床上。

3.育婴员可将婴幼儿抱在臂弯里,让其在怀里入睡后再把他放到床上。

4.育婴员可将婴幼儿置于床上轻拍入睡,用手腕的力量以每分钟60次的节奏,轻拍其背部或臀部,然后再逐渐地将手移走,动作要缓慢、轻柔,如图3-9所示。也可陪伴入睡,依偎着婴幼儿,为其讲故事或唱摇篮曲安抚入睡。

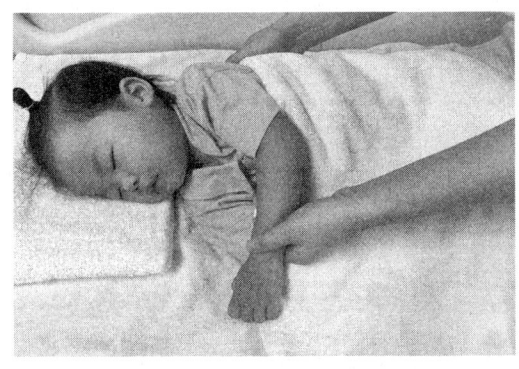

图3-9 轻拍婴幼儿背部哄睡

三、注意事项

1.选择婴幼儿习惯的被子和玩偶,为婴幼儿建立睡眠刺激,使其看到枕头或玩偶就知道该睡觉了。

2. 避免一切不良和妨碍睡眠的因素，如光线和声音的刺激、精神过度兴奋、夜间多次进食等。因此，要做到睡前不与婴幼儿嬉闹，以免过度兴奋影响睡眠。避免婴幼儿在饥饿或过饱状态下睡觉。

3. 养成和保持早睡早起的习惯，按时入睡，睡醒即起床，合理安排日间小睡，保证充足和高质量的睡眠。

4. 切忌不必要的打扰，如在其安睡时不换尿布、不唤醒抱起，任其按生理规律熟睡。

5. 尽早帮助婴幼儿认识夜晚，从而减轻睡眠时的恐惧焦虑情绪。

6. 入睡后观察婴幼儿的睡姿、脸色、被子有无捂住口鼻、是否出汗等。

四、可能发生的情况——坠床

1. 原因

（1）育婴员认知错误，认为婴儿还不会翻身或不会爬而粗心大意。

（2）婴幼儿独自睡在没有围栏的床上。由于婴幼儿在睡眠时会经常用脚蹬被，蹬几下就会移动到床边，从而坠落到床下；也可能在睡眠过程中因翻身而坠床。

（3）婴幼儿觉醒后，身边无人照料。

2. 预防

（1）婴幼儿独自睡觉时，床边一定要围上围栏。

（2）当婴幼儿在没有围栏的床上睡眠时，育婴员不能离开，哪怕是很短暂的时间也不行。

（3）婴幼儿床下周围可以铺上爬爬垫和毛绒地毯，一旦婴幼儿发生坠床可以起到缓冲作用，以免直接摔在地板上。

（4）当婴幼儿床安置到固定位置后，必须检查床上围栏装置和床脚轮子是否被锁住。

（5）婴幼儿床与墙壁之间衔接紧密，或留出 50 cm 以上的距离，以防婴幼儿坠床后头部卡在床与墙壁之间而引发严重后果。

3. 处理

如婴幼儿不慎发生坠床，要立即评估坠落着地的部位、高度以及婴幼儿的反应等。当情况不明、判断不清或出现异常情况时应及时就医。

知识延伸

婴幼儿入睡困难的处理

1. 给婴幼儿创造一个安静舒适的睡眠环境，不在卧室里放电视机。

2. 白天为婴幼儿安排丰富的活动，白天的睡眠时间不宜过长，避免夜晚精力旺盛，无处发泄。

3. 睡前不要过于兴奋，如看电视、打闹等。父母晚上应尽可能早点回到家里，避免婴幼儿因睡前才看见父母而过于兴奋。

4. 养成良好的作息规律，按时就寝和起床，出现睡眠信号前就应将其放在床上，让其独立入睡。

5. 在睡前给予婴幼儿一段安静的时间，安排3~4项睡前活动，和父母共同度过一段愉快的时光，如刷牙、洗澡、更衣、上厕所、亲子阅读、上床道晚安等。

6. 给婴幼儿找一个依恋物，如毯子、枕头、玩偶，陪伴婴幼儿入睡，使婴幼儿将毛茸茸的温暖感觉和被抱着的感觉联系在一起，从而尽快进入睡眠状态。

7. 如果婴幼儿夜间哭闹，可轻拍其身体，帮助再次入睡，以便尽快转入下一个睡眠周期。如果此时正好是哺乳时间，只要轻轻地把婴幼儿抱起来喂哺，婴幼儿吃饱后就能很快入睡。

同步练习题

一、单项选择题

1. 以下选项中不符合新生儿排便生理特点的是（　　）。

A. 大便次数与喂养方式有关

B. 配方奶喂养，一天大便2~4次

C. 母乳喂养的新生儿大便次数较配方奶的少

D. 随着月龄的增长，大便次数减少，小便次数增多

2. 婴幼儿发生尿布疹的原因可能是（　　）。

A. 婴儿对尿片或纸尿裤过敏或尿湿后未及时更换

B. 婴儿身体不适，大小便次数增多

C. 用湿纸巾代替清水清洁婴幼儿肛周和会阴部皮肤

D. 以上都是

3. 尿布疹的预防措施不包括（　　）。

A. 勤换尿片，保持皮肤清洁干燥

B. 用湿纸巾擦洗清洁臀部

C. 清洗臀部后用干毛巾或干纸巾完全吸干水分

D. 合理喂养，增强婴幼儿体质

4. 尿布疹的正确处理措施不包括（　　）。

A. 停用引起过敏的尿片或纸尿裤

B. 将婴幼儿臀部完全裸露，每次 20 分钟，使局部皮肤保持干燥

C. 使用爽身粉保持皮肤干燥

D. 使用红外线灯或鹅颈灯局部照射

5. 母乳喂养的婴幼儿，每天排便（　　）次。

A. 1～4　　　　B. 2～5　　　　C. 3～6　　　　D. 4～7

6. 配方奶喂养婴幼儿的大便特点是（　　）。

A. 呈黄色或金黄色，稍有酸味，不臭，呈黏糊状

B. 呈淡黄色，略干燥，质较硬，有臭味

C. 呈轻度暗褐色，有臭味

D. 大便呈陶土色

7. 婴幼儿睡眠环境设置不适当的是（　　）。

A. 室温不要过冷或过热　　　　B. 夏季 22～24 ℃

C. 每日通风 20～30 分钟　　　D. 冬季 18～20 ℃

8. 一次性纸尿裤，一般间隔（　　）小时应更换。

A. 2～3　　　　B. 3～4　　　　C. 4～5　　　　D. 5～6

9. 捂热综合征的预防措施包括（　　）。

A. 婴幼儿被褥要松软，不能太厚

B. 婴幼儿穿衣适宜

C. 被褥不要盖过婴幼儿头部

D. 以上都是

10. 预防婴幼儿坠床的措施不包括（　　）。

A. 婴幼儿独自睡觉时，应及时拉上床栏

B. 婴幼儿床下周围可铺上爬爬垫和毛绒地毯

C. 婴幼儿床与墙壁之间的空隙应小于 50 cm

D. 定期检查床铺装置是否完好

二、判断正误题

1.（　　）如果婴幼儿尿量少，应考虑是否奶量不够。

2.（　　）清洁和安全的环境是保证婴幼儿高质量睡眠的前提条件。

3.（　　）尿布疹严重者会出现臀部皮肤红斑、水肿、丘疹，甚至感染。

4.（　　）女婴便后清洗应遵循"从前往后"的原则。

5.（　　）一旦出现婴儿捂热综合征，应立即松解衣、被。

6.（　　）为预防烫伤，使用热水袋时水温不能超过60 ℃。

7.（　　）婴儿对小便的自控意识早于大便。

8.（　　）清洗男婴臀部时用手指托起阴囊，清洁阴茎时手要轻轻提起阴茎，切勿用力拉扯。

9.（　　）婴幼儿大小便后均要进行会阴部清洁，保持会阴部干燥。

10.（　　）在训练大小便过程中应对幼儿反复、频繁地提出大小便的要求。

参考答案与解析

一、单项选择题

1. C。新生儿的大小便完全是无条件反射，每天大便的次数与喂养方式有关。配方奶喂养的新生儿每天大便2～4次，母乳喂养的新生儿大便次数明显增多，甚至每块尿布上都会有大便。随着月龄的增长，大便次数逐渐减少，小便次数则增多。

2. D。尿布疹发生的原因是：婴幼儿对尿片或纸尿裤过敏或弄湿后未及时更换；更换尿片或纸尿裤时，清洗后未用干净毛巾吸干或未完全吸干水分；用湿纸巾代替清水清洁；婴幼儿身体不适，大小便次数增多。

3. B。更换尿布或纸尿裤时，避免使用湿纸巾，应使用清水彻底清洗臀部。

4. C。因为爽身粉是粉状物，而粉状物遇水会发生结块，不但不会起到使局部干爽的作用反而会刺激婴幼儿的皮肤，所以尿布疹不可以用爽身粉。

5. C。纯母乳喂养婴幼儿的大便呈黄色或金黄色，稍有酸味，不臭，呈黏糊状，有时会呈稀薄状，微带绿色，每天排便3～6次。加辅食后大便次数会减少。

6. B。配方奶喂养的婴幼儿大便颜色呈淡黄色，略干燥，质较硬，有臭味，有时便内易见酪蛋白凝块，大便每天1～2次。

7. B。室温不要过冷或过热，夏季以26～28 ℃、冬季以18～20 ℃为宜，每日通风时间20～30分钟。

8. B。使用一次性尿裤，一般3～4小时换1次；若使用布尿片，则应湿了即换。

9. D。捂热综合征预防措施：婴幼儿被褥要松软，不能太厚；不把被褥盖过婴幼儿的头部，外出时不要给婴幼儿的头部盖上纱巾或毛巾；婴幼儿穿衣适宜；睡觉时只穿内衣即可；勤观察，如发现婴幼儿烦躁不安或身上有汗时，应松开包被或减少衣服；如手脚发凉，体温在36 ℃以下，应增添衣服或提高室温。

10. C。婴幼儿床与墙壁之间衔接紧密，或留出50 cm以上的距离，以防婴幼儿坠床后头部卡在床与墙壁之间引发严重后果。

二、判断正误题

1. √。如果哺乳量不足，婴幼儿尿量会减少，随着哺乳量增多，尿量也逐渐增多。

2. √。适宜的睡眠环境是保证婴幼儿高质量睡眠的前提条件，环境舒适的关键是清洁和安全。

3. √。尿布疹主要是由于潮湿尿布经常与皮肤产生摩擦，以及排泄物中的尿素被细菌分解成碱性的氨刺激皮肤所致。严重者会出现臀部皮肤红斑、水肿、丘疹、丘疱、糜烂，甚至并发真菌、细菌感染等。

4. √。因为0~3岁的女性婴幼儿雄激素分泌水平低，阴道上皮较薄，阴道分泌物呈碱性，缺乏阴道杆菌的保护，阴道的自然防御力较低。"从前往后"的清洗顺序能够预防尿路感染及外阴炎的发生。

5. √。一旦出现婴儿捂热综合征，应立即松解衣、被；如婴幼儿面色和嘴唇发绀、心跳停止，应立即就地实施心肺复苏，拨打120，争分夺秒地救治，切莫掉以轻心。

6. ×。为预防烫伤，使用热水袋时水温不能超过50 ℃，必须用毛巾包上再放进被窝里取暖，严禁使热水袋与婴幼儿的身体直接接触。

7. ×。婴儿对大便的自控意识早于小便，因为肛门括约肌对固态大便的控制比尿道对液态尿液的控制要容易得多。

8. √。清洗男婴臀部时注意用手指轻轻托起阴囊，清洁阴茎时手要轻轻提起阴茎，切勿用力向上拉扯，注意阴囊的背面和外生殖器的清洗。

9. √。婴幼儿大小便后均要进行会阴部清洁，保持会阴部干燥，这对于预防泌尿系统感染具有重要意义。

10. ×。在训练大小便过程中无须对幼儿反复、频繁地提出大小便的要求，以免干扰幼儿的活动和情绪，造成幼儿紧张、焦躁不安或逆反心理。

第四章　婴幼儿盥洗

学习目标

1. 掌握五官和皮肤清洁的方法与护理要点
2. 掌握臀部护理和指（趾）甲修剪的方法及注意事项
3. 掌握擦浴、沐浴的步骤与要领
4. 了解婴幼儿五官及皮肤的生理特点

第一节　五官的清洁

乐乐的鼻子里经常有鼻屎，睡觉时呼哧呼哧地响，妈妈想帮他弄出来，可是宝宝的鼻孔太小了，她不敢用手抠，可是看着乐乐难受，乐乐妈妈很着急。乐乐奶奶想用棉签把鼻屎挑出来，结果反将鼻屎推到了鼻子更深处，一家人一筹莫展，不知道该怎么办。

五官清洁主要包括眼、耳、口、鼻的清洁，在正常情况下只需做好日常清洁即可，当眼、口腔、耳、鼻等出现异常情况时，需按医嘱进行处理。

一、五官的清洁

1. 眼部的清洁

（1）眼部清洁前的准备

1）育婴员准备。衣着整洁、柔软，取下首饰，特别是胸前、肩领不能有别针或饰物，修剪指甲，洗净、温暖双手。

2）物品准备。面盆、小毛巾、温开水、消毒棉球、污物桶。面盆、小毛巾需消毒。

3）环境准备。环境清洁，光线充足而柔和。

4）婴幼儿准备。吃奶前或吃奶 30 分钟后，保持体位舒适、情绪稳定。

（2）眼部的清洁步骤

1）婴儿取平卧位，幼儿可取坐位。

2）育婴员一手固定婴幼儿头部，另一手由眼睛内侧向外侧轻轻用温湿毛巾擦去分泌物，如图 4-1 所示。

3）如果眼部分泌物较多，可先用消毒棉球蘸温开水按以上顺序和方法清洁眼部，再用温湿毛巾清洁。

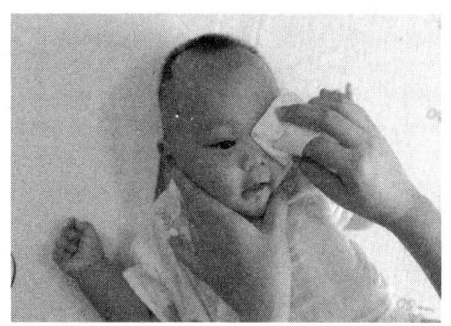 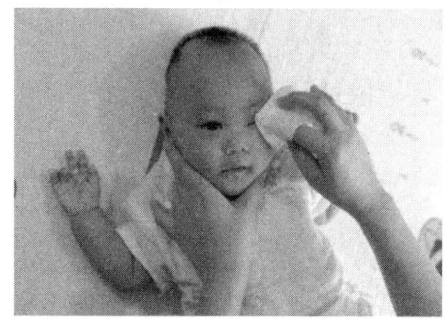

图 4-1　用温湿小毛巾从眼睛内侧至外侧擦去分泌物

2. 鼻腔的清洁

（1）鼻腔清洁前的准备

1）育婴员准备。同眼部清洁准备。

2）物品准备。小纱布、小杯子、生理盐水或温开水、消毒棉签、污物桶。

3）环境准备。同眼部清洁准备。

4）婴幼儿准备。同眼部清洁准备。

（2）鼻腔的清洁步骤

1）婴幼儿取平卧位，肩下垫枕头，使头略仰起。

2）育婴员一手固定婴幼儿头部，另一手用蘸水的消毒棉签擦拭鼻腔，清除鼻腔异物。鼻涕用干棉签轻轻将鼻涕卷拭出来；鼻痂用消毒棉签蘸温开水滴一滴在鼻腔中，待 1~2 分钟鼻痂软化后再用干棉签轻轻卷拭出来，或用软物刺激鼻黏膜引起喷嚏，鼻腔的分泌物就会随之排出。

3）必要时用吸鼻器，把鼻屎和鼻涕吸出来，如图 4-2 所示。

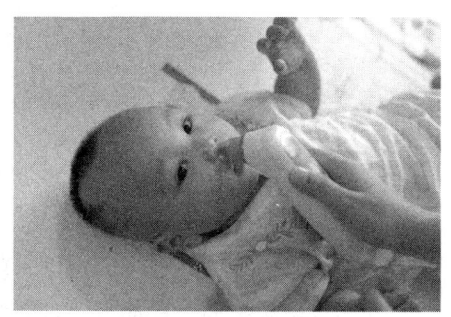

图 4-2　用吸鼻器将鼻屎和鼻涕吸出来

3. 耳部的清洁

（1）耳部清洁前的准备

1）育婴员准备。同眼部清洁准备。

2）物品准备。消毒棉签、毛巾、温开水。

3）环境准备。同眼部清洁准备。

4）婴幼儿准备。同眼部清洁准备。

（2）耳部清洁的步骤

1）婴幼儿取平卧位，头偏向一侧。

2）育婴员站在婴幼儿头部一侧，面向婴幼儿，一手固定其头部，另一手用毛巾轻轻擦拭耳郭和耳背面，再用消毒棉签蘸温开水清洁外耳道的浅表处，如图4-3所示。

3）用清洁的温湿毛巾清洁耳郭并吸干水迹。

4. 口腔的清洁

（1）口腔清洁前的准备

1）育婴员准备。同眼部清洁准备。

2）物品准备。温开水、消毒纱布或软帕或棉签、小毛巾。

3）环境准备。同眼部清洁准备。

4）婴幼儿准备。同眼部清洁准备。

（2）口腔清洁的步骤

1）婴幼儿取仰卧位，暴露口腔。

2）喝水法。婴儿未出牙前给予温开水可以清洁口腔。

3）擦拭法。育婴员将右手食指裹上消毒纱布或软帕，再蘸上温开水湿润，左手固定婴幼儿头部，再将右手食指缓慢伸入婴幼儿口腔，轻轻擦拭腭部、牙龈、舌头，如图4-4所示。

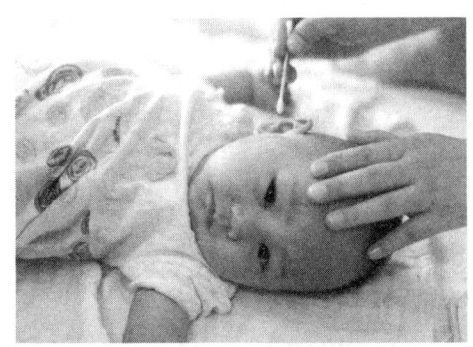

图4-3 用消毒棉签蘸温水清洁外耳道浅表处

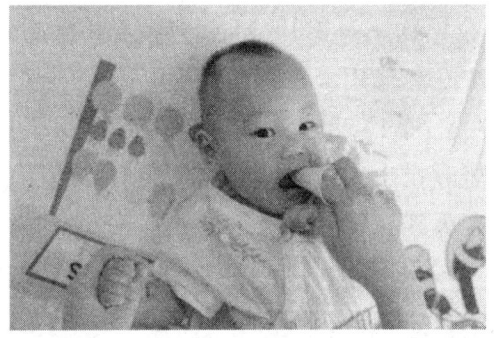

图4-4 将裹上消毒纱布或软帕的食指伸入口腔擦拭

二、注意事项

1. 眼部清洁注意事项

（1）使用清洁的毛巾擦洗婴幼儿的眼部。

（2）用消毒棉球将分泌物彻底清除，擦拭眼部分泌物时，注意 1 个棉球只能用 1 次，不宜用棉签，以免因操作不当戳伤婴幼儿眼睛。

（3）操作时动作要轻柔，固定好头部，切勿强行操作。

2. 鼻腔清洁注意事项

（1）切勿用镊子强行夹出鼻痂。

（2）清洁时手要支撑住婴幼儿的头颈部，调整顺手的姿势后再进行清洁。

（3）选择合适的时机，不宜在喂奶后清洁，以免引起婴幼儿呕吐。

3. 耳部清洁的注意事项

（1）操作时动作轻柔，体位舒适。棉签勿伸入耳道深处，以免损伤外耳道。

（2）婴儿吐奶、啼哭时奶液和眼泪会顺着脸颊流向耳道，应及时擦洗干净，并注意不要让婴幼儿平躺着喝奶。

4. 口腔清洁的注意事项

（1）纱布不可过湿，以防婴幼儿将溶液吸入呼吸道。

（2）清洁时动作轻柔，纱布须夹紧，防止纱布掉到婴幼儿口腔后部，堵住咽喉部造成窒息。

（3）注意勿触及咽部，以免引起恶心、呕吐。

三、可能发生的情况——口腔黏膜损伤

1. 原因

（1）婴幼儿不配合，清洁时随意乱动或挣扎。

（2）清洁时机选择不恰当，在婴幼儿睡觉时进行清洁，导致婴幼儿突然被惊醒，做出大动作进行挣扎，造成口腔黏膜损伤。

（3）清洁地点选择不恰当，在人来人往的地方进行清洁，人员的走动导致外力碰撞引起损伤。

2. 预防

（1）选择合适的时机，可在婴幼儿睡醒起床后的安静状态下进行清洁。

（2）选择合适的地点，在安静的房间或角落等相对独立的环境中进行清洁，并保证光线充足，周围无障碍，无人员走动。

（3）清洁前和婴幼儿充分沟通，以取得配合。

3. 处理

（1）安抚婴幼儿，观察口腔黏膜损伤的程度。

（2）如口腔黏膜浅表伤口伴出血，可用洁净的棉球按压止血，幼儿可用生理盐水漱口，年龄小不会漱口的婴儿可由育婴员将洁净纱布用生理盐水沾湿清洁口腔；伤口愈合前，不要吃太硬、太烫的食物，也不要吃辛辣的食物，饭后用生理盐水或淡盐水漱口，刷牙时不要碰到伤口，注意口腔卫生。

（3）如果口腔黏膜伤口较深或情况不明或出血不止，应立即就医，遵医嘱处理。

知识延伸

新生儿五官的生理特点

眼睛：新生儿眼运动不协调，常有生理性斜视，一般在2~4周时消失。

鼻：鼻腔较狭窄，鼻黏膜柔软而富有血管，遇到轻微刺激后容易充血、水肿而发生鼻塞现象。

嘴：口腔内牙龈和硬腭上长有小白点，俗称"马牙"，属正常现象，一般在生后2~3周逐渐消失；4~6月龄开始出牙。

耳：耳软骨发育良好，已形成耳郭。2~4周时能较专注地听外界的声音。

第二节　皮肤护理

生活在北方的青青因空气干燥，脸部被风吹得像一只红苹果，每次洗脸都哇哇大哭，给他擦面霜时也表现出拒绝的态度。

婴儿的皮肤仅有成人皮肤厚度的1/10，表皮是单层细胞，真皮中胶原纤维少，因而缺乏弹性，很容易被外物渗透和因摩擦而受损。因此做好婴幼儿的皮肤护理至关重要。

一、皮肤护理前准备

1. 育婴员准备
衣着柔软,修剪指甲,洗手,温暖双手。

2. 用物准备
温水、专用毛巾、脸盆(桶)、面霜、身体乳、防晒霜。

3. 环境准备
光线柔和,室温合适。

4. 婴幼儿准备
沐浴后或临睡前,进餐前后30分钟。

二、皮肤护理步骤

1. 沟通
用温柔的眼神或言语与婴幼儿沟通,告诉婴幼儿要做皮肤清洁了。

2. 清洁
(1)婴幼儿清晨起床或小睡前,用柔软的毛巾蘸温水洗脸、洗手,晚上睡前泡脚,清洗会阴部。

(2)夏季每晚临睡前给婴幼儿洗澡,冬天每周洗澡2~3次,其余每晚睡前可进行擦浴。洗澡或擦浴时,育婴员要用手撑开婴幼儿褶皱处的皮肤,用温水毛巾细心擦拭干净,并使用吸水性能好的干毛巾吸干水渍。

3. 保湿
(1)平时多给婴幼儿喂水。

(2)婴幼儿皮肤清洁完毕后,脸部皮肤可涂抹婴幼儿专用面霜,然后轻轻按摩,以促进面霜吸收,全身皮肤涂抹婴幼儿专用身体乳。

4. 防晒
婴幼儿外出时要注意防晒,可选择防晒帽、遮阳伞,也可选择无刺激性的婴幼儿防晒霜。

三、注意事项

1. 婴幼儿洗脸或洗澡时水温不宜过高,以36~39 ℃为宜。
2. 选择柔软的毛巾,避免毛巾过于粗糙而刮伤婴幼儿皮肤。
3. 婴幼儿洗护用品要专人专用,注意清洁消毒。不宜用碱性强的香皂给婴幼儿清洁,只需用清水即可。

4. 给婴幼儿涂抹面霜时按摩动作要轻柔，先从额头推开至两边，再从眼角下开始往两边，从脸蛋往两边打圈，从下巴中间开始往上轻轻按摩，以更好地促进保湿霜的吸收。注意不要使面霜误入婴幼儿的眼睛。

5. 宜使用身体乳、橄榄油或婴儿油润滑皮肤褶皱处，不宜使用爽身粉，以防婴幼儿吸入呼吸道。

6. 清洁时注意五官部位，吃完奶或食物后，要擦净嘴角、下颌，再用清水清洗干净，然后涂抹面霜，随时做好皮肤护理。

四、可能发生的情况——面霜误入婴幼儿眼睛

1. 原因

（1）育婴员对操作不熟练，面霜涂抹过多。

（2）育婴员涂抹面霜时婴幼儿感到刺痛不配合，乱动，育婴员强行涂抹导致面霜误入婴幼儿眼睛。

2. 预防

（1）面霜用量合适，约为黄豆粒大小即可。

（2）选择温和的专用婴儿面霜。

（3）提前做好皮肤护理，不要等到婴幼儿皮肤出现缺水、皲裂的时候才开始涂抹。

3. 处理

停止涂抹面霜，用柔软的湿毛巾轻轻擦拭眼睛，一般婴幼儿会很快停止哭吵；如果婴幼儿仍哭闹不止，眼睛红肿，须立即就医。

知识延伸

婴幼儿皮肤的生理特点

1. 皮肤薄、易失水

与成人相比，婴幼儿皮肤最外层的角质层细胞体积较小，厚度也比成人薄，更容易发生失水。同时，婴幼儿的皮脂分泌量少，缺少油脂对皮肤的锁水保护，所以，平时要给婴幼儿全身涂抹保湿性好的身体乳，从而做好补水保湿工作。

2. 婴幼儿皮肤控制酸碱的能力差

婴幼儿仅靠皮肤表面的一层天然酸性保护膜来保护皮肤，以阻挡细菌感染，并维持皮肤滋润，因此保护好这层保护膜很重要。

3. 婴幼儿皮肤缺乏弹性，易摩擦受损

由于婴幼儿皮肤细胞连接疏松，真皮中胶原纤维少，因而缺乏弹性，很容易因外物渗透和摩擦而受损，因此在日常洗护时动作一定要轻柔，涂抹护肤品宜用点压的方式。

4. 婴幼儿皮肤吸收率高且敏感

婴幼儿体表面积与体重的比值远高于成人，所以单位面积皮肤对药物的吸收率较成人明显升高。对于同样剂量洗护品的吸收也要比成人多。同时，婴幼儿对过敏物质或毒性物质的反应也强烈得多。

第三节　臀部护理

新生儿亮亮，最近屁股总是红红的，并有红色的小疹子，看着亮亮难受的样子，亮亮的爸妈心疼不已，却不知所措，只得向医生求助。

婴幼儿的肛周和会阴部经常与尿液、粪便密切接触，容易出现臀部皮肤发红，甚至糜烂。臀部护理可保护婴幼儿臀部的皮肤，达到预防尿布疹等皮肤疾病的目的。

一、臀部护理前准备

1. 育婴员准备

束发，修剪指甲，去除首饰、手表，洗净双手。

2. 用物准备

干净尿片或纸尿裤、湿纸巾、盆（盛 1/2 满 38～40 ℃温水）、小毛巾 2 条（洗屁股 1 条，吸干水渍 1 条）、护理垫、护臀膏。

3. 环境准备

室内环境整洁、安静、安全。室内温度 26～28 ℃，相对湿度 55%～65%。

4. 婴幼儿准备

每次大小便后、洗澡后。

二、臀部护理步骤

1. 清洗

解开尿布，用湿纸巾或蘸有温水的小毛巾从前向后擦净臀部皮肤及皱褶处，再用温水小毛巾彻底清洗臀部。

2. 保持臀部皮肤干燥

用柔软的干毛巾吸干皮肤及皱褶处的水渍。如果臀部皮肤发红，可以先让婴幼儿光着臀部晾一会儿，使臀部干透。

3. 护臀

先将护臀膏轻轻涂抹于臀部皮肤发红的部位，再涂抹肛周，如图4-5所示。

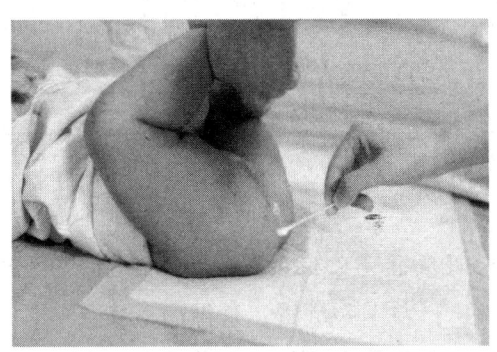

图4-5　将护臀膏涂抹于尿布疹部位

4. 更换尿片或纸尿裤

将清洁的尿片或纸尿裤垫于臀下，包好尿片或纸尿裤，大小松紧适宜。

5. 清理用物并洗手。

三、注意事项

1. 注意保暖，及时遮盖腹部。
2. 保持臀部干净、干爽。
3. 用护臀膏或油剂及油剂药物前切记先晾干皮肤后再涂抹。
4. 避免用湿纸巾代替温水清洗。

四、可能发生的情况——会阴部皮肤破溃

1. 原因

（1）用干尿片擦屁股。由于婴儿的皮肤十分娇嫩，且大便黏性大，来回擦拭容易损伤会阴部皮肤。

（2）使用的尿片或纸尿裤质地粗糙，与皮肤接触摩擦所致。

（3）清洁时使用湿巾或温开水冲洗后留有水渍，未将水渍吸干，臀部皮肤潮湿，容易出现皮疹。

2. 预防

（1）选择质地柔软、吸湿性能好的尿片，或者选用质地柔软、透气性和吸水性好、大小合适的纸尿裤。

（2）定时查看婴幼儿是否有大小便，及时更换尿片或纸尿裤。

（3）每次大小便后用温开水清洗臀部皮肤，动作要轻柔，不宜用尿片给婴幼儿擦拭，更不能用力擦。每次清洁后一定要用柔软干净的毛巾吸干水渍，再适当涂护臀膏或油剂类药物等保护臀部皮肤。

3. 处理

（1）发生会阴部皮肤破溃后，不宜使用肥皂、沐浴液等进行清洗，水温不宜过热。

（2）室温较高时，可以将婴幼儿臀部完全裸露，每次20分钟，使局部皮肤保持干燥。

（3）尽早就医，遵医嘱用红外线灯或鹅颈灯进行局部照射，一般功率为40~60 W，距离60 cm，每天2~3次，每次15~20分钟。

（4）遵医嘱外涂药物，如鞣酸软膏、氯锌油等。

知识延伸

男婴和女婴外阴的生理特点

1. 男婴外阴的生理特点

男婴出生时阴囊内有两颗睾丸，外生殖器几乎都是包茎，随着生长发育包茎逐渐松弛。男婴的尿道较长，不易发生尿路感染，但阴茎包皮较长，包茎容易积垢，也有可能发生局部细菌感染。因男婴生理结构的特点，排尿后尿液容易向下腹部和脐部渗漏。

2. 女婴外阴的生理特点

女婴外阴可以清楚地看到大小阴唇。受母亲体内雌激素的影响，女婴出生后阴道口可以看到白色或血性分泌物，数日后消失，这属于正常现象。女婴尿道较短且尿道口靠近肛门，所以容易受粪便污染引发尿道炎和膀胱炎。因女婴生理结构的特点，排尿后尿液容易向臀部渗漏。

第四节　沐浴与擦浴

3月龄大的轩轩吐奶了，奶液顺着嘴角流到脖子下，上衣也浸有奶液，新手妈妈丽丽看到这个情形，感到手足无措，想给宝宝洗澡更换衣物，却又不知如何下手。

沐浴与擦浴可以清洁皮肤，协助皮肤排泄，预防感染；同时有利于提高皮肤新陈代谢功能和抗病力，使人感觉舒适，增进健康；还可以丰富对皮肤的感觉刺激，促进感知觉发育。对于育婴员来说，给婴幼儿沐浴与擦浴是最基础的功课。

一、沐浴与擦浴前准备

1. 育婴员准备

穿戴整齐，仪表端庄，态度亲切，修剪指甲，取下手表及首饰，洗手。

2. 环境准备

关闭门窗，沐浴室内室温调节至 28 ℃，必要时备取暖器。

3. 用物准备

婴幼儿衣服、一次性纸尿裤、小毛巾、大浴巾、婴幼儿洗发露、婴幼儿沐浴液、棉签、75% 乙醇溶液、鞣酸软膏或护臀霜、洗澡盆、蓄水桶、洗脚盆、水温计、污衣篓。

4. 婴幼儿准备

吃奶前或进餐后 30 分钟，觉醒，精神好。

二、沐浴与擦浴步骤

1. 盆浴

（1）调节水温。取婴幼儿专用澡盆，澡盆内盛 2/3 满的温水，用水温计测试水温，要求水温 36～39 ℃（一般夏季 36～38 ℃，冬季 37～39 ℃），或前臂内侧皮肤测试水温，以不冷不烫为宜。

（2）沟通。轻声呼唤乳名，告诉婴幼儿该洗澡了。

（3）脱衣。将婴幼儿置于操作台上，脱衣，用浴巾包裹全身。

（4）擦洗面部。用左手托起婴幼儿头颈部，拇指与中指分别将婴幼儿双耳郭前折，轻轻按住，堵住外耳道，左臂及腋下夹住婴幼儿臀部及下肢，用小毛巾从内眦向外眦擦拭眼睛，然后擦耳，最后擦面部。

（5）清洗头部。继续反折双耳郭，堵住外耳道，挤适量婴幼儿洗发露在手上揉搓出泡沫，将泡沫放在婴幼儿头上打圈，再用湿毛巾轻轻擦洗干净，擦干头发。

（6）入水。解开浴巾，育婴员左手握住婴幼儿左肩及腋窝处，使其头颈部枕于育婴员前臂，用右手握住婴幼儿左腿靠近腹股沟处，使其臀部位于育婴员手掌上，将婴幼儿轻放于水中。

（7）清洗身体前面。育婴员左手固定婴幼儿，松开右手，用湿毛巾淋湿婴幼儿全身，取适量沐浴液按顺序擦洗颈、腋下、手臂、手、胸、腹、会阴、腿，用毛巾沾水洗净沐浴液及泡沫，尤其要洗净颈、腋下、腹股沟、手心、指缝等皮肤皱褶处。

（8）清洗后背（见图4-6）。育婴员右前臂托住婴幼儿胸部，右手虎口握住其腋下，轻轻翻转，让婴幼儿头偏向一侧靠在育婴员右手前臂上，育婴员左手用毛巾蘸水清洗婴幼儿后面的脖颈部、后背、臀部，注意清洗耳后皮肤。

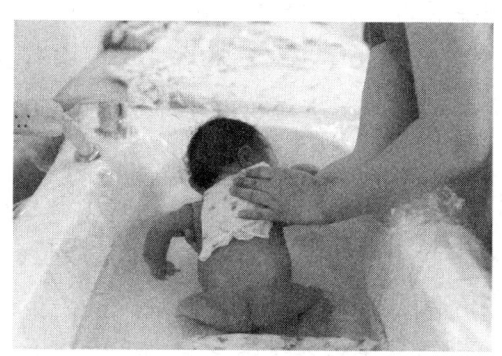

图 4-6　擦洗婴幼儿后背

（9）清洗腿脚。育婴员左手握住婴幼儿左肩及腋窝处，轻轻翻转，使其头颈部枕于育婴员前臂，育婴员右手用毛巾蘸水清洗婴幼儿腿脚。

（10）出水。育婴员左手握住婴幼儿左肩及腋窝处，右手托起婴幼儿的臀部，将其直接抱出水面。迅速将婴幼儿放在平铺于床或沙发的浴巾上擦干全身水分。

（11）皮肤护理。必要时用棉片蘸水擦净女婴大阴唇及男婴包皮处污垢。婴幼儿脐带未脱落之前，每次沐浴后应擦干脐部，用棉签蘸酒精消毒肚脐周围皮肤。观察脐部有无红肿、分泌物、渗血渗液，发现异常及时处理。

（12）臀部护理。用棉签蘸取适量护臀膏均匀地涂抹在肛周，穿好纸尿裤。

（13）穿衣。为婴幼儿穿好衣裤，必要时修剪指甲。

（14）整理用物。

2. 淋浴

（1）调节水温。将婴幼儿专用澡盆放于洗澡间，调试淋浴喷头，水压不可太大，用水温计测试水温，要求水温38~39 ℃，或用前臂内侧皮肤测试水温，以不冷不烫为宜，推荐使用恒温淋浴设备。

（2）脱衣、擦洗面部和头部同盆浴方法。

（3）洗全身。解开浴巾，幼儿站在防滑垫上，左手握住幼儿右臂靠近肩处协助其站稳，右手取恒温淋浴喷头淋湿幼儿身体，取适量沐浴液按颈部、肩膀、腋下、手臂、手指、前胸、后背、会阴、臀部、腿脚等从上到下的顺序依次搓洗，再用恒温淋浴喷头按从上到下的顺序冲净沐浴液及泡沫。尤其要洗净颈、腋下、腹股沟、手心、指（趾）缝等皮肤皱褶处。

（4）关闭恒温淋浴设备，用浴巾包裹全身并擦干。

（5）余下步骤同盆浴方法。

3. 擦浴

寒冷的冬天，对早产儿及低出生体重儿，或在室温达不到沐浴要求时，为防止婴幼儿受凉，可采取擦浴的方法给婴幼儿做好清洁。

（1）调节水温。准备好用物（小号洗脸盆1个，中号盆2个，小毛巾3块，盛热水的桶1个），用水温计测试水温，要求水温45~50 ℃，将其带至婴幼儿床旁。

（2）育婴员在盛好水的小号盆、中号盆内分别放入小毛巾。

（3）擦脸。用右手拿起小号盆内小毛巾拧干，按眼睛、鼻子、嘴巴、脸、额头、下巴、耳朵的顺序依次擦洗，最后擦洗头发。

（4）擦洗身体。育婴员从中号盆1中拿起小毛巾拧干，擦洗婴幼儿的颈部，特别注意颈下及颈后皮肤皱褶处；解开婴幼儿的衣物，查看婴幼儿全身皮肤有无破损和异常，用搓洗干净的毛巾依次擦洗胸部、腋下、腹部、下肢。

（5）擦洗会阴和臀部。育婴员从中号盆2中拿起小毛巾拧干，依次抹洗会阴部和臀部。

（6）泡脚。育婴员将婴幼儿的脚放至盛有2/3温水的洗脚盆内浸泡3~5分钟，然后将脚趾缝清洗干净。

（7）余下步骤同盆浴。

三、注意事项

1. 注意水温，先放冷水后放热水，用水温计测量水温，确保水温适宜，以免引起烫伤。

2. 提前准备好用物，绝对禁止婴幼儿在浴室或澡盆中独处，以免发生坠落、溺水等意外伤害。

3. 沐浴液不应直接倒于婴幼儿皮肤上，应在手中轻轻揉搓后再涂抹于婴幼儿身体上，沐浴液和洗发水一周使用1~2次即可。禁止用指甲抓抠头部，应用指腹接触婴幼儿头皮，尤其要注意对婴幼儿身体褶皱处皮肤的清洗。

4. 禁用肥皂清洗面部，禁用棉签清洁鼻孔。

5. 若婴幼儿头部有血肿，应避免过多触碰，如头部有血痂及污垢应轻轻擦洗。

6. 用于洗脸、擦洗身体或会阴部的毛巾和盆子应分开，且沐浴过程中应多次搓洗毛巾。

7. 婴幼儿沐浴盆应专用，并做好标记，使用前后均要清洗干净，如婴幼儿臀部有大便，应先清洁干净后再沐浴。

8. 如婴幼儿在沐浴过程中出现呼吸异常，并伴有缺氧、发绀等情况时，应立即停止沐浴并及时就医。

9. 沐浴时勿使水进入眼、耳、口、鼻中。如不慎进入，要立即擦拭干净。

10. 预防交叉感染。育婴员如有咳嗽、鼻塞、流涕等感冒症状应戴好口罩，避免直接接触婴幼儿。

四、可能发生的情况——溺水

1. 原因

（1）育婴员给婴幼儿洗澡时不慎失手将婴幼儿掉落在澡盆中，水淹没婴幼儿口鼻部而导致其不能呼吸。

（2）婴幼儿洗澡过程中，育婴员中途离开，无人看管，婴幼儿自行坠落澡盆中。

2. 预防

（1）育婴员掌握并能熟练操作婴幼儿洗澡技能。

（2）婴幼儿洗澡前应先将用物与物品准备齐全，洗澡过程中不可中途离开婴幼儿；如确因突发情况需要额外用物，要请其他人协助。

3. 处理

（1）立即将婴幼儿抱离澡盆，露出口鼻。

（2）立即清除婴幼儿口鼻内不慎吸入的水，保持呼吸道通畅。

（3）如口鼻内呛入过多水，要将婴幼儿腹部置于育婴员屈膝的大腿上，使其头部向下，按压背部迫使呼吸道和胃内的水倒出；也可将婴幼儿面朝下扛在育婴员肩上，通过上下抖动而排水，但不可因倒水时间过长而延误实施心肺复苏术。

（4）如婴幼儿没有呼吸和心跳，面色发绀，应立即实施心肺复苏术。

（5）拨打120，立即送医院救治。

知识延伸

给新生儿清除头垢

很多新生儿出生时头部都覆盖着一层厚厚的胎脂，再加上新生儿皮脂腺分泌功能旺盛，这些分泌物若不及时清除，就会和头皮上的脏物积聚在一起，久而久之就会形成一层厚痂，称为头垢。

清除方法如下。

1. 先在新生儿头垢上涂抹一层油，如维生素AD、橄榄油、茶油或石蜡油，以湿润头垢。

2. 大约1小时后头垢即可变软、松动。

3. 用细齿的小梳子进行梳理，头垢即可脱离。若没有脱落，切忌用手强行抠，可再涂少许润滑油，继续等待30分钟后再进行清理。

4. 用温水浸湿头发，涂上婴儿洗发露，轻轻揉搓，冲洗干净即可。

5. 若一次未能清理干净，一般2周后可继续用同法清除。

第五节　修剪指（趾）甲

刚出生19天的悦悦指甲有点长，月嫂见状立即给悦悦剪指甲。因卧室光线较差，月嫂也没有使用婴儿专用指甲剪，一不小心就剪到了悦悦的指尖，悦悦父母很不满意，差点将其辞掉。

婴幼儿的指（趾）头小，指（趾）甲柔软，加之婴幼儿乱动不配合，很容易造成误伤。因此，掌握正确剪指（趾）甲的方法尤为重要。

一、剪指（趾）甲前准备

1. 育婴员准备
穿戴整洁，取下首饰，洗手，温暖双手。

2. 物品准备
婴儿专用指甲剪（钳）1把、纸巾。

3. 环境准备
室内环境温度适宜，光线充足。

4. 婴幼儿准备
安静或熟睡时。

二、剪指（趾）甲步骤

1. 姿势
（1）婴幼儿平躺时，育婴员握住婴幼儿靠近自己一侧的手（脚）掌，要求同方向、同角度握住婴幼儿的一侧手（脚）掌。

（2）育婴员抱着婴幼儿时，婴幼儿背靠在育婴员胸前，然后同方向地握住婴幼儿的一侧手（脚）掌。

2. 握手（脚）的方式
育婴员分开婴幼儿的五指（趾），每次捏住其中一个指（趾）头进行指甲修剪。剪完一个再剪下一个，如图4-7所示。

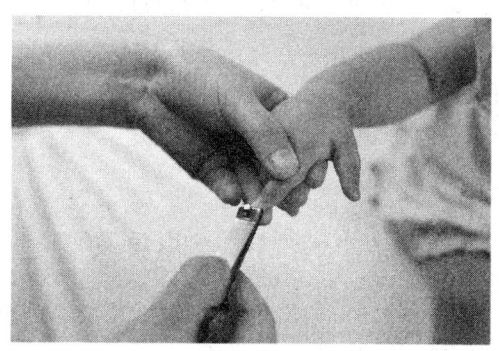

图4-7 育婴员每次捏住一个指头进行指甲修剪

3. 修剪指甲的顺序
先剪中间再修两头，避免把边角剪得过深。修剪下来的指（趾）甲放在纸巾上，用纸巾包裹好及时丢入垃圾桶内。

4. 打磨指（趾）甲

修剪过后的指（趾）甲可能会出现尖角，可用指甲剪上的锉刀轻轻打磨。打磨后用手指指腹沿婴幼儿的指（趾）甲边缘摸一圈或握住婴幼儿的小手（脚）在育婴员手上滑动，发现尖角或有尖锐感应再次修圆。

5. 洗手，消毒指（趾）甲钳

6. 整理用物

三、注意事项

1. 环境光线充足

能清楚地看到婴幼儿的指（趾）甲，不可在昏暗环境下为婴幼儿修剪指（趾）甲。

2. 选择正确的时机

应选择婴幼儿熟睡时修剪指（趾）甲，否则会很难确保婴幼儿手指（趾）固定不动，若在修剪过程中，婴幼儿被惊醒或突然乱动，应立即停止。如继续强硬修剪，以免误伤。

3. 选择正确的工具

应选择婴幼专用指甲剪。

4. 修剪指（趾）甲的频率

新生儿因为指（趾）甲还没有完全形成，所以不一定要修剪，随着年龄增长，当指甲长到能抓破皮肤时应予以修剪。建议婴幼儿每周修剪指（趾）甲一次，若发现指（趾）甲有劈裂或抓破脸部皮肤时，应随时修剪。

5. 剪出合适的形状和长度

指（趾）甲边缘要修剪平直，不留尖角，长度留 1 mm 左右，也不要留得太浅，否则容易导致指甲剥离。

6. 注意修剪技巧

不要同时抓住一排指（趾）甲进行修剪，以免婴幼儿的手指（脚趾）突然一起动起来，使指甲剪误伤其他指（趾）甲。

四、可能发生的情况——损伤手指

1. 原因

（1）婴幼儿不配合时，育婴员强行修剪。

（2）育婴员在婴幼儿睡觉时剪指（趾）甲，婴幼儿被惊醒或突然乱动，育婴员没有及时固定好手指（脚趾）。

（3）在光线较昏暗的环境下修剪指（趾）甲，育婴员看不清指（趾）甲及边缘的结构。

（4）育婴员在给婴幼儿修剪指（趾）甲时，突然遇到外力的碰撞。

2. 预防

（1）选择合适的时机：当婴幼儿安静或熟睡时。

（2）选择合适的环境：光线充足，周围无障碍，安静，无人打扰，或人员不要随意走动，以免碰撞到育婴员。

3. 处理

（1）一旦损伤到婴幼儿手指（脚趾），应立即停止修剪，安抚婴幼儿，并观察伤口。

（2）如果是浅表伤口，育婴员应先用流动水把伤口冲洗干净，再用碘伏消毒（避免使用酒精，因其刺激性强，会使婴幼儿产生刺痛感），然后根据出血情况决定是否包扎。

（3）若伤口出血能够及时止住或出血量较少，则不需要包扎，保持干燥即可。若是出血量较多，育婴员可用拇指和食指捏住受伤手指的根部止血，如图4-8所示。伤口止血后，再用碘伏消毒并保持伤口部位干燥，避免感染；必要时去医院就诊。

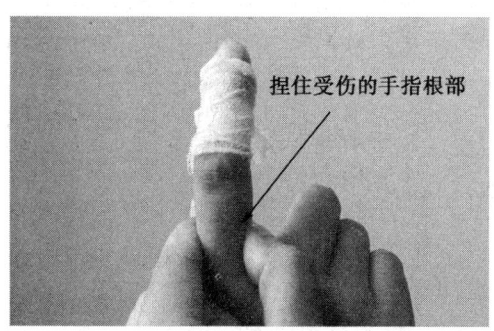

图4-8　用拇指和食指捏住受伤手指的根部止血

（4）若剪伤的手指（脚趾）部位出血不止，伤口较深，或出现红肿、化脓等情况，则必须立即就医，遵医嘱处理，避免感染。

知识延伸

不要给小婴儿戴手套

有时，小婴儿会抓破自己脸上的皮肤，家长在情急之下会给婴儿戴上手套，殊不知这将给婴儿的成长带来不良影响。育儿专家主张不要给小婴儿戴手套。因为婴儿不戴手套，可以减少对双手的束缚，使手指活动不受限制，因此会更加灵活，也能更好地感知世界，有利于婴儿触觉的发育。同时，婴儿不戴手套，能增加与妈妈的皮肤接触，而皮肤的接触会促进脑部神经发育。而且，如果手套里有线头，则极有可能缠住婴儿的手指，这不仅会伤害到婴儿的皮肤，还会影响婴儿手指的局部血液循环，如果发现不及时，有可能导致婴儿的手指因缺血而坏死。

同步练习题

一、单项选择题

1. 眼部清洁应注意（   ）。

   A. 使用清洁的毛巾擦洗婴幼儿的眼部

   B. 1个棉球只能擦拭1次，不宜用棉签

   C. 操作时固定好头部，动作要轻柔

   D. 以上都是

2. 口腔清洁注意事项不包括（   ）。

   A. 纱布不可过湿   B. 喂奶后应及时清洁

   C. 清洁时夹紧纱布且动作轻柔   D. 避免触及咽部

3. 以下选项中，对婴幼儿皮肤的生理特点描述正确的是（   ）。

   A. 皮肤薄、易失水

   B. 控制酸碱的能力差，缺乏弹性，易摩擦受损

   C. 吸收率高且敏感

   D. 以上都是

4. 会阴部皮肤破溃的护理措施不包括（   ）。

   A. 不宜使用肥皂、沐浴液等清洗

   B. 室温较高时，可将婴幼儿臀部完全裸露，每次20分钟

   C. 大小便后及时用湿纸巾擦洗会阴部

   D. 遵医嘱外涂药物

5. 清洗女婴尿道口和外阴，应遵循的原则是（   ）。

   A. 由里往外   B. 由外往里

   C. 由后往前   D. 由前往后

6. 沐浴与擦浴的好处包括（   ）。

   A. 清洁皮肤，预防感染   B. 促进皮肤新陈代谢

C. 促进感知觉发展　　　　　　　　D. 以上都是

7. 婴幼儿淋浴水温的正常范围是（　　）℃。

A. 38~39　　　　　　　　　　　B. 36~38

C. 32~34　　　　　　　　　　　D. 40~42

8. 婴幼儿在沐浴过程中如果发生溺水，首要的处理措施是（　　）。

A. 立即抱离澡盆，露出口鼻　　　　B. 胸外心脏按压

C. 开放气道　　　　　　　　　　　D. 清理呼吸道

9. 修剪指（趾）甲应在婴幼儿（　　）时进行。

A. 熟睡　　　　B. 清醒　　　　C. 高兴　　　　D. 玩耍

10. 沐浴的注意事项不包括（　　）。

A. 沐浴液不应直接倒于婴儿皮肤上

B. 禁用肥皂擦洗面部，禁用棉签清洁鼻孔

C. 先放热水后放冷水，水温适宜

D. 预防交叉感染

二、判断正误题

1. (　　) 新生儿生理性斜视一般在2~4周时消失。

2. (　　) 新生儿"马牙"一般在4~6周逐渐消失。

3. (　　) 新生儿一般在2~4周时能较专注地听外界声音。

4. (　　) 婴幼儿洗脸或洗澡时水温不宜过高，以45~50 ℃为宜。

5. (　　) 口腔黏膜有浅表伤口伴出血时，可用棉花按压止血。

6. (　　) 为婴幼儿做脸部清洁时，可用碱性香皂。

7. (　　) 受母亲体内雌激素的影响，女婴出生后阴道口可以看到白色的分泌物或血性分泌物，这属于正常现象。

8. (　　) 婴儿会阴部发生皮肤破溃时，可遵医嘱用红外线灯或鹅颈灯局部照射。

9. (　　) 清洁眼部分泌物应从眼内侧向眼外侧轻轻擦拭，不宜用棉签。

10. (　　) 修剪指甲时若造成浅表伤口，育婴员应先用流动水把伤口冲洗干净，再用碘伏消毒。

参考答案与解析

一、单项选择题

1. D。眼部清洁注意事项包括：使用清洁的毛巾擦洗婴幼儿的眼部；1个棉球

只能擦拭1次，不宜用棉签，以免因操作不当戳伤婴幼儿眼睛；操作时动作要轻柔，固定好头部，切勿强行操作。

2. B。口腔清洁注意事项包括：纱布不可过湿，防止婴幼儿将溶液吸入呼吸道；清洁时动作轻柔，纱布须夹紧，防止纱布掉到婴幼儿口腔后部，堵住咽喉部造成窒息；勿触及咽部，以免引起恶心、呕吐。

3. D。婴幼儿皮肤的生理特点：皮肤薄、易失水；控制酸碱的能力差；缺乏弹性，易摩擦受损；皮肤吸收率高且敏感。

4. C。发生会阴部皮肤破溃后，不宜使用肥皂、沐浴液等清洗，水温不宜过热；室温较高时，可以将婴幼儿屁股完全裸露，每次20分钟，使局部皮肤保持干燥；尽早就诊，遵医嘱用红外线灯或鹅颈灯局部照射，一般40～60 W，距离60 cm，每天2～3次，每次15～20分钟；遵医嘱外涂药物，如鞣酸软膏、氯锌油、湿润烧伤膏等。

5. D。女婴尿道较短且尿道口靠近肛门，所以容易受粪便污染引发尿道炎和膀胱炎，应由前往后进行清洁。

6. D。沐浴与擦浴可以清洁皮肤，协助皮肤排泄，预防感染；同时有利于提高皮肤新陈代谢功能和抗病力，使人感觉舒适，增进健康；还可以丰富对皮肤的感觉刺激，促进感知觉发展。

7. A。婴幼儿淋浴水温应控制在38～39 ℃，或用前臂内侧测试水温，以感觉舒适为宜。

8. A。溺水处理：立即将婴幼儿抱离澡盆，露出口鼻；立即清除口鼻腔内不慎吸入的水，保持呼吸道通畅；如心跳呼吸骤停，面色发绀，应立即实施心肺复苏术；拨打120，立即送医院救治。

9. A。选择在婴幼儿熟睡时剪指（趾）甲，若在婴幼儿清醒时修剪指甲，很难确保婴幼儿手指（趾）固定不动，若在修剪过程中，婴幼儿被惊醒或突然乱动，应立即停止，以免误伤。

10. C。先放冷水后放热水，用水温计测量水温，确保水温适宜，以免引起烫伤。

二、判断正误题

1. √。婴幼儿的眼发育尚不成熟，有一个生理性远视过程。婴幼儿尤其是新生儿眼运动不协调，常有生理性斜视，一般在2～4周时消失。

2. ×。新生儿期口腔内牙龈和硬腭上长有小白点，俗称"马牙"，属正常现象，一般在生后2～3周逐渐消失；4～6月龄开始出牙。

3. √。新生儿耳软骨发育良好，已形成耳郭。2～4周时能较专注地听外界声音。

4.×。婴幼儿洗脸或洗澡时水温不宜过高,以36~39℃为宜。

5.√。口腔黏膜有浅表伤口伴出血,可用洁净的棉球按压止血。幼儿可用生理盐水漱口,年龄小不会漱口的婴儿可由育婴员将洁净纱布用生理盐水沾湿清洁口腔。

6.×。不宜用碱性强的香皂为婴幼儿清洁,使用清水即可。

7.√。受母亲体内雌激素的影响,女婴出生后阴道口可以看到白色的分泌物或血性分泌物,数日后消失,这属于正常现象。

8.√。婴儿会阴部发生皮肤破溃时应尽早就诊,遵医嘱用红外线灯或鹅颈灯局部照射,一般功率为40~60 W,距离60 cm,每天2~3次,每次15~20分钟。

9.√。育婴员在为婴幼儿眼部清洁时,由眼睛内侧到外侧轻轻用消毒棉球擦去眼部分泌物,不宜用棉签,以免操作不当戳伤婴幼儿眼睛。

10.×。损伤到婴幼儿手指时,若是浅表伤口,育婴员应先用流动水把伤口冲洗干净,再用碘伏消毒(避免使用酒精,因其刺激性强,会使婴幼儿产生刺痛感),然后根据出血情况决定是否包扎。

第五章　婴幼儿出行照护

学习目标

1. 掌握穿脱衣服、包裹婴幼儿的方法与注意事项
2. 掌握背、抱婴幼儿及使用童车的正确方法与注意事项
3. 能为婴幼儿出行准备充足的物品
4. 掌握汽车安全座椅的正确安装与使用方法

第一节　穿脱衣服

"阿姨，宝宝太小了，全身都软绵绵的，我不知道该怎么给他穿衣服啊？"新手宝妈云云极度无助，只能向育婴员求助，育婴员接过宝宝，为他利索地穿好衣服，不一会儿宝宝又吐奶了。云云又开始呼唤育婴员，看着育婴员熟练地为宝宝穿脱衣服，云云羡慕不已，育婴员笑了笑说："给宝宝穿脱衣服是我们育婴员最基本的技能。"

为婴幼儿穿脱衣服时，因其不会配合相应的动作，特别是小婴儿全身都软绵绵的，看似简单的穿脱衣服，却需把握其中的技巧，只有这样方能让婴幼儿感到舒适与安全。

一、穿脱衣服前准备

1. 育婴员准备

穿戴整齐，仪表端庄，态度亲切，修剪指甲，洗手。

2. 环境准备

清洁、明亮，室内温度 24～28 ℃。

3. **用物准备**

合适的全棉衣物。

4. **婴幼儿准备**

喂奶前或喂奶后 30 分钟。

二、穿脱衣服的步骤

1. 与婴幼儿进行语言及眼神交流,亲切地告诉他该换衣服了。

2. 将胸前开口的衣服打开,平放到床上。

3. 让婴幼儿平躺至衣服上,使其上肢与衣袖重叠,育婴员一只手将婴幼儿的手送入衣袖,另一只手从袖口伸进衣袖,慢慢将婴幼儿的手拉出衣袖,同时育婴员的另一只手将婴幼儿的衣袖向上拉,如图 5-1 所示。

4. 用同样的方法穿对侧衣袖。

5. 将穿好的衣服拉平,整理好,系上系带至胸前,如图 5-2 所示。

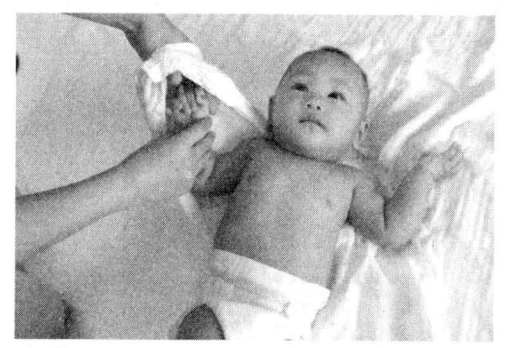

图 5-1　一只手将婴幼儿的手送入衣袖,另一只手从袖口伸进衣袖

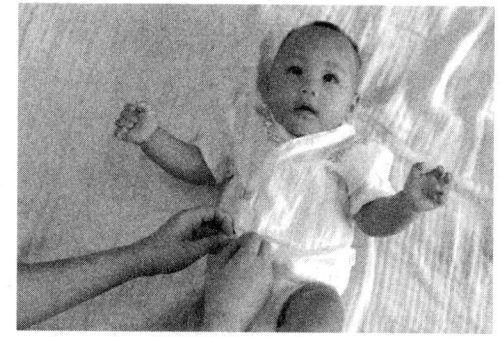

图 5-2　将穿好的衣服拉平

6. 穿裤子时,先把裤腿折叠成圆圈形,育婴员的右手从裤尾端伸入后握住婴幼儿的脚腕,左手将裤子向上提拉,如图 5-3 所示。

7. 用同样的方法穿对侧裤脚,将衣服扎进裤子内,系好裤带,如图 5-4 所示。

8. 抱起婴幼儿或帮助婴幼儿取舒适卧位,整理用物,洗手。

三、注意事项

1. 尽量给婴幼儿穿开襟系带的衣服,以安全、方便地穿脱。

2. 穿脱衣裤时注意盖住婴幼儿肚子,避免着凉。

3. 穿衣袖或裤腿时,先用手将袖口或裤腿打开,伸入袖子或裤腿里,要抓住

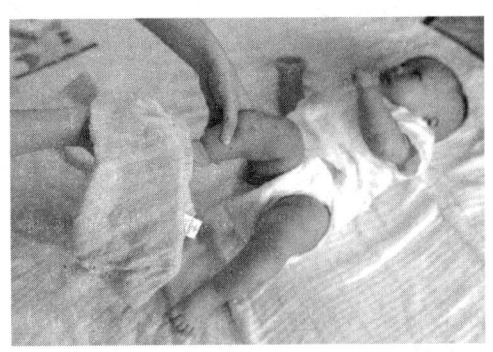 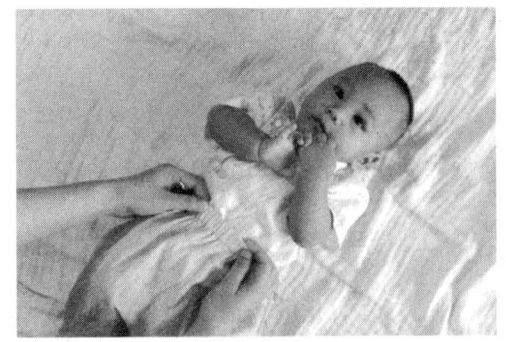

图 5-3　右手从裤尾端伸入后握住婴幼儿的脚腕　　图 5-4　将衣服扎进裤子内

婴幼儿的整个小手或小脚，再用另一只手将衣袖或裤腿向上拉，不可强行拉伸婴幼儿的手臂或腿。

4. 穿套头衣服时，要用手撑开领口，避免衣领太紧勒住婴幼儿的耳朵、鼻子；穿连体衣服时，先将一侧肢体穿好后，再穿对侧肢体；穿脱有拉链的衣服时，应先将衣服稍微提起，以防拉链夹伤婴幼儿的皮肤（婴儿一般不建议穿前面带拉链的衣服，因为拉链容易夹到婴幼儿下巴处的皮肤，而且拉链易被婴幼儿拉扯把玩进而引起脱落，使婴幼儿误入呼吸道及消化道）。

5. 秋冬季穿脱衣服时注意保暖，必要时使用取暖器（取暖器不可直接对着婴幼儿吹，不建议使用带光取暖器以免强光照射婴幼儿眼睛影响其视力）。

6. 为婴幼儿准备大小合适且装饰简单的衣物，双上肢及双下肢不要系带子，以免发生勒伤。衣服宜宽松，不穿紧身衣物，以免影响婴幼儿身体的血液循环，抑制婴幼儿生长。不应给婴幼儿穿得太多，以婴幼儿后颈温热为宜。

7. 为了避免因吐奶而频繁换衣服，可以使用围兜。对于有胃食道反流，易呕吐的婴幼儿，操作时动作更要轻柔，抬高床头，穿脱衣服过程中始终保持婴幼儿头部处于高位，并注意观察婴幼儿面色、呼吸及有无呕吐等反应，如出现面色发绀、呼吸急促、呕吐等异常情况应及时就医。

8. 如果婴幼儿一侧肢体有功能障碍，穿衣服时应先穿患侧，后穿健侧；脱衣服时应先脱健侧，后脱患侧。

四、可能发生的情况——关节脱位

1. 原因

因婴幼儿不能配合穿脱衣服，育婴员操作不熟练或过于急躁，而强行拉拽婴幼儿肢体，导致婴幼儿关节脱位。

2. 预防

给婴幼儿穿脱衣服时要先摆好体位，穿衣袖时一定要将婴幼儿的手指全部握在育婴员手中，另一手牵拉衣服，而不是拉拽婴幼儿手臂。动作要轻柔，顺应婴幼儿肢体的弯曲和活动方向，预防因强拉硬拽引发的关节脱位。

3. 处理

若发现婴幼儿肢体活动障碍，须立即就医。

知识延伸

婴幼儿衣着、鞋袜的选择

1. 上衣

上衣可选择圆领或和尚领的，内衣一定要吸汗，可以选择浅色、柔软的纯棉织品，最好不要有硬的缝合边，以免擦伤皮肤。袖口不要过紧过长，以不带纽扣为宜，衣物设计应简单，不要有过多的装饰物，以免婴幼儿误食。

2. 裤子

可选择宽松的裤子，如使用松紧带则千万不能勒得太紧，否则会影响到婴幼儿的呼吸和骨骼的正常发育。避免给婴幼儿穿拉链裤，以免会阴部皮肤或包皮被夹入拉链。无论是男婴还是女婴，在不穿纸尿裤以后，均尽量不穿开裆裤，以免引起尿路感染。

3. 鞋子

鞋子应选择具有良好透气性和吸汗功能的，天然柔软的面料最适宜，款式以高过脚面的高帮鞋为主，根据脚的肥瘦、宽窄选择合适的鞋子，还应注意鞋底的软硬、厚薄，以及是否防滑、轻便等。

4. 袜子

袜子应该选择纯棉的，款式和尺寸要符合婴幼儿的脚形，袜子适当宽松些，注意检查袜子里面的线头是否过长、过多，可以将袜子翻过来穿着，将有线头的部分朝外，以免线头缠住脚趾，发生脚趾缺血导致组织坏死。

第二节 包裹婴儿

王可可，男，31天，沐浴后打包外出，外出过程中哭闹，妈妈以为是宝宝不适应环境，便通过增加喂奶次数进行安抚。回到家解开包被，可可妈妈发现宝宝右上肢不爱活动，右前臂皮肤还看到环形带状淤青，肢体远端肿胀明显，皮肤发白，还可见散在水疱，可可妈妈见状吓坏了，立即带可可去医院，医生告诉可可妈妈这是由于上肢捆绑过紧引起的，幸运的是经过相关治疗，可可没有发生严重的后果。

刚出生的婴儿不能完全控制自己的手脚，往往会因为身体痉挛或外界一些突发的声音而产生惊吓反射动作，并且容易从睡梦中惊醒。包裹婴儿的手脚可以让其重温在母体子宫中的安全感，改善婴儿的睡眠，同时能帮助婴儿保暖。但是若包裹不当也会对婴儿造成伤害。

一、包裹前的准备

1. 育婴员准备

衣着整洁、柔软，取下首饰，特别是胸前、肩领不能有别针或饰物，修剪指甲，洗净、温暖双手。

2. 物品准备

襁褓巾（大小以 120 cm × 120 cm 为宜）、包被或毯子。

3. 环境准备

室内温度 22~24 ℃。

4. 婴儿准备

更换纸尿裤。

二、包裹步骤

1. 与婴儿进行言语或眼神的交流，可以轻声呼唤婴儿乳名，告诉婴儿要包襁褓巾了。

2. 将襁褓巾呈菱形铺在平坦的床上或铺有软垫的打包台上，将襁褓巾上角折下约15 cm，如图5-5所示。

3.让婴儿仰面平躺在褟褓巾上，肩部略低于折叠处，如图5-6所示。

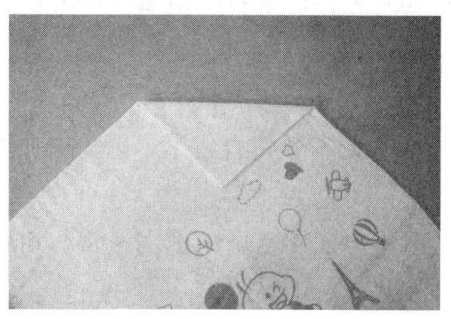 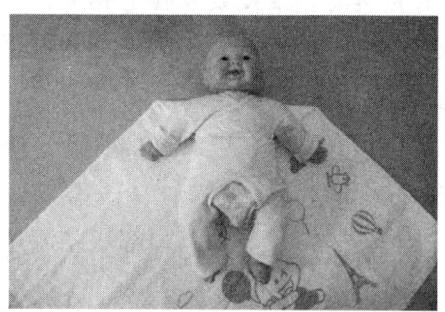

图5-5　将褟褓巾上角折下约15 cm　　　图5-6　让婴儿仰面平躺于褟褓巾上

4.将婴儿的右手臂肘部略微弯曲，平放于婴儿身体上，将褟褓巾靠近婴儿右手的一角拉起来盖住婴儿的身体，并把边角从婴儿的左边手臂下侧掖进身体后面，如图5-7所示。

5.将褟褓巾的下角（婴儿脚的方向）翻折盖到婴儿的下巴以下，如图5-8所示。

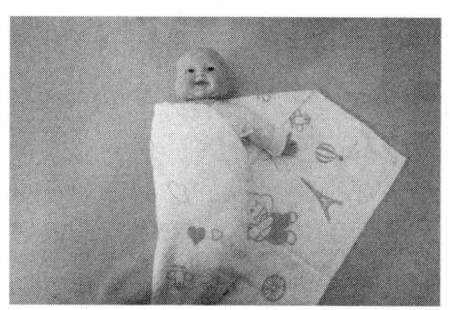 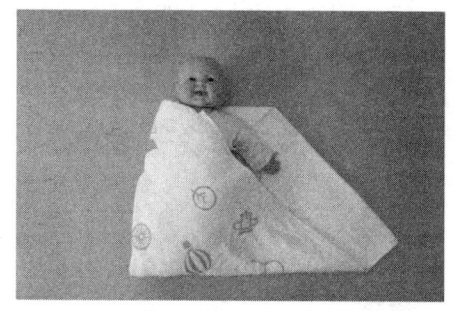

图5-7　拉起褟褓巾的一角盖住婴儿的身体　　　图5-8　将褟褓巾的下角翻折盖到婴儿的下巴以下

6.把婴儿左手臂肘部略微弯曲，紧贴婴儿身体，将婴儿左手边的一角拉向身体右侧，并从右侧掖进身体后面，如图5-9所示。

7.抱起婴儿，予以舒适的体位。

8.整理用物。

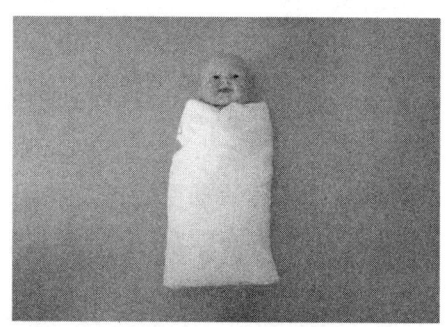

图5-9　将婴儿左手边的一角拉向右侧并掖进身体后面

三、注意事项

1. 包裹时，要使婴儿脸部朝上，避免引起窒息；襁褓要稍微紧一些，以免松开或遮住婴儿的脸部。随时注意查看婴儿的活动状态，四肢及手指要舒展，不能压迫婴儿的手指等脆弱部位。

2. 包裹时，切忌包成"蜡烛包"，避免将婴儿的双腿拉直包紧，以免增加婴儿髋关节脱位的风险。

3. 包裹时，只要婴儿颈部皮肤温热，小手不出汗甚至微凉都属正常。切忌将婴儿包得太紧太厚。

4. 如果婴儿哭吵不安、出汗、脸发红、呼吸急促，要马上解开襁褓查看，观察婴儿是否过热或出现其他不适。

5. 襁褓的使用年龄一般是出生至 3 月龄，和婴儿惊跳反射消失的时间基本同步。去除襁褓需要提前做好准备，等到 2 月龄以后，婴儿开始想要探索外界，此时也不容易受惊了，就可以逐渐减少使用频率，逐渐让婴儿露出一只手直至露出两只手从而完成过渡。过渡期间可能会出现睡眠倒退情况，可以适当给予搂抱以帮助缓解。

6. 婴儿刚被包裹好后不要马上将其放在床上，育婴员可抱着婴儿在房间里来回走动一会儿，再将其放在床上入睡。

四、可能发生的情况——勒伤

1. 原因

包裹过紧是导致婴儿勒伤的主要原因，以上肢勒伤最为常见。

2. 预防

包好襁褓后，以婴儿上半身可适当在襁褓内蠕动，但又不易松开，下肢可自由活动为宜。

3. 处理

（1）当包裹过紧导致勒伤时，若皮肤只是出现潮红，可松解外部压力后继续观察。

（2）当肢体活动受限，皮肤出现发白、淤青，肢体肿胀，甚至出现水疱时须立即就医，千万不要强行活动婴儿肢体或私自用药。

知识延伸

"蜡烛包"的弊端

中国有些地区习惯把新生儿用布、毯子、夹被、小棉被等严严实实地包裹起来，还担心婴儿手脚乱动引起包裹松动，甚至怕婴儿的腿形不直，就将包裹用带子或绳子捆绑起来。这种包裹方式最终把新生儿裹成一个细长的小包裹，称为"蜡烛包"。这种包裹方法存在许多弊端：

1. 婴儿越小，生长速度越快，严实的包裹不仅限制其手脚的活动，而且限制了胸廓的运动，影响肺功能发育。
2. 四肢活动受限制，会妨碍大脑发育。感知觉是刺激大脑神经细胞发育必不可少的条件，包裹过严可减少婴儿获得这些刺激的可能性。
3. 因包裹后内部温度过高，尿布更换不方便，容易发生尿布疹。
4. "蜡烛包"可导致婴儿髋关节发育不良或脱位。

第三节 抱背婴幼儿

小英刚生了个可爱的宝宝，初为人母的她看着软软的、大声哭泣的宝宝感到无所适从，奶奶看见了，顺势用双手夹住婴儿腋下将其提起，竖抱在自己胸前，还抱着婴儿以摇一摇、晃一晃的方式进行安抚。婴儿果真瞬间就不哭了，奶奶得意地对小英说："看吧，宝宝就应该这样抱。"爸爸看见了惊讶地说："宝宝太小了，不能竖着抱，也不能摇晃，否则他会受伤的。"看着家里人的争论，小英茫然了，婴儿到底该怎么抱呢？抱婴儿怎么还会让他受伤呢？

婴儿全身骨骼尚未发育完善，特别是脊柱，因此还不能像成人一样形成固定的弯曲，如果抱姿不当，就会影响婴儿骨骼（特别是脊柱和胸廓）的生长，甚至可能导致伤害。正确地抱背婴儿是育婴员必须掌握的一项基本技能。

一、抱背婴幼儿前的准备

1. 育婴员准备
同"包裹婴儿"的准备。

2. 用物准备
如果抱婴幼儿去室外,需要准备保暖风衣或大浴巾。

3. 环境准备
室内环境温度适宜,夏季为 24~26 ℃,冬季为 18~22 ℃。室内整洁,物品摆放有序,通道无障碍物;室外无风雨。

二、抱背婴幼儿的步骤

1. 育婴员在抱背婴幼儿之前要与其进行交流沟通,温柔地和他说说话,逗逗他,或者轻轻地拍拍他,让婴幼儿充分做好被抱的准备。

2. 抱起婴儿
(1)育婴员慢慢屈膝,弯曲胳膊并挺直腰背。
(2)一只手托住婴儿的头部和颈部,另一只手托住婴儿的臀部。
(3)育婴员伸直膝关节后,再慢慢将婴儿抱至胸前。

3. 抱婴儿的不同姿势
(1)横抱式(适合 0~2 月龄的婴儿)

1)单手抱。育婴员将婴儿的头放在左臂弯里,肘部护着婴儿的头和颈部,左前臂托起婴儿的背和腰,左腕和左手托起婴儿的臀部,让婴儿的头部和臀部保持在一条直线上。因存在一定的风险,不建议使用。

2)双手抱。育婴员将婴儿的头放在左臂弯里,肘部护着婴儿的头部和颈部,左腕和左手托起婴儿的背和腰;右前臂护着婴儿的腿部,右手托着婴儿的臀部和腰,让婴儿的头部和臀部保持在一条直线上,如图 5-10 所示。

(2)仰面斜抱式(适合 2~3 月龄的婴儿,喂奶、拍嗝时采用)

1)斜抱可用横抱式的手法,让婴儿的头部稍微抬起,保持头高臀低位,如图 5-11 所示。

2)也可将婴儿的臀部置于育婴员的腿上,一手扶住婴儿的头颈部,另一手轻拍其背。

(3)竖抱式(适合 3 月龄以上的婴儿)

1)育婴员一手托住婴儿的臀部和腰部,另一手托住婴儿的头颈部,将婴儿竖起,让婴儿的一侧脸贴在育婴员的胸前,使其感觉更加安全和舒适。

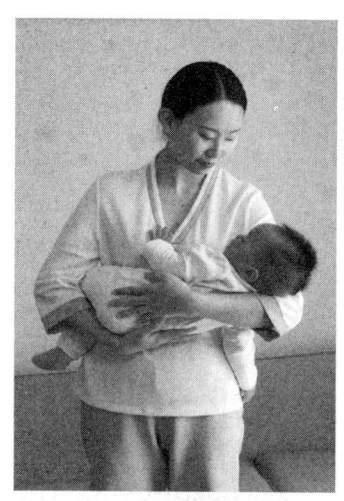
图 5-10　婴儿的头部和臀部保持在一条直线上

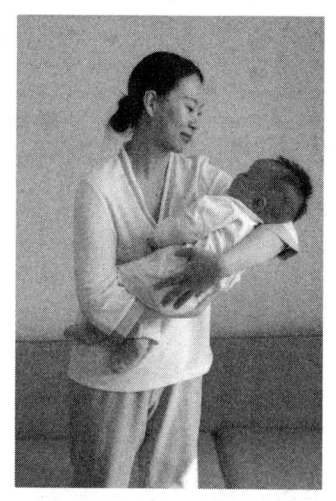
图 5-11　让婴儿的头部微微抬起，呈头高臀低位

2）育婴员可将婴儿抱得再高些，让婴儿的下巴靠在育婴员的肩膀上，双手搭住育婴员的肩膀或手臂，育婴员一手托住婴儿臀部，另一手托起婴儿腋下稳妥固定婴儿，婴儿可以随着育婴员的走动看见周围的事物，充分满足婴儿的好奇心理，如图 5-12 所示。

（4）坐抱式（适合 5~6 月龄的婴儿）。婴儿背靠在育婴员胸前，脸、手向前，育婴员一手从婴儿腋下经前胸环抱婴儿，另一手从婴儿一侧大腿下伸向另一侧，抱住婴儿臀部和大腿，如图 5-13 所示。

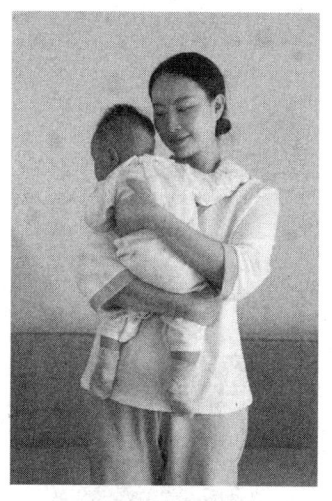
图 5-12　竖抱式

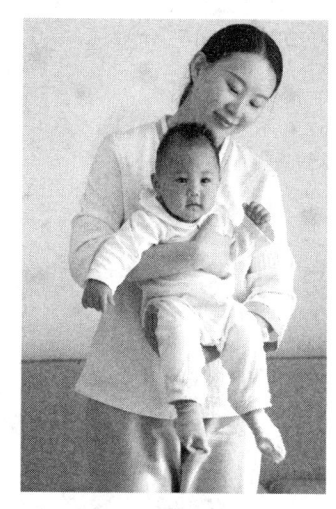
图 5-13　坐抱式

4. 用背带兜抱婴幼儿的方式和步骤

（1）根据婴幼儿的年龄，选用背带兜抱婴幼儿的方式

1）横抱式。适合0~4月龄婴儿,婴儿可以完全横向平躺于怀抱中,如图5-14所示。

2）纵抱式。适合4~12月龄婴儿,可以和婴儿进行亲密互动,如图5-15所示。

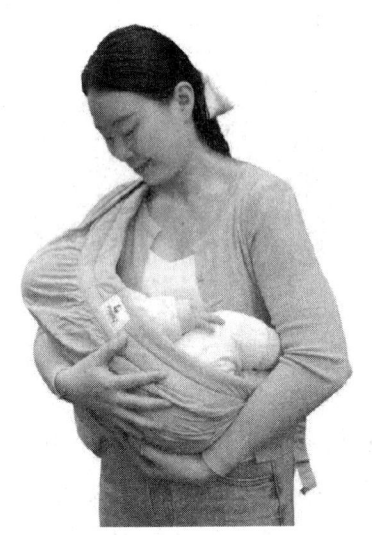

图5-14 横抱式

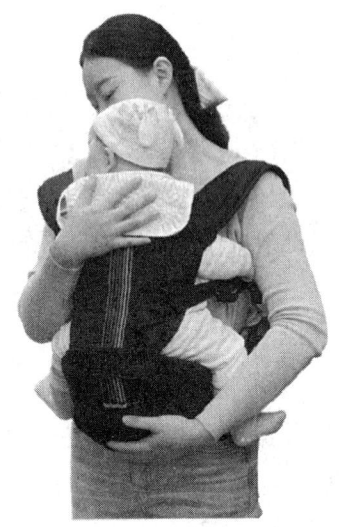

图5-15 纵抱式

3）前抱式。适合6~12月龄婴儿,方便让婴儿认识美好的世界,如图5-16所示。

4）背式。适合6~30月龄婴幼儿,育婴员可感受外出时的轻松便捷,能够完全解放双手,如图5-17所示。

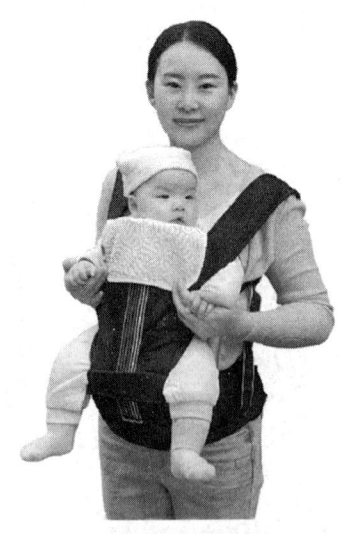

图5-16 前抱式

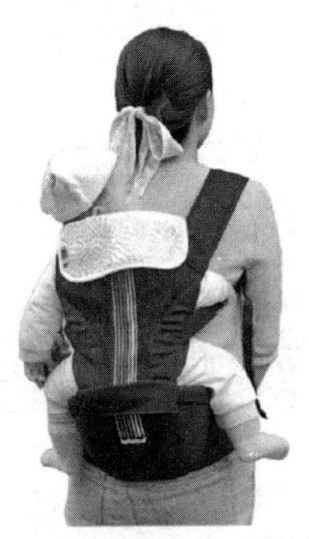

图5-17 背式

（2）用背带兜背抱婴幼儿的步骤

1）将背带兜在育婴员的腰部扣紧腰带。

2）育婴员抱起婴幼儿，让婴幼儿靠在肩膀上，然后一只手托住婴幼儿的头后部。

3）育婴员身体向后倾，用胸腹部支撑着婴幼儿，再向上拉起兜袋，让婴幼儿的腿穿过兜袋伸出。

4）育婴员用一只手托住婴幼儿，另一只手把肩带拉到肩膀上。

三、注意事项

1.抱婴儿时首先要观察周围环境，确保环境安全，身体任何部位均不可碰触到坚硬或尖锐的危险物品。

2.育婴员动作要温柔，在抱起婴儿的同时要进行语言和眼神交流，目光中应饱含满满的爱意。

3.小婴儿的颈部肌肉柔弱，在整个抱的过程中都要托住婴儿的头颈部，使头和脊柱保持在同一条直线上，切忌使颈部承受太大压力。不要双手夹住婴儿腋下提起。

4.年龄小于1周岁的婴儿，大脑组织特别娇嫩脆弱，抱婴儿时不要剧烈摇晃，以免发生脑出血、脑震荡等脑损伤。

5.抱婴儿的时间不要太长，以免影响婴儿休息和生长发育。

6.在与婴儿进行一些互动性游戏之后，要适时让婴儿安静地在臂弯里休息。

四、可能发生的情况——失手坠落

1.**原因**

（1）小婴儿由于生理原因，头大而重，身体相对小且轻，四肢协调性差，抱婴儿的姿势不当或方法不对时，均容易发生失手坠落情况。

（2）误以为小婴儿没有翻身或爬行的能力，不可能发生坠落，缺乏警惕心理。

（3）带婴儿玩"举高高""抛空抱"等游戏。

（4）抱婴儿做家务或运动，或换人抱婴儿时两人未协调好，接抱者未接稳，抱者已经松手。

（5）用背带背抱婴幼儿时未锁紧腰扣。

2.**预防**

（1）不要存有婴儿尚无翻身爬行能力就不会坠落的侥幸心理，应时刻注意，做好防范措施，谨防坠落。

（2）育婴员熟练掌握背抱婴幼儿的方法和技巧，更换他人抱时，一定要待对方把婴幼儿稳稳当当接住后，方可慢慢松手。

（3）不要和婴幼儿玩"举高高""抛空抱"等游戏，不要抱着婴幼儿做家务和运动。

（4）抱婴幼儿时要选择在地面干燥、无障碍物的地方活动，清扫地面时不宜使地面过湿，以免发生滑倒。

（5）用背带背婴幼儿时要锁紧腰扣。

3. 处理

如婴幼儿不慎发生坠落，要立即评估婴幼儿坠落着地的部位、高度、婴幼儿的反应等。当情况不明、判断不清或婴幼儿出现异常时应及时就医。

知识延伸

婴幼儿脊柱发育的特点

胚胎早期，脊柱仅呈"C"形弯曲。

婴儿出生后，脊柱几乎是直的，且格外柔软。

3月龄时，出现抬头动作，颈部及背部肌肉得到强化锻炼，脊柱逐渐形成第一个弯曲（颈椎前凸）。

6月龄时，尝试独立坐起，脊柱逐渐出现第二个弯曲（胸椎后凸），此时婴儿的骨骼仍较为柔软，脊柱还未发育成熟。

1岁左右，开始慢慢学会走路，脊柱有了第三个弯曲（腰椎前凸），此时婴幼儿的脊柱才开始慢慢定型。

第四节 出行用物的准备

在公园玩耍的小朋友里，2岁1月龄的小米显得比较内向，不敢和小朋友一起玩。同行的一位奶奶说："小米奶奶，小米平时出门是不是比较少，所以才放不开呀。你看他也很想和小朋友一起玩啊。"小米奶奶说："是啊，平时出门太麻烦了，要带一堆的东西不说，外面忽冷忽热，又担心他会感冒，所以很少带他出门。"这就是问题所在，宝宝出门少，对于外面的事物接触就少，肯定会越来越胆小。其实怎么带宝宝出门也是一门学问。

带婴幼儿出门不仅能增进亲子关系，培养婴幼儿的独立性，还能遇到不同的人与事，听到不同的声音，克服不同的困难，婴幼儿也会变得更大胆、更自信。

一、准备出行用物前的准备

1. 育婴员准备

穿着整洁，衣物无尖锐饰物，束发，必要时戴口罩。

2. 环境准备

查看天气预报，天气晴朗，温度 7~32 ℃。可选择附近安全、空气新鲜的公园出行。

3. 婴幼儿准备

精神饱满，身体健康。

二、出行用物的准备步骤

1. 交通工具

根据情况选择合适的交通工具，如婴儿推车或儿童安全座椅。

2. 必备物品

（1）衣物。至少两套衣服，一套内衣以便尿湿或出汗后更换，另一套是备用的外套，防止婴幼儿不小心弄湿或弄脏时更换。小帽子既能挡风又能遮挡过于强烈的太阳光，也是必备的。能够独立行走的幼儿可以穿一双吸汗的棉袜和一双柔软合脚的鞋子。此外，备几个口水兜和手绢，为了防止婴幼儿睡觉着凉，还需备一条毯子。

（2）护肤品。婴幼儿的皮肤稚嫩，冬天外出时可准备润肤油，夏天可备防晒霜。

（3）婴儿湿巾及纸巾。为婴幼儿换纸尿裤或清洁手脚用。

（4）婴幼儿最喜爱的玩具，可以在陌生的环境里陪伴他。

（5）护具。刚学会走路的幼儿可以准备学步带或者护膝。

（6）其他物品。伞、相机、防蚊液等。

3. 饮食

如果婴儿是母乳喂养，出门就会简单得多。如果是配方奶喂养，则需准备足够的奶粉、装有开水的保温壶、一杯凉开水和消毒后的奶瓶，以便于冲泡奶粉。婴幼儿断奶以后，则需要携带熟食和饮水杯，如外出就餐则需自备餐具等。

4. 纸尿裤

出门的时候最好使用纸尿裤,可以多备几片;可密封的塑料袋用来装脏纸尿裤和脏衣服等。

三、注意事项

1. 用物要准备齐全。

2. 出门前注意室内外温差。无论是冬季还是夏季,在出门前30分钟,都要打开门窗通风,让室内外温差尽量保持在3~5 ℃,使婴幼儿适应外界温度后方可出门。

四、可能发生的情况——用物准备不足

1. 原因

(1) 带婴幼儿出门时比较匆忙,来不及准备各类用物。

(2) 婴幼儿年龄小,带其外出的机会少,经验不足,不知道需要准备哪些物品。

(3) 判断失误,以为外出时间会很短,嫌麻烦,所以准备不足。

2. 预防

(1) 带婴幼儿外出要提前制订计划,按计划根据婴幼儿的需求准备好各类物品。

(2) 多与同龄婴幼儿或较大龄婴幼儿的家长或育婴员交流,积累经验,熟悉婴幼儿外出需要准备的物品。

(3) 不嫌麻烦,带婴幼儿外出时携带物品要宁多勿少,以免造成不便。

(4) 准备婴幼儿外出专用箱包,分门别类做好标识,相应的位置放置何种物品,外出时发现此位置空缺时可及时补充,避免用物准备不足。

3. 处理

(1) 就近购买或补充。

(2) 返回家中重新准备用物。

知识延伸

婴幼儿外出应做好防晒

对于婴幼儿如何防晒,目前医学界一致认为:物理防晒比涂抹防晒霜更好。

1. 婴幼儿皮肤娇嫩敏感,使用防晒霜等防晒产品,很可能产生过敏反应。

2. 婴幼儿在户外的时间是可以控制的，完全可以在紫外线最强的时候不出门，如上午10：00以后至下午4：00之前不让婴幼儿外出活动。即便要出门，也要以物理防晒方式为首选。给婴幼儿戴上宽边浅色的遮阳帽，戴上太阳镜或撑一把遮阳伞，不仅可以直接有效地减少日晒对婴幼儿皮肤的伤害，也不会加重皮肤的负担。

3. 无法避免被太阳直射时，可以给婴幼儿露在外面的干爽皮肤提前30分钟涂抹婴幼儿专用的防晒产品，以免防晒品随水、汗液脱落导致失效。

第五节　童车的使用

4岁的瑶瑶每天都会用推车推着1岁的弟弟在小区里遛弯，奶奶就在身边不远处一边看着他们，一边和小区里其他奶奶聊天，其他奶奶看到姐弟俩的样子直夸奖，说姐姐弟弟真友爱，瑶瑶是奶奶的好帮手，其中有一位奶奶提醒瑶瑶奶奶："弟弟的安全带没扣上，姐姐推着弟弟要下坡，太危险了。"话音刚落就听到一阵哭声，因为在下坡时姐姐控制不了童车而摔倒了，弟弟也因为童车的安全扣没扣从童车里翻倒在地而受伤。

童车如同婴幼儿的微型房间，睡、卧、坐、躺，方便又实用。但若童车使用不当，也会给婴幼儿带来伤害。因此，了解童车的安全使用方法非常必要。

一、使用童车前准备

同出行用物的准备。

二、使用童车的步骤

1. 安全检查

（1）检查车内的螺母、螺钉是否松动，如果松动要加以固定。

（2）检查坐垫的躺椅部分是否灵活可用。

（3）检查轮闸是否灵活有效。

2. 0~12月龄婴儿童车的使用

（1）放稳坐卧两用多功能童车，固定刹车装置。

（2）抱起婴儿放入童车内。0~6月龄婴儿取仰卧位，7~12月龄婴儿取坐位。

3. 大于12月龄幼儿童车的使用

（1）打开折叠式婴幼儿童车，固定刹车装置。

（2）帮助30月龄以内的幼儿安全进入童车内。

4. 系好腰部安全带

腰部安全带的长短，可根据婴幼儿体型进行调整，松紧程度以放入育婴员四个手指为宜，调节部位尾端最好余出3 cm。

三、注意事项

1. 不要在解开腰部、胯部安全带的情况下使用。

2. 婴幼儿坐在童车上时，不要在车座以外的地方吊挂包裹等物品，以免童车因失衡翻倒导致婴幼儿摔伤。

3. 不要将身体压在童车车把上或加以过重的压力。

4. 婴幼儿乘坐童车时，育婴员不要随意离开，转身或去他处拿物品时，必须固定好轮闸，并确认童车不会移动，确保左右两侧的滑轮锁处于完全锁好的状态。

5. 推童车出行时，推行速度不要过快。

6. 童车有一定的载重量，使用童车前需认真阅读使用说明书。

7. 下雪天或路面结冰时不要使用童车。

四、可能发生的情况——婴幼儿从童车上坠落

1. 原因

（1）育婴员粗心大意，将婴幼儿放入童车后未系安全带，婴幼儿自行翻出童车。

（2）童车上悬挂过重的包裹，童车失衡翻倒。

（3）推行速度太快或突然急刹停止，童车因惯性缓冲不及，婴幼儿被甩出童车。

2. 预防

（1）婴幼儿入童车后应立即系好安全带。

（2）不要在车座以外的地方悬挂物品。

（3）安全使用童车，推行速度不要太快，推行中不要突然停车，应缓慢停止并锁好车轮。

3. 处理

（1）安抚婴幼儿，观察受伤情况。

（2）轻微伤（未出血）可居家观察。

（3）伤口不深（有出血）应先清洗伤口，再消毒，根据情况决定是否就医。

（4）伤口出血不止，应立即就医。

知识延伸

使用婴幼儿童车的安全知识

1. 选择安全系数大的童车

应选择童车前后两轮均有刹车装置、底部较宽、后轮可以撑住婴幼儿重量的款式，当婴幼儿翻身或前后摇晃时，童车不会倾斜或翻倒；把童车调整成斜躺位置，观察婴儿躺下时童车是否会往后倾倒。

2. 正确操作

使用前仔细阅读说明书，根据操作步骤进行操作，熟悉操作规程，避免操作不当造成事故，给婴幼儿带来危险。折叠式童车折叠起来或打开时，育婴员要防止自己和婴幼儿的手指被夹到。

3. 定期检查

每隔一段时间要检查童车的螺母、扣环是否松动。使用时检查插销是否插好。将童车折起来时，有两副插销的折叠童车比只有一副插销的更安全。

第六节　汽车安全座椅的使用

高速公路上发生一起严重的交通事故，造成3死5伤。最小的受害者只有1岁，原因是追尾前车，宝宝从前挡风玻璃处飞了出去，当场死亡。交通部门规定：3岁以下婴幼儿乘坐汽车必须使用汽车安全座椅。

汽车安全座椅（以下简称座椅）是指系于汽车座位上的根据婴幼儿体型量身制作的保护性座椅，可在意外发生时起到束缚婴幼儿以保障安全的作用。

一、使用座椅前准备

1. 育婴员准备

衣着舒适,洗手,必要时佩戴口罩。

2. 环境准备

环境清洁、通风。

3. 用物准备

处于完好备用状态的座椅、消毒纸巾。

二、使用座椅步骤

1. 确认座椅处于完好备用状态。
2. 使用消毒纸巾擦拭座椅,待干。
3. 安置座椅前准备

(1)确定座椅的安装方向。

(2)把汽车前排座椅移到最前面,腾出空间。

(3)收拾好重物,将车内婴幼儿有可能触及的危险物品移走。

4. 安置座椅步骤

(1)拉出安全带,穿过座椅将其固定。

(2)继续抽拉剩余织带。

(3)听到"咔嗒"声后,送回织带。

(4)确保安全带已定位。

(5)晃动座椅,确认安装牢靠。

5. 将婴幼儿固定于座椅内

(1)把婴幼儿放入座椅内,绑上座椅的安全带。

(2)根据婴幼儿高度调整安全带及肩垫位置。

(3)检查安全带是否扣紧,确保松紧度适宜。

6. 育婴员坐在座椅旁边照看婴幼儿。

三、注意事项

1. 根据婴幼儿的体重选择合适的座椅,安装和使用座椅前一定要详细阅读说明书,按说明要求安装和使用,以确保安全。

2. 将座椅安装在驾驶座的后面,切不能安装在副驾驶座位上,副驾驶座位是车上最危险的位置,特别是对于好动的婴幼儿,容易影响正常驾驶而引发事故。

3. 婴幼儿上车后即坐上座椅并扣好安全带，不要让婴幼儿站在座位上或在座位上跳来跳去。

4. 车辆启动后，应锁好所有婴幼儿触手可及的门窗。

5. 婴幼儿衣着宜宽松、舒适，不要给婴幼儿穿太厚的衣服。

四、可能发生的事情——摔伤

1. 原因

（1）婴幼儿乘车时未使用座椅，或座椅安装方法不正确。

（2）婴幼儿调皮，自行解开座椅的开关，车辆追尾或急停时，由于惯性将婴幼儿甩出座位。

2. 预防

（1）育婴员正确安装座椅。

（2）育婴员正确使用座椅。

（3）婴幼儿乘车时必须有专人在旁看守。

3. 处理

立即就医。

知识延伸

汽车安全座椅的选择

1. 体重低于 9 kg 的婴幼儿，应选择后向式儿童安全座椅，将安全带置于较低的狭槽内，与肩齐或比肩略低，将安全带夹头的顶部系在腋窝的位置。

2. 9~18 kg 的婴幼儿，应选择后向式汽车安全座椅，将安全带插入指定的加固狭槽内，与肩齐或比肩略高，将安全带固定在腋窝的高度，保持安全带贴在身上。

3. 体重超过 18 kg 的婴幼儿，使用安全带定位，加高座椅，将肩部安全带紧贴前胸系在肩部以上，确保不系到婴幼儿的颈部、脸部和胳膊上。腰部安全带应贴紧大腿，不能高过腹部。

同步练习题

一、单项选择题

1. 婴幼儿上衣可选择圆领或和尚领的，内衣选用（　　）织品。

A. 纯棉　　　　　B. 涤棉　　　　　C. 锦纶　　　　　D. 丝

2. 避免给婴幼儿穿（　　　），以免损伤会阴部皮肤或包皮。

A. 松紧带裤　　　　　B. 背带裤　　　　　C. 拉链裤　　　　　D. 开裆裤

3. 为婴幼儿穿脱衣服的注意事项不包括（　　　）。

A. 尽量穿开襟系带的衣服，以安全、方便穿脱

B. 取暖器直接对着婴幼儿吹暖风，以免受凉

C. 胃食道反流的婴幼儿穿脱衣服应保持头高位

D. 选择大小合适且装饰简单的衣服

4. 为婴儿包襁褓的注意事项不包括（　　　）。

A. 婴儿脸部朝上，避免引起窒息

B. 切忌包得太紧太厚

C. 将双腿拉直包紧

D. 随时观察婴儿活动状态

5. "蜡烛包"的弊端包括（　　　）。

A. 胸廓活动受限，影响肺功能发育

B. 四肢活动受限，妨碍大脑发育

C. 可导致髋关节发育不良或脱位

D. 以上都是

6. 0～2月龄婴儿适用的抱姿是（　　　）。

A. 横抱式　　　　　B. 仰面斜抱式　　　　　C. 竖抱式　　　　　D. 坐抱式

7. 2～3月龄婴儿适用的抱姿是（　　　）。

A. 横抱式　　　　　　　　　　　　B. 仰面斜抱式

C. 竖抱式　　　　　　　　　　　　D. 坐抱式

8. 对婴幼儿脊柱发育特点描述不恰当的是（　　　）。

A. 胚胎早期，脊柱仅呈"C"形弯曲

B. 3月龄可抬头，脊柱形成第一个弯曲（颈椎前凸）

C. 10月龄可坐起，脊柱形成第二个弯曲（胸椎后凸）

D. 1岁左右可走路，脊柱形成第三个弯曲（腰椎前凸）

9. 使用婴幼儿童车应注意（　　　）。

A. 检查童车的安全性　　　　　　　　B. 推行速度不宜过快

C. 系好安全带　　　　　　　　　　　D. 以上都是

10. 使用儿童安全座椅的正确方法是（　　　）。

A. 体重低于9 kg的婴幼儿，应使用后向式儿童安全座椅

B. 体重低于9 kg的婴幼儿，应使用前向式儿童安全座椅

C. 体重低于 9 kg 的婴幼儿，应使用后向式汽车安全座椅

D. 体重低于 9 kg 的婴幼儿，应使用前向式汽车安全座椅

二、判断正误题

1.（　　）如果婴幼儿一侧肢体有功能障碍，穿衣服时应先穿健侧，后穿患侧；脱衣服时应先脱患侧，再脱健侧。

2.（　　）给婴幼儿穿脱衣服时动作应轻柔，切忌强拉硬拽，避免发生关节脱位。

3.（　　）在背抱婴幼儿的过程中要使其头和脊柱保持在同一条直线上。

4.（　　）仰面斜抱式抱姿适合 2~3 月龄的婴儿，在喂奶、拍嗝时采用。

5.（　　）年龄小于 1 周岁的婴儿，抱时不要剧烈摇晃，以免发生脑出血、脑震荡等脑损伤。

参考答案与解析

一、单项选择题

1. A。婴幼儿上衣可选择圆领或和尚领的，内衣一定要吸汗，可以选择浅色、柔软的纯棉织品，最好不要有硬的缝合边，以免擦伤皮肤。

2. C。可选择宽松的裤子，如使用松紧带则千万不能勒得太紧，否则会影响到婴幼儿的呼吸和骨骼的正常发育。避免给婴幼儿穿拉链裤，以免会阴部皮肤或包皮被夹入拉链。

3. B。秋冬季穿脱衣服时注意保暖，必要时使用取暖器，但不可直接对着婴幼儿吹，不建议使用带光取暖器，以免强光照射婴幼儿眼睛影响其视力。

4. C。包裹襁褓时，切忌"蜡烛包"，避免将婴儿的双腿拉直包紧，以免增加髋关节脱位的风险。

5. D。婴儿越小生长越快，蜡烛包限制了四肢活动和胸廓运动，影响肺功能和大脑发育并易导致髋关节发育不良或脱位；包裹后内部温度高，尿布更换不方便，容易发生尿布疹。

6. A。横抱式适合 0~2 月龄的婴儿。

7. C。仰面斜抱式，适合 2~3 月龄的婴儿，也可在喂奶、拍嗝时采用。

8. C。婴儿 6 月龄时，尝试独立坐起，脊柱逐渐出现第二个弯曲（胸椎后凸），此时婴儿的骨骼仍较为柔软，脊柱还未发育成熟。

9. D。童车安全检查：检查车内的螺母、螺钉是否松动，如果松动要加以固定；坐垫的躺椅部分是否灵活可用；轮闸是否灵活有效。

10. A。体重低于9 kg的婴幼儿,应使用后向式儿童安全座椅,将安全带置于较低的狭槽内,与肩齐或比肩略低,将安全带夹头的顶部系在腋窝的位置。

二、判断正误题

1. ×。如果婴儿一侧肢体有功能障碍,穿衣服时应先穿患侧,后穿健侧;脱衣服时应先脱健侧,再脱患侧。

2. √。育婴员为婴幼儿穿脱衣服时应动作轻柔,顺应其肢体的弯曲和活动方向,预防因强拉硬拽引发的关节脱位。

3. √。婴儿的颈部肌肉柔弱,抱的过程中要使其头和脊柱保持在同一条直线上,切忌使颈部承受太大压力。

4. √。

5. √。年龄小于1周岁的婴儿,大脑组织特别娇嫩脆弱,抱婴儿时不要剧烈摇晃,以免发生脑出血、脑震荡等脑损伤。

第六章　婴幼儿环境创设与清洁消毒

学习目标

1. 能为婴幼儿创设安全卫生的生活环境
2. 掌握常用消毒剂的配制、使用方法及注意事项
3. 掌握婴幼儿餐具与奶具、尿布与便器、玩具、家具、卧具的清洁消毒方法及注意事项
4. 了解室内环境污染对婴幼儿的危害与预防，熟悉玩具的选择与使用时的注意事项

第一节　创设安全卫生的生活环境

朵朵 1 岁了，家人高兴地为朵朵举办生日会。家中当天用鲜花布置的现场得到亲朋好友的一致称赞。生日会结束后，朵朵妈妈觉得这些鲜花还挺鲜艳的，就没舍得丢弃。当晚，朵朵出现了流涕、打喷嚏症状，而且总是抓挠眼、鼻、耳，身上还出现散在性的红色皮疹。朵朵妈妈赶紧带着她去了医院，医生诊断说："朵朵患的是花粉过敏症，是由于接触了花粉所致，家中的鲜花需清除，环境需清洁。"

生活环境中，存在着许多肉眼看不见的病毒和细菌，它们通过呼吸道、消化系统或皮肤接触可能会侵入人的身体，引发各种疾病，甚至还会威胁生命。为婴幼儿创设安全卫生的日常生活环境，不仅能提高婴幼儿的舒适度，还能预防疾病，保障健康。

一、创设生活环境前准备

1. 育婴员准备

佩戴口罩,戴防护手套,穿着简洁,以便于工作。

2. 环境准备

环境明亮、通风,以便于操作。

3. 用物准备

抹布、拖把、扫帚、垃圾桶、水盆、带刻度的水桶、手套、清洁剂、消毒液(84 消毒液、75% 酒精棉片)、量杯、消毒液测试纸、消毒纸巾、计时器等。

二、创设生活环境步骤

1. 卧室、客厅、餐厅的清洁与消毒

(1)灯具的清洁与消毒

1)水盆内盛 2/3 清水,滴几滴清洁剂,放入抹布充分浸湿后拧干。

2)关闭灯具的电源。

3)先用含清洁剂的湿抹布擦拭灯管、灯罩和开关,再用清水抹布擦拭,必要时用 75% 酒精棉片擦拭灯管,最后用干抹布擦干。

(2)室内墙面的清洁与消毒(适用于瓷砖墙面)

1)清水擦拭法

①水盆内盛 2/3 清水,放入抹布充分浸湿后拧干。

②按从上到下、从左到右的顺序用湿抹布擦拭墙面,再用干抹布按以上顺序擦干。

2)含氯消毒液擦拭法

①配制有效氯含量为 0.5% 的消毒液

a. 戴手套。

b. 查看消毒液有效期,量取含氯消毒液原液 25 mL 倒入量杯中,如图 6-1 所示。

c. 用大量杯分次量取 4 975 mL 水装入水桶内,在水桶的液面处做好标记,确认无误后,将 25 mL 含氯消毒液倒入装有 4 975 mL 水的有标记的水桶内,充分搅匀。

d. 用消毒液测试纸测试消毒液浓度是否达标,如图 6-2 所示。

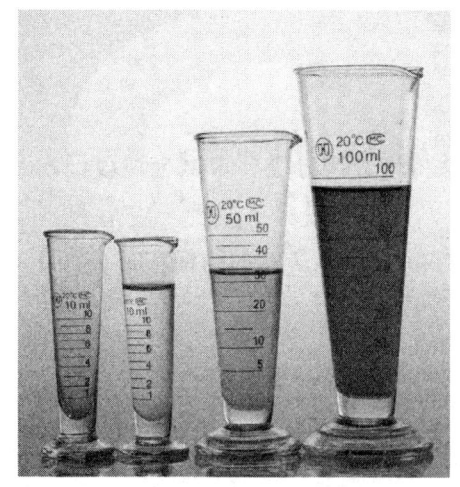
图 6-1　用量杯量取消毒液原液

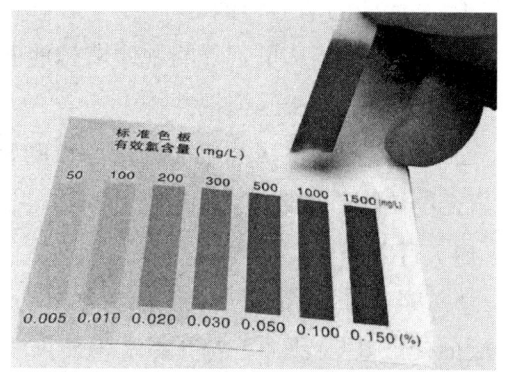
图 6-2　用消毒液测试纸测试消毒液浓度

②用消毒液擦拭消毒

a. 将抹布置于消毒液中充分浸湿后拧干，按从上到下、从左到右的顺序擦拭墙面。

b. 晾干 30 分钟后，再用清水抹布按以上顺序擦拭墙面，最后用干抹布抹干。

3）消毒纸巾擦拭法

a. 查看消毒纸巾有效期。

b. 用消毒纸巾按从上到下、从左到右的顺序擦拭墙面。

c. 自然晾干。

（3）房门的清洁与消毒

1）水盆内盛 2/3 清水，放入抹布充分浸湿后拧干。

2）先用湿抹布按从上到下的顺序擦拭门面，再用干抹布按以上顺序擦干门面。

3）先用湿抹布擦拭门把手，再用干抹布擦干。

4）消毒液擦拭法。同室内墙面的清洁与消毒。

5）消毒纸巾擦拭法。同室内墙面的清洁与消毒。

（4）窗户的清洁

1）水盆内盛 2/3 的清水，放入适量清洁剂，搅拌均匀，放入抹布充分浸湿后拧干。

2）用含清洁剂的湿抹布按从上到下的顺序擦拭纱窗，或将纱窗取下在流动水下清洗。

3）用含清洁剂的湿抹布按从上到下的顺序擦拭玻璃正反面及窗框、窗台，再用清水抹布同法擦拭，最后用干抹布同法擦干。

4）自然风干。

（5）地面的清洁与消毒

1）用扫帚按从里到外的顺序清扫地面，并将垃圾按分类要求倒至垃圾桶内。

2）流动水下浸湿拖把并拧干。

3）湿拖把按从房间里面向房门口的顺序以倒退方式从左向右横拖地面，再用干拖把同法拖干地面。

4）自然晾干。

5）84消毒液湿拖法：①用大量杯分次量取9 950 mL水装入水桶内，在水桶的液面处做好标记；②戴手套；③查看消毒液有效期，量取含氯消毒液（84消毒液）50 mL，确认无误后，将其倒入水桶中，充分搅匀；④用消毒液测试纸测试消毒液浓度；⑤确定浓度达标后，将拖把置于消毒液中充分浸湿后拧干；⑥用含氯消毒液的湿拖把按从房间里面向房门口的顺序以倒退方式从左向右横拖地面；⑦30分钟后，用清水拖把同法拖干地面。

2. 厨房的清洁与消毒

（1）厨房灯具的清洁与消毒同客厅灯具的清洁与消毒。

（2）厨房墙面

1）水盆内盛2/3清水，放入适量清洁剂，搅拌均匀，放入抹布充分浸湿后拧干。

2）用含清洁剂的湿抹布按从上到下的顺序擦拭厨房墙面（瓷砖类）、抽油烟机及其表面、台面、灶面。

3）用清水抹布同法擦拭。

4）自然晾干。

（3）厨房纱窗

1）用含清洁剂的湿抹布按从上到下的顺序擦拭纱窗，或将纱窗取下在流动水下清洗。

2）用含清洁剂的湿抹布同法擦拭窗户正反面及窗框、窗台；再用清水抹布同法擦拭，最后用干抹布同法擦拭。

（4）厨房地面。同卧室、客厅、餐厅地面的清洁与消毒。

3. 卫生间的清洁与消毒

（1）灯具的清洁与消毒。同卧室、客厅、餐厅灯具的清洁与消毒。

（2）卫生间墙面清洁与消毒

1）面盆内盛2/3清水，放入适量清洁剂，充分搅拌均匀，放入抹布充分浸湿后拧干。

2）用含清洁剂的湿抹布按从上到下，从左至右的顺序擦拭墙面、洗漱台、镜面，用清水抹布同法擦拭，自然晾干。

（3）卫生间纱窗的清洁与消毒。同卧室、客厅、餐厅纱窗的清洁与消毒。

（4）卫生间地面的清洁与消毒。同卧室、客厅、餐厅地面的清洁与消毒。

（5）马桶的清洁与消毒

1）面盆内盛2/3清水，放入适量清洁剂，充分搅拌均匀，放入抹布充分浸湿后拧干。

2）用含清洁剂的湿抹布擦拭马桶的底座、盖面、靠背，用清水抹布同法擦拭，最后用干抹布同法擦干。

3）用马桶刷清洗马桶内壁。

4）84消毒液浸泡法

①配制5%的84消毒液5 000 mL。

②将配制好的消毒液倒入马桶内浸泡30分钟。

③30分钟后刷洗，然后用清水冲洗干净。

4. 降低环境噪声

（1）降低室内噪声

1）育婴员陪伴在婴幼儿身旁。

2）家庭成员一致配合，查找噪声来源。

3）消除噪声

①六轻。说话轻、走路轻、开门轻、关门轻、移动用物轻、使用物品轻拿轻放。

②四小。电视声音小、手机声音小、收音机声音小、平板电脑声音小。

（2）降低室外噪声

1）婴幼儿的睡房应避开马路、公园、娱乐场所等。

2）查找噪声来源，关闭门窗，阻断噪声传播途径，消除噪声。

3）育婴员陪伴在婴幼儿身旁。

5. 用物清洗与消毒

（1）抹布

1）清洗干净。

2）用5%的含氯消毒液浸泡消毒30分钟或在日光下暴晒4~6小时。

3）晾干备用。

（2）扫帚、拖把

1）清洗干净。

2）用5%的含氯消毒液浸泡30分钟。

3）清洗干净，晾干备用。

（3）水盆、带刻度水桶、量杯

1）清洗干净。

2）晾干备用。

三、注意事项

1. 操作前屋内需开窗通风30分钟，降低二氧化碳浓度，使空气对流。操作时佩戴口罩，避免灰尘吸入呼吸道。

2. 擦拭灯管动作需轻柔，待干后方可使用，以免漏电。

3. 清洗墙面时，若有顽固污渍，应先用含清洁剂的抹布进行擦拭，再使用清水抹布擦拭。

4. 对墙面进行消毒时，需等墙面无水分时，才可使用含氯消毒液抹布进行擦拭。若墙面未干会影响消毒效果。消毒液擦拭墙面30分钟后，需再用清水抹布擦拭，以去除墙面上残留的消毒液。

5. 配制消毒液前必须查看消毒液的有效期（第一次使用时，应标注开启时间），消毒液需按浓度要求现配现用，配制前戴手套、口罩，使用前需用消毒液测试纸测试合格后方可使用。

6. 84消毒液与洁厕剂不可同时用，因为这两种液体混合后易产生有毒气体，对人体有害。

7. 使用消毒纸巾时，必须查看有效期和开包时间。若为一次性湿巾，应避免重复使用。使用后关上包装封口，防止湿巾变干燥。消毒纸巾不溶于水，不可投入厕所中。

8. 消毒液及消毒纸巾应放置在婴幼儿接触不到、阴凉、通风的地方。若皮肤不小心接触消毒液原液，要立即在流动水下进行清洗，若身体出现不适应马上就医。

9. 清洁窗户时，注意人身安全，切勿将身体倾斜至窗外，避免因重心不稳发生坠楼事故。

10. 清扫地面时宜压低扫帚，勿扬起灰尘。注意墙角、柜底等卫生死角。湿拖地面时避免地面太湿，以防婴幼儿滑倒。消毒液擦拭地面后30分钟内，禁止婴幼儿在地面上玩耍。

11. 普通灯管、墙壁每月清洁、消毒1次。门框、门主体每周清洗1次，每月消毒1次。纱窗、窗框、玻璃每周清洁1次。门把手、窗台、地面每天清洁1次，每月消毒1次。厨房台面每次使用后均要清洁。卫生间马桶每日清洗1次，每周消毒1次。若家中有病人，清洗、消毒的频率需适当增加。

12. 抹布、拖把不能混用，每次用完后应及时清洁、消毒，并分类悬挂、晾干。

四、可能发生的情况——84消毒液配制错误

1. 原因

（1）育婴员缺乏消毒液配制知识，不清楚如何配制消毒液。

（2）育婴员未使用带刻度的容器和量杯，水与消毒液的比例不符合要求。

（3）不了解不同环境或物品所需消毒液的浓度。

2. 预防

（1）育婴员学习并知晓消毒液的配制方法。

（2）使用带有刻度的水桶盛清水至需要量。取出消毒液及量杯，将消毒液缓慢地倒入量杯内，拿起量杯，使刻度处与双眼平行，确定消毒液计量正确，再倒入清水后搅拌均匀。

（3）育婴员配制消毒液前必须查看其有效期和开启时间。确定消毒液在有效期内。

3. 处理

育婴员配制好消毒液后，按要求使用消毒液测试纸进行测试，如测试结果显示浓度不对，需要废弃已配制好的液体重新配制。

知识延伸

室内环境污染对婴幼儿的危害

对婴幼儿来讲，室内环境污染源包括二氧化碳、可吸入颗粒物和甲醛等的污染。

1. 二氧化碳污染

在室内环境中，二氧化碳主要来源于人体呼出的气体、厨房燃料的燃烧、吸烟。当二氧化碳浓度达到0.07%时，婴幼儿就会出现头痛、胸闷、嗜睡、恶心、易疲劳、皮肤黏膜干燥、红斑、皮肤刺激瘙痒等症状。因此，平时要加强住所的通风换气，避免太多的人长时间聚集在婴幼儿房中，禁止在婴幼儿房间内吸烟。

2. 可吸入颗粒物污染

可吸入颗粒物污染主要来源于生活燃料、灰尘、吸烟、驱蚊剂等。其浓度增高会使婴幼儿呼吸道免疫力降低，导致呼吸道疾病的患病率增加。因此，要重视婴幼儿房间的通风、清洁、除尘，禁止在婴幼儿房间内吸烟，慎用驱蚊剂。

3. 微生物超标

空气中细菌总数越高，存在致病微生物的可能性越大，使婴幼儿感染致病的机会也就越多。因此，要尽量为婴幼儿选择空间大、采光好的房间，每天上午、下午开窗通风各1次，随时保持清洁安静的环境。

4. 甲醛污染

甲醛污染主要来源于装修材料、地板、家具、布艺、婴幼儿的玩具。室内空气中甲醛浓度超标可使婴幼儿打喷嚏，皮肤出现红斑、红肿等过敏反应，甚至诱发哮喘、白血病。因此，婴幼儿房间装修时要选择甲醛含量少的木地板和家具，并且要尽量少放置家具，新买的婴幼儿衣物要先清洗后再使用。

第二节　常用消毒剂的选择

8个多月的甜甜，正是对所有东西都感到好奇的时候，喜欢到处摸、满地爬，一不留神就会把小手放到嘴里，妈妈很担心她会拉肚子，于是想要给爬爬垫消毒。来到超市看到各种消毒剂，却不知道该如何选择。

消毒剂的种类繁多，应根据消毒对象、要达到的消毒水平以及可能影响消毒效果的因素选择最适宜、最有效的消毒剂。常用消毒剂的种类、作用与使用方法见表6-1。

表6-1　　常用消毒剂的种类、作用与使用方法

消毒剂名称	作用原理	使用范围与方法	注意事项
含氯的消毒剂（常用的有84消毒液）	在水溶液中释放有效氯，破坏细菌酶的活性，使菌体蛋白凝固变性	适用于对餐具、环境、水等的消毒，常用的方法有浸泡、擦拭、喷洒等	1. 应保存在密闭、阴凉、干燥处 2. 现配现用 3. 有腐蚀及漂白作用，不宜用于金属制品、有色织物及油漆家具

续表

消毒剂名称	作用原理	使用范围与方法	注意事项
乙醇（75%酒精）	破坏细菌胞膜的通透性屏障,使蛋白质漏出或与细菌酶蛋白起碘化反应而使之失活	1.适用于皮肤、物品表面及医疗器械的消毒 2.75%的乙醇溶液多用于皮肤消毒	1.易燃易挥发,需加盖保存于避火处 2.有刺激性,不宜用于黏膜及创面消毒
含碘消毒剂（如碘伏、碘酊）	碘直接与菌体蛋白质结合,使之变性	碘伏适用于皮肤、黏膜等消毒	消毒液中的碘在常温下易挥发,应保存在密闭容器内

一、选择消毒剂前的准备

育婴员了解常用消毒剂的种类、作用、使用方法与注意事项。

二、选择消毒剂的步骤

1. 评估待消毒物品适合使用何种消毒剂。
2. 评估待消毒物品的属性和数量。
3. 选择合适的消毒剂，常用消毒剂的种类、作用与使用方法，详见表6-1。

三、注意事项

仔细阅读所选择消毒剂的使用说明书，按说明书上的注意事项严格执行。

四、可能发生的情况——被消毒物品褪色

1. **原因**
（1）消毒剂选择错误。
（2）消毒剂浓度太高或使用方法错误。

2. **预防**
（1）了解各类消毒剂的作用、使用方法及注意事项。
（2）正确配制消毒液。

3. **处理**
发现被消毒物品褪色，需立即用清水冲洗干净，拧干后晾干，重新选择合适消毒剂进行正确的消毒。

知识延伸

消毒剂使用误区

1. 洗衣时将洗衣液与消毒剂混用——清洁和消毒的效果大打折扣。

2. 洗餐具时加入消毒剂杀菌——餐具最好用沸水或高温消毒,以防消毒剂残留伤害身体。

3. 消毒剂与其他日化品混用——洁厕灵与消毒剂混在一起会发生化学反应,可能引起中毒、窒息。

第三节 奶具与餐具的清洁与消毒

早上,叮当奶奶正在清洗奶具,叮当妈妈想着奶奶晚上照顾叮当很辛苦,于是让奶奶到旁边休息一会儿。她将奶瓶、奶嘴分开来清洗。可奇怪的是,当清洗奶瓶时她闻到一股奶臊味,忙问奶奶奶瓶是不是放了很久了,奶奶说:"昨晚叮当喝完牛奶后很久都没有睡觉,等叮当睡着了,我也睡了,所以放到今早才清洗。"

婴幼儿尤其是新生儿的免疫系统不完善,抗病菌能力较差,很容易被感染,而奶具经常残留奶液,容易滋生细菌,所以要及时、彻底地进行清洁、消毒,防止病从口入。

一、清洁与消毒前准备

1. 育婴员准备

修剪指甲,取下首饰,洗净双手,脱去外衣。

2. 环境准备

环境整洁、明亮,空间合适。

3. 用物准备

需清洗的奶具与餐具、奶瓶刷、洗碗巾、流动水、奶具专用洗涤剂、水盆、长柄钳、金属镂空盛物篓、计时器、隔热手套、电磁炉或燃气灶、消毒锅、微波炉、玻璃盆或瓷盆、蒸汽锅、消毒柜等。

二、清洗与消毒步骤

1. 清洗

（1）分离奶具（奶盖、奶嘴、奶瓶），用清水将奶具与餐具冲洗一遍，然后放至盛有热水的水盆内。

（2）将奶盖、奶嘴、奶瓶用奶瓶刷刷洗干净，将碗、杯子、勺子、筷子用洗碗巾擦洗干净。

（3）在流动水下将奶具与餐具彻底冲洗干净。

2. 消毒

（1）煮沸消毒

1）消毒锅中盛冷水至容器的2/3满。

2）将清洗干净的奶具与餐具放入消毒锅中，使其全部浸没于水中，用电磁炉或燃气灶加热，如图6-3所示。

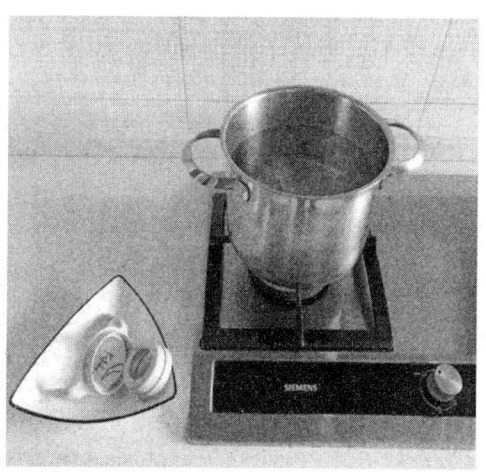

图6-3　将奶具与餐具全部浸没于水中

3）玻璃类、搪瓷类奶具与餐具需在冷水时放入，水烧开后计时，10分钟达到消毒标准。塑料类奶具、餐具需在水开后5~10分钟将其放入，再煮3~5分钟关火。

4）水稍凉后，使用已消毒的长柄钳夹出消毒后的奶具和餐具，放置于已消毒的金属镂空盛物篓中晾干备用。

（2）微波炉消毒

1）连接微波炉电源。

2）将清洗干净的奶具与餐具放入盛有2/3水的玻璃盆或瓷盆中，使奶具与餐具完全浸没于水中，奶瓶、奶嘴需分离，将奶瓶放入微波炉内，奶嘴及奶瓶盖不可放入。

3）选择消毒时间（高温10分钟），按启动键。

4）消毒结束后，需戴上隔热手套后再取出玻璃盆或瓷盆，使用已消毒的长柄钳夹出消毒后的奶具与餐具放至已消毒的金属镂空盛物篓中晾干备用。

5）关闭开关，取下连接线。

（3）蒸汽锅消毒

1）连接蒸汽锅电源。

2）将清洗干净的奶具与餐具开口朝下放入蒸汽锅中，如图6-4所示。

3）选择消毒时间（5~10分钟），按开启键。

4）消毒结束后，使用已消毒的长柄钳夹出消毒后的奶具与餐具放至已消毒的镂空盛物篓中晾干备用。

5）关闭开关，取下连接线。

（4）消毒柜消毒

1）连接消毒柜电源。

2）将清洗干净的奶具与餐具竖放于消毒柜中，如图6-5所示。

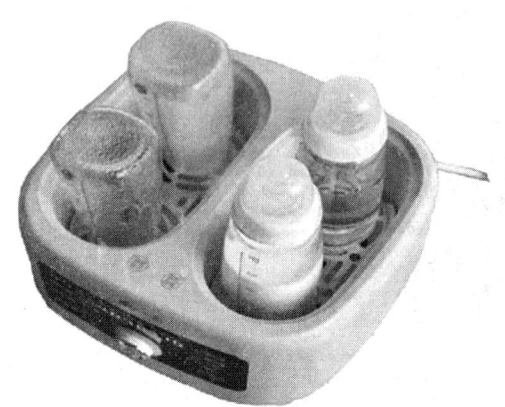 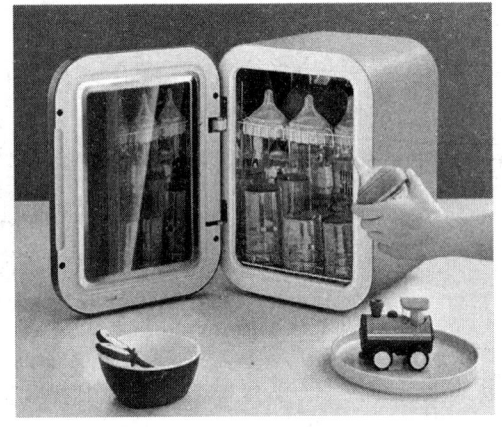

图6-4 将奶具与餐具开口朝下放置　　图6-5 将奶具与餐具竖放于消毒柜中

3）选择消毒时间，按启动键。

4）消毒结束后，使用已消毒的长柄钳夹出消毒后的奶具与餐具放至已消毒的金属镂空盛物篓中晾干备用。

5）关闭开关，取下连接线。

3. 用物清洗、消毒

（1）奶瓶刷、洗碗巾

1）清洗干净。

2）煮沸消毒。

3）晾干或阳光下晒干备用。

（2）长柄钳、金属镂空盛物篓

1）清洗干净。

2）煮沸消毒。

3）晾干备用。

（3）电磁炉或燃气灶、消毒锅、微波炉、蒸汽锅、消毒柜

1）有油污时先用蘸有清洁剂的抹布擦拭，特别是有缝隙的地方一定要擦拭干净。

2）用蘸有清水的清洁湿抹布将清洁剂彻底清除。

3）用干抹布擦干备用。

三、注意事项

1. 奶具与餐具用毕后要及时清洗消毒，以防细菌滋生。

2. 需在流动水下清洗，不可使用水盆盛水清洗奶具与餐具。

3. 清洗奶嘴时要先把奶嘴翻过来，用奶瓶刷仔细刷洗干净。如果奶嘴上有凝固的奶渍，可以先用热水浸泡一会儿，待奶渍变软后再刷洗干净。靠近奶嘴孔的地方比较薄弱，清洗时动作要轻柔，避免其开裂，注意对奶嘴排气孔的清洗。

4. 在清洗可折叠的勺子和筷子时，需先将其分离开来，以免留下"死角"。

5. 使用专用洗涤剂时，需先查看有效期后再使用。

6. 使用微波炉消毒时，必须把奶瓶、奶嘴分开，以免变形或损坏，放置微波炉内的面盆必须是微波炉专用产品。

7. 接触消毒后的奶具与餐具时，需先洗手，再用已消毒的长柄钳等工具夹取，避免污染。

8. 消毒过程中不可离人，以免发生意外。

四、可能发生的情况——煮沸消毒时间过长

1. 原因

（1）育婴员观念不正确，误认为煮沸时间越久消毒效果越好。

（2）育婴员在进行煮沸消毒时未严格按要求操作，水开后忘记记录时间。

2. 预防

（1）对育婴员进行岗前培训，树立正确的观念。

（2）育婴员严格遵守奶具与餐具消毒规程。

（3）掌握正确的消毒方法和消毒时间。

3. 处理

发现煮沸消毒时间过长应立即停止，并仔细检查奶具与餐具是否有损伤，对于损坏的奶具与餐具应丢弃。

知识延伸

清洗婴幼儿奶具、餐具不宜用清洁剂

一般来说，清洗奶具与餐具时尽量不使用清洁剂，以防冲洗不干净给婴幼儿带来危害。当奶具与餐具上残留油脂等物质，难以用凉水刷洗干净时，可用开水或温度较高的水配合奶瓶刷或海绵布进行刷洗，但要小心别被烫伤。必须使用清洁剂时，一定要用凉水冲洗干净，因为热水更容易让清洁剂残留在奶具或餐具的表面。

第四节 尿布与便器的清洁与消毒

5月龄的菲菲，近日因添加辅食导致大便次数增多。奶奶虽然及时更换尿布，但由于更换频率高，尿布来不及消毒就得派上用场，结果菲菲整个臀部出现了皮肤潮红、瘙痒、出红疹的症状。

婴幼儿皮肤娇嫩，当接触不洁的物品时，身体会发出警报。婴幼儿尤其是婴儿，不能准确地表达身体的不适。因此，从源头上把控至关重要。

一、清洁与消毒前准备

1. 育婴员准备

修剪指甲，取下首饰，戴口罩，脱去外衣。

2. 环境准备

环境宽敞、整洁、明亮、通风。

3. 用物准备

需清洗的尿布及便器、流动水、水盆、抹布、婴幼儿专用洗衣液、刷子、便器清洗剂、消毒锅、计时器、84消毒液等。

二、清洁与消毒步骤

1. 尿布的清洗

（1）小便尿布

1）换下的小便尿布要先在热水中浸泡片刻，然后用婴幼儿专用洗衣液搓洗，有污迹的地方要重点搓洗。

2）流动水下漂洗至水清后拧干，然后放入水盆中用开水烫一烫，再次拧干，晾晒。

（2）大便尿布

1）先用凉水浸泡，再用流动水冲洗，然后用刷子将尿布上的大便刷掉，提起尿布，将污水倒入厕所。

2）将尿布放在稀释的婴幼儿专用洗衣液中浸泡30分钟，或将婴儿中性肥皂擦在尿片上，反复搓洗直至污迹去除。

3）在流动水下漂洗干净，再用开水冲烫，待水冷却后拧干，晾晒。

2. 消毒尿布

（1）阳光暴晒法 将洗干净的尿布放置于日光下暴晒6小时。

（2）煮沸消毒法（每周2次）

1）消毒锅内盛2/3水，水开后使用计时器计时。

2）将清洗干净的尿布放入消毒锅内煮沸10~15分钟。

3）冷却后捞出，拧干水分后晒干备用。

3. 清洗与消毒便器

（1）戴手套。

（2）分离便器。

（3）用含有便器清洁剂的湿抹布擦拭便器的盖板、座圈。

（4）用便器清洗剂刷洗便器内部，然后用流动水冲洗干净。

（5）消毒便器

1）配制5%的84消毒液，按便器的大小决定消毒液的用量。

2）将配制好的消毒液倒入便器内，浸泡30分钟。

3）浸泡后清洗干净，晾干备用。

4. 用物清洗、消毒

同本章第一节物品清洗与消毒相关内容。

三、注意事项

1. 尿布与便器使用后须立即清洗消毒，且单独清洗、专人专用。

2. 若遇阴雨天，尿布不能晒干时，可以采取用烘干机烘干，但不建议烤干。

3. 便器的盖板和座圈禁用强酸、强碱等刺激性化学制剂进行清洗，因其会腐蚀物体表面，且残留的化学制剂会腐蚀婴幼儿皮肤。

四、可能发生的情况——尿布上有污渍

1. 原因

（1）每次大小便后未及时清洗污渍。

（2）清洗的方法不正确。

（3）育婴员未意识到尿布清洁的重要性。

2. 预防

（1）育婴员认识到干净的尿布对婴幼儿健康的意义。

（2）育婴员掌握尿布的正确清洗方法。

3. 处理

发现污渍要重新搓洗。对于有顽固性污渍的尿布应丢弃。

知识延伸

挤压式洗手液的优缺点

1. 优点

（1）通过挤压式取量，用量由自己掌握，方便易取。

（2）成分一般为纯甘油、芦荟等天然植物，性质温和，无磷、铝、碱、烷基苯磺酸钠等，对皮肤无刺激并有滋润护肤的功能。

（3）对白色念珠菌、金黄色葡萄球菌、大肠杆菌等病源的灭菌率达90%以上。

2. 缺点

部分洗手液含有酒精成分，对酒精过敏者应慎用。

第五节 玩具的清洁与消毒

"豆豆,这个不能往嘴里放!"妈妈三步并两步地上前抢豆豆手中的玩偶。豆豆拿着玩偶边跑边说:"不给,就不给,奶奶说了,这个不脏。"妈妈赶上去抱着豆豆说:"我们给它洗个澡怎么样?"豆豆眨眨眼睛,点了点头。说完,妈妈端来盛了肥皂水的水盆,将玩偶放了进去,说道:"豆豆,我们要开始给它洗澡了。"妈妈左擦擦右擦擦,原本水盆内洁净的肥皂水慢慢变了颜色。妈妈拿着洗干净的玩偶对豆豆说:"豆豆,玩偶洗澡后是不是更干净了?你是不是把它身上的脏东西都吃进肚子里去了?"豆豆看着妈妈说:"妈妈,我以后再也不把玩偶放进嘴里了。"妈妈欣慰地笑了。

玩具是婴幼儿日常生活中必不可少的伙伴,婴幼儿玩耍时常常会把玩具放在地上,或随处乱扔,有时候还和玩具亲一亲、抱一抱,甚至啃一啃,玩具很可能受到各种细菌、病毒的污染,成为威胁婴幼儿健康的隐患。因此如何清洗、消毒玩具也是育婴员的重要工作。

一、清洁与消毒前准备

1. 育婴员准备

修剪指甲,取下首饰,洗净双手,脱去外衣。

2. 环境准备

环境宽敞、整洁、明亮。

3. 用物准备

玩具、流动水、水盆、带刻度的水桶、抹布、毛刷、清洁剂、量杯、手套、消毒液、消毒液测试纸、消毒纸巾、计时器、镂空置物篮等。

二、清洁与消毒步骤

1. 塑料、橡胶类玩具的清洁与消毒

(1)水盆中盛 2/3 的清水,加入适量清洁剂,搅拌均匀。

(2)将塑料玩具放入其中浸泡 10 分钟(电子类塑料玩具除外)。

（3）将玩具用抹布用力擦洗后在流动水下清洗干净，褶皱处使用蘸水的湿毛刷刷洗，放入镂空置物篮内晾干。

（4）消毒

1）84消毒液浸泡法

①配制5%的84的消毒液5 000 mL。

②将晾干水的玩具全部浸没于5%的84消毒液中。

③浸泡30分钟后，戴手套将玩具捞出，在流动水下清洗干净，放入镂空置物篮内晾干，放在日光下暴晒至干燥。

2）消毒纸巾擦拭法

①查看消毒纸巾有效期。

②使用消毒纸巾擦拭玩具时，每个面都要擦拭到，并及时更换消毒纸巾。

③放入镂空置物篮内，晾干。

2. 木制、电子玩具的清洁与消毒

（1）水盆内盛清水，将毛巾浸湿拧干。

（2）将玩具用湿毛巾擦拭干净，褶皱处用蘸水的湿毛刷刷洗。

（3）将清洁干净的玩具放至镂空置物篮内晾干。

（4）消毒

1）84消毒擦拭法

①戴手套，将抹布浸没于5%的84消毒液中片刻后提起，拧干，擦拭玩具。再用蘸了清水的湿抹布同法擦拭。

②将擦拭后的玩具放入镂空置物篮内晾干。

2）消毒纸巾擦拭法。同塑料、橡胶类玩具。

3. 布类、毛绒及泡沫海绵玩具的清洁与消毒

（1）水盆中盛2/3的清水，加入适量清洁剂，搅拌均匀。

（2）将玩具放入水中洗涤干净。

（3）在流动水下将清洁剂冲洗干净，拧干，放入镂空置物篮内晾干。

（4）玩具消毒。阳光下暴晒6小时。

4. 铁制玩具的清洁与消毒

（1）在流动水下清洗干净。

（2）放入镂空置物篮内晾干，阳光下暴晒6小时。

5. 婴幼儿绘本的清洁与消毒

（1）水盆内盛清水。

（2）将毛巾浸湿后拧干。

（3）用毛巾将绘本擦拭干净，晾干。

（4）绘本的消毒

1）消毒纸巾擦拭法。同塑料、橡胶类玩具的消毒纸巾擦拭法。

2）日光暴晒法。将擦拭干净的绘本放于日光下暴晒6小时。

6. 用物清洗、消毒

（1）水盆、带刻度的水桶、量杯、镂空置物篮

1）清洗干净。

2）晾干备用。

（2）抹布、毛刷

1）清洗干净。

2）抹布煮沸消毒或暴晒6小时，毛刷暴晒6小时。

三、注意事项

1. 消毒液浸泡玩具时，玩具配件要拆分至最小单位，不可叠放，否则会影响消毒效果。

2. 所有接触过清洁剂及消毒液的玩具（电子玩具除外），都必须在流动水下进行彻底冲洗，冲洗过的玩具需达到闻上去没有消毒液的气味，摸上去没有滑溜感为止。

3. 电子类玩具禁止用水冲洗及浸泡，以免影响其再次使用。

4. 需要阳光暴晒的玩具，每个面都要暴露在阳光下。

四、可能发生的情况——84消毒液灼伤皮肤

1. 原因

（1）84消毒液是一种含氯消毒剂，具有腐蚀性，长期直接接触可能会刺激皮肤，引起损伤。

（2）育婴员消毒时没有戴手套。

（3）消毒的用物和玩具上的消毒液没有完全冲洗干净。

2. 预防

（1）配制消毒液时，避免双手直接接触消毒液，配制时必须戴手套。

（2）所有接触过清洁剂及消毒液的玩具（电子玩具除外），都必须在流动水下进行彻底冲洗，冲洗过的玩具需达到闻上去没有消毒液的气味，摸上去没有滑溜感为止。

3. 处理

若皮肤不小心接触到消毒液,要立即在流动水下进行冲洗,且密切观察,如有不适,应及时就医。

知识延伸

安全使用玩具的方法

玩具买回家后,家长或育婴员要仔细阅读说明书,自己先玩一玩,再给婴幼儿进行示范,如果想让婴幼儿自己摸索,家长或育婴员一定要在旁边指导监督。

1. 看适用年龄范围

一般玩具在使用说明中都会标明该玩具的适用年龄范围,可以根据婴幼儿年龄进行选购。其意义在于玩具本身是为该年龄段的婴幼儿设计的,不在此年龄段的婴幼儿使用该产品可能存在危险性。

2. 看安全警示语

对于玩具隐含的一些危险性,生产厂家会通过警示语做出提醒。如"打开包装后,请立即将包装塑料袋丢弃""非救生用品,只能在浅水中使用""不适用于3岁以下婴幼儿"等。购买及使用时,一定要仔细阅读并理解警示语,避免危险发生。

3. 看有效日期

有些产品是指定在有效期内使用的,应避免使用过期产品。

4. 看使用方法

复杂的玩具,如自行车、电脑学习机等,应详细了解使用方法及注意事项。

5. 看组装程序图

不论是由成人组装还是婴幼儿自己组装,都应按照组装程序图进行。

6. 注意使用卫生

教育婴幼儿不要将玩具衔在口中吮咬,玩后应立即督促婴幼儿洗手。用嘴吹的玩具要经过清洗消毒后才能入口。玩具不能与他人共玩,以防交叉感染。

第六节　家具的清洁与消毒

萌萌奶奶患有肺结核，正在治疗期间。为了萌萌及家人免被传染，爸爸妈妈将奶奶送回老家治疗，家中环境也进行了清洁消毒。可最近萌萌竟然也出现了和奶奶一样的症状：午后低热、消瘦、咳嗽。爸爸妈妈急忙带着萌萌去看医生。经检查，萌萌被确诊为肺结核。家人百思不得其解，明明已经进行隔离了，家中环境也清洁消毒了，为什么萌萌仍被传染了呢？医生解释说："肺结核属飞沫传播，奶奶咳嗽时将病菌传播到空气中，再散落到各个角落，家具、衣物等物品均有可能留存病菌。"

家具是家庭生活中不可或缺的一部分，需要经常清洁与消毒，但太过频繁地使用消毒液，不仅会缩短家具的使用寿命，也会降低人体免疫力。因此，正确地给家具进行清洁与消毒，对保证家人的健康具有重要意义。

一、清洁与消毒前准备

1. 育婴员准备

戴口罩，修剪指甲，取下首饰，脱去外衣。

2. 用物准备

流动水、水盆、抹布2块、毛刷、84消毒液、消毒纸巾、洗衣机、洗衣液等。

二、清洁与消毒步骤

1. 耐湿家具（含木质、金属、塑料、玻璃、陶瓷类）的清洁与消毒

（1）水盆内盛2/3清水，将抹布浸湿。

（2）将84消毒液稀释，用抹布或消毒纸巾蘸湿，按从上到下、从左到右的顺序擦拭家具，使用毛刷擦拭家具缝隙处。

（3）将湿抹布拧干，按以上顺序擦拭，最后用干抹布同法擦拭。

2. 不耐湿家具（真皮、布类）的清洁与消毒

（1）使用毛刷按从上到下、从左到右的顺序轻扫家具。

（2）家具中可拆下的部件按以上顺序拆卸。

（3）将拆下的布类家具放入洗衣机内加洗衣液清洗干净。

（4）轻轻拍打沙发软座，使用毛刷按以上顺序轻刷沙发软座及靠背。

（5）将清洗干净的布类零部件、软座置于阳光下暴晒6小时。

（6）真皮类家具按真皮保养的方法进行处理。

三、注意事项

1. 清洁木质家具时，选择吸水性好的棉质抹布进行擦拭。粗布或有线头的布会刮伤家具外表。第一遍不可使用干抹布，以免灰尘与干抹布接触产生刮痕。使用毛刷清洁木质家具的缝隙处时，不可用力过猛，只需轻轻扫去灰尘即可。

2. 塑料家具因不耐高温，清洗干净后勿在日光下暴晒，以免变形。清洗塑料家具的缝隙处时，需选用柔软性好的毛刷，不宜选用金属类毛刷直接擦拭，以免破坏表面的保护结构，加快老化。

3. 玻璃类家具清洁时，要动作轻柔，慎用金属类的清洁工具。

4. 布类家具清洁时，先使用毛刷清扫，在去除表面灰尘、毛发后，再进行清洗，以免杂物落入洗衣机引起故障。布类家具拆下的零部件进行日光暴晒时，应晒其反面，因日光直射会导致布类褪色，影响其美观。

5. 应在周边无人时拍打沙发软垫，育婴员应佩戴口罩，以免将灰尘吸入呼吸道。

6. 真皮类家具需要定期保养。

四、可能发生的情况——甲醛污染

1. **原因**

（1）新装修的房子空置时间短，入住前未行甲醛测试。

（2）甲醛是无色有刺激性的气体，轻度甲醛超标不易被察觉。

（3）装修材料质量差，甲醛超标。

2. **预防**

（1）新装修的房子应先空置一段时间，每日开窗通风，入住前进行甲醛测试，测试合格方可入住。

（2）选用优质环保的装修材料，可有效减少甲醛污染。

3. **处理**

发现甲醛超标，应采取正确方法处理，具体方法如下。

（1）植物吸收法。植物有极强的吸收甲醛的能力，如仙人掌、吊兰、芦荟、君子兰、铁树、菊花等。

（2）活性炭吸附法。固体活性炭孔隙较多，对甲醛等有害物质具有很强的吸附作用，活性炭的颗粒越小吸附效果越好。

（3）净化器处理法。目前市场上的空气净化器分为负离子型、臭氧型、过滤吸附型、静电集成型和光触媒型。不同的空气净化器有不同的工作原理，对净化甲醛有一定的作用。

（4）空气流通法。通过室内外空气的流通，可以降低室内空气中有害物质的含量，从而减少对人体的危害。

知识延伸

甲醛对身体的危害

1. 刺激作用

人体在甲醛吸入过多时会出现呼吸道严重的刺激症状和水肿，导致眼部刺痛、头痛、鼻塞、鼻痛等。

2. 致敏作用

经常吸入少量甲醛能引起慢性中毒，出现黏膜充血、皮肤刺激反应、过敏性皮炎、甲床指端疼痛等。

3. 致突变作用

过量吸入甲醛可引起鼻咽部肿瘤，可能引起白血病、淋巴瘤等。

第七节　卧具的清洁与消毒

阳阳这几天身上出现了很多散在的红色皮疹，晚上总是用小手往身上抓，阳阳妈起初并没有在意。今晨，阳阳又哭又闹，且身上出现大面积红疹。阳阳妈着急了，赶紧带着他去医院。医生告诉阳阳妈，阳阳身上的皮疹初步考虑为螨虫咬伤。

婴幼儿的睡眠时间较长，每日大多数时间都在床上度过，与床、床上用品长时间密切接触，而婴幼儿的皮肤比较脆弱，容易过敏，因此婴幼儿的床及床上用品的清洁与消毒是育婴员必须掌握的技能。

一、清洁与消毒前准备

1. 育婴员准备

修剪指甲,取下首饰,戴口罩,脱去外衣。

2. 环境准备

环境整洁、明亮、通风,空间合适。

3. 用物准备

流动水、水盆、抹布 2 块、毛刷、洗衣液、洗衣机、消毒锅、计时器、消毒纸巾。

二、清洁与消毒步骤

1. 床上用品的清洁与消毒

(1)开窗通风 30 分钟。

(2)按床头至床尾的顺序拆下枕套、被套,换下床单。

(3)轻轻拍打床垫、床褥、枕芯、被芯。

(4)将换下的枕套、被套、床单放入洗衣机中清洗。

(5)床上用品的消毒

1)日光暴晒法

①床垫、床褥、枕芯、被芯放于日光下暴晒 6 小时。

②枕套、被套、床单清洁后放于日光下暴晒 6 小时。

2)煮沸消毒法。煮沸消毒法只限于全棉制品或患有感染性疾病时使用。

①消毒锅内盛 2/3 清水,将清洗干净的枕套、被套、床单放入消毒锅内并浸没于水中,水开时使用计时器计时,继续煮沸 10~15 分钟。

②冷却后捞出,拧干水分后晾干备用。

2. 床的清洁与消毒

(1)使用毛刷,按从前到后、从左到右的顺序清扫。

(2)面盆内盛清水,将抹布浸湿后拧干。

(3)使用湿抹布,按从前到后、从左到右、从上到下的顺序擦洗。

(4)使用干抹布,按以上顺序再次擦拭。

(5)消毒纸巾擦拭法

1)查看消毒纸巾有效期。若是第一次使用,需标注开启时间,开启后应在 2 个月内使用完。

2)取消毒纸巾,按从前到后、从左到右、从上到下的顺序擦拭床单位。

3）静置30分钟，待干。

（6）5% 84消毒液擦拭法。戴手套，将抹布浸没于5%的84消毒液中片刻后提起，拧干，擦拭床单位。再用蘸了清水的湿抹布同法擦拭。

（7）日光暴晒法。日光下晒4~6小时。若床单位过大，不能移出屋外，需将床移至窗户旁，将窗户打开，让阳光射入屋内照射。

3.用物清洗与消毒

同本章第一节"营造安全卫生的生活环境"中对用物的清洗与消毒。

三、注意事项

1.清洁前先开窗通风，使空气对流，降低屋内二氧化碳的浓度。

2.拍打床垫、枕芯、被芯、床褥时动作要轻柔，避免灰尘扬起，使其内或表面上的病毒、细菌、灰尘因拍打而脱落，拍打时需戴口罩，室内不宜有他人在场，以免病毒、细菌和灰尘被吸入呼吸道。

3.清洗婴幼儿枕套、被套、床单时，应与成人的衣物分开，使用婴幼儿专用的洗衣机及洗衣液进行清洗。

4.晾晒床垫、枕芯、被芯、床褥时，应每1~2小时拍打、翻晒一次。

5.采用煮沸消毒时，如中途添加物品，需重新计时。

6.消毒床时，需在床晾干后使用消毒纸巾或浓度为5%的84消毒液擦拭，以免影响消毒效果。

四、可能发生的事情——床上用品污渍未清洗干净

1.原因

（1）未及时搓洗污渍。

（2）清洗的方法不正确。

（3）清洗液选择错误。

2.预防

（1）床上用品有污渍时要先用冷水浸泡，并及时搓洗。

（2）育婴员熟悉不同污渍需要采取不同的清除方法。

1）在汗渍、油渍处涂抹洗衣液，轻轻揉搓后清洗干净，或在水盆内盛2/3清水，加入洗衣液，浸泡15~30分钟后再清洗干净。

2）尿渍。先用纸巾吸走床单上浸湿的尿液，再在水盆内盛2/3清水，加入洗衣液后进行清洗。

3）笔渍、墨渍。先用清水冲洗笔渍、墨渍处，使污渍淡化。污渍处涂抹洗衣

液且静置 5 分钟后清洗干净。

4）霉渍。在水盆内盛 2/3 热水，在热水中加肥皂液，浸泡 30 分钟后，轻轻地揉搓至霉渍消失。

（3）备用的床上用品应放置于干燥、通风处储存，以防因潮湿而滋生霉菌。

3. 处理

清洗后的床上用品需认真检查，发现污渍立即重新清洗，不要留下陈旧的污渍。

知识延伸

家中除螨的方法

1. 集中换洗坐垫、卧具、棉织品和绒毛玩具，以 55 ℃以上高温浸洗。

2. 用带震动扑螨头的强力吸尘器吸除床垫、沙发、地毯上的活螨、死螨以其排泄物，家中不养宠物，如养有宠物，则要勤给宠物洗澡。

3. 动作轻柔、缓慢，以免螨害物质悬浮在空气中，清除螨虫后，开窗通风 4 小时以上。

4. 除螨应每周或隔周 1 次，如果无法抑制室内原有和新带入螨虫的迅速繁殖，应每周进行全面的深度清洁，以免新的螨虫、螨尸聚积。

5. 螨虫在湿度低于 15% 的干燥环境中就会死亡，在低温的环境中无法进一步繁殖。

同步练习题

一、单项选择题

1. 婴幼儿奶具、餐具清洁注意事项不包括（　　）。

A. 用完后及时清洗

B. 使用微波炉消毒时，必须把奶瓶、奶嘴分开

C. 可折叠的勺子或筷子，应先分离再清洗

D. 使用面盆盛水浸泡 1 小时后清洗

2. 婴幼儿奶具应在（　　）消毒。

A. 隔天　　　　　　B. 每天　　　　　　C. 每周　　　　　　D. 每次使用后

3. 婴幼儿玩具清洁消毒时的注意事项不包括（　　）。

A. 消毒液浸泡玩具时，玩具配件要拆分

B. 流动水冲洗

C. 电子类玩具禁用水冲洗及浸泡

D. 清洗后在阳光下暴晒 2 小时消毒

4. 沸水消毒一般建议将奶嘴放在沸水里煮（　　）分钟。

A. 5~10　　　　B. 3~5　　　　C. 2~3　　　　D. 1~2

5. 清洁尿布放入消毒锅内煮沸（　　）分钟能达到消毒效果。

A. 5~10　　　　B. 10~15　　　C. 15~20　　　D. 30

6. 布类、毛绒玩具消毒需在太阳下暴晒（　　）小时。

A. 2　　　　　　B. 4　　　　　　C. 6　　　　　　D. 8

7. 预防甲醛污染可采用（　　）。

A. 植物吸收法　　　　　　　　B. 活性炭吸附法

C. 净化器处理法　　　　　　　D. 以上都是

8. 婴幼儿便器应定期用含氯消毒液浸泡（　　）分钟，再用清水彻底冲洗后备用。

A. 10　　　　　B. 20　　　　　C. 30　　　　　D. 60

9. 婴幼儿卧具采用日光暴晒法消毒需（　　）小时。

A. 1~3　　　　　B. 2~4　　　　C. 4~6　　　　D. 5~7

10. 家中必须（　　）除 1 次螨。

A. 隔天　　　　　　　　　　　B. 每周或隔周

C. 每半个月　　　　　　　　　D. 每月

二、判断正误题

1.（　　）清洁的环境对于婴幼儿的成长是极其重要的。

2.（　　）消除环境噪声的六轻是指：说话轻、走路轻、开门轻、关门轻、移动用物轻、使用物品轻拿轻放。

3.（　　）消毒液要求现配现用。

4.（　　）84 消毒液可与洁厕剂合用。

5.（　　）家具需要经常清洁与消毒，但不应太过频繁地使用消毒液。

参考答案与解析

一、单项选择题

1. D。婴幼儿奶具、餐具用完后要立即在流动水下清洗，不可因节约用水使用面盆盛水清洗。

2. D。奶具、餐具用毕后要及时清洗、晾干并消毒，以防细菌污染。

3. D。需要阳光暴晒的玩具，玩具的每个面都要暴露在阳光下，暴晒6小时。

4. B。塑料类奶具、餐具，需将其放入沸水中煮3~5分钟。

5. B。消毒锅内盛2/3清水，水开后使用计时器计时，将清洗干净的尿布放入消毒锅内煮沸10~15分钟。

6. C。布类、毛绒玩具应在阳光下暴晒6小时才能达到消毒效果。

7. D。预防甲醛污染可采用植物吸收法、活性炭吸附法、净化器处理法、空气流通法。选用优质环保装修材料可有效减少甲醛污染。

8. C。将配制好的消毒液倒入便器内，浸泡30分钟。

9. C。日光暴晒4~6小时。若床单位过大，不能移出屋外，则应将床移至窗户旁，将窗户打开，让阳光照射入屋内。

10. B。除螨必须每周或隔周实施1次，如果无法抑制室内原有和新带入螨虫的迅速繁殖；应每周进行全面的深度清洁，以免新的螨虫、螨尸聚积。

二、判断正误题

1. √。生活环境中存在着许多肉眼看不见的病毒和细菌，它们通过呼吸道、消化系统或皮肤接触侵入人的身体，引发各种疾病，为婴幼儿创设安全卫生的日常生活环境，不仅能提高婴幼儿的舒适度，更能预防疾病，保障健康。

2. √。消除环境噪声的六轻：说话轻、走路轻、开门轻、关门轻、移动用物轻、使用物品轻拿轻放。四小：电视声音小、手机声音小、收音机声音小、平板电脑声音小。

3. √。配制消毒液前必须查看消毒液的有效期、开瓶时间，消毒液需按溶度要求现配现用，配制前戴手套、口罩，使用前需用消毒液测试纸测试合格后方可使用。

4. ×。84消毒液与洁厕剂不可合用，因为两种液体混合易产生有毒气体，对人体有害。

5. √。家具是家庭生活中不可或缺的一部分，需要经常清洁与消毒，但太过频繁地使用消毒液也会降低人体免疫力。

第二篇

婴幼儿保健与护理

第七章　婴幼儿常规体格检查

学习目标

1. 掌握体重和身长（高）的测量方法与注意事项
2. 掌握健康体检流程与注意事项
3. 了解生长曲线图的绘制方法
4. 了解健康体检的时间安排

第一节　测量体重

英英2岁多了，其身高体重都低于同龄的宝宝，家长一直以为她只是发育得慢一些，就没太在意，这次去医院检查，医生诊断英英为先天性甲状腺功能低下，已经错过了最佳治疗时机。

体重是衡量婴幼儿营养状况和生长发育的重要指标之一，如何准确测量体重是育婴员必须掌握的技能。

一、测量体重前准备

1. 育婴员准备
头发束起，修剪指甲，去除首饰、手表，洗手。

2. 环境准备
室内温度26~28 ℃，相对湿度55%~65%。

3. 用物准备
清洁布、逗引玩具、体重秤、婴儿尿布（备用）、笔和记录本。

4. 婴幼儿准备
排空大小便，换好纸尿裤，保持情绪愉悦、安静。

二、测量体重步骤

1. 与婴幼儿沟通

引导婴幼儿处于愉悦、安静状态,可用玩具逗引婴幼儿,以取得婴幼儿的配合。

2. 测量

(1)将清洁布铺在婴儿体重秤的秤盘上,调节体重秤至零点。

(2)脱去婴幼儿衣服及尿布(可穿单衣裤),将其轻放于秤盘上,如图7-1所示。

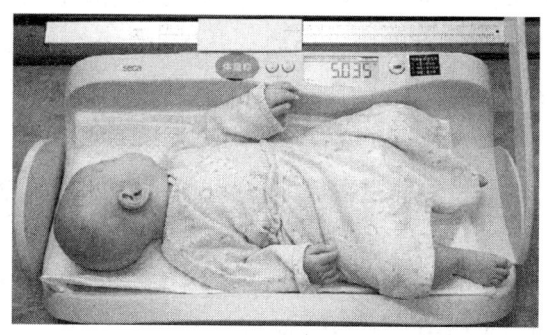

图7-1 将婴儿着单衣轻放于秤盘上

(3)天气寒冷时,可先称出婴幼儿衣服、尿布、毛毯的重量,然后给婴幼儿穿衣,包好毛毯再测量,所测重量减去衣物重量即为婴幼儿体重。

3. 读数

观察体重秤上的读数,准确读数至10 g(即保留小数点后两位数)。

4. 整理

给婴幼儿穿好衣裤,整理用物。

5. 洗手

洗手后记录日期、测量值。

三、注意事项

1. 婴幼儿体重的读数应保留至0.01 kg。

2. 测量婴幼儿体重时应调节室内温度为26~28 ℃,避免婴幼儿着凉。

3. 动作敏捷、熟练,保证安全。

4. 给婴幼儿测量体重时,不用苛求秤一定要精准无误,只要坚持使用同一台秤,测量婴幼儿的体重变化就有价值。

5. 定期测量并绘制婴幼儿生长发育曲线，观察婴幼儿的体重增长趋势。发现异常及时就医。

四、可能发生的情况——体重测量不准确

1. 原因

（1）测体重时担心婴幼儿受凉，衣服穿得过多；没有排空大小便，测出体重与真实体重不符。

（2）体重秤电量不足或未调至零点。

2. 预防

（1）每次测量体重前必须先调节婴儿体重秤至零点后方可使用。

（2）测量婴幼儿体重时宜空腹，让婴幼儿排空大小便再测量。测量体重的最佳时间是晨起空腹排尿后或婴幼儿进食后2个小时。要尽量脱去婴幼儿的衣裤、鞋帽、尿布等，并且需要连续测量2次，2次的差异不能超过10 g。

（3）详细记录每次测量的体重数值，并绘制在婴幼儿生长发育曲线上。

3. 处理

（1）将每次测量出的体重与前一次所测值比较，并根据婴幼儿的月龄、年龄进行估算，如果发现出入较大，需重新测量。

（2）坚持按时测量体重，观察婴幼儿的生长曲线。

知识延伸

婴幼儿体重增长的特点

1. 一般情况下，男孩要比同龄的女孩重一些，即使同一性别、同一年龄的婴幼儿之间也会有差异，只要体重在正常范围内即可。

2. 不要简单地认为婴幼儿的体重低于平均值就是不正常，而是要连续进行体重测量。只要婴幼儿的体重按照一定的规律增长即属于正常。

3. 婴幼儿的体重增长与季节有关。夏季天气炎热时胃口较差，睡眠时间短，体重增长要慢一些；婴幼儿在冬季食欲较好，睡眠时间长，体重增加会快一些。

4. 如果婴幼儿的体重增长不符合正常增长规律，则需尽快到医院查找原因。因异常原因引起的体重不增，需要进行治疗。

5. 如果婴幼儿的体重超过同龄、同性别婴幼儿体重的20%，则为肥胖，应尽早就医。

第二节 测量身长（高）

兰兰已经2岁了，医生说兰兰身高不达标，要求兰兰每月复查1次。一听到"不达标"这三个字，兰兰妈妈就慌神了，可她觉得每次来医院监测身高，不仅耽误工作，而且医院人也多，想在家监测。医生说对身高不达标的婴幼儿来说，监测身高一定要精确，只有这样才能及时发现问题，建议带兰兰到医院进行监测。

身长（高）是指头、脊柱、下肢长度的总和，即头顶到足底的垂直长度。监测婴幼儿的身长（高）可以了解其生长发育情况，也从一定程度上反映婴幼儿的健康情况。

一、测量身长（高）前的准备

1. 育婴员准备

头发束起，修剪指甲，去除首饰、手表，洗手。

2. 环境准备

室内温度26~28℃，相对湿度55%~65%。

3. 用物准备

身高测量仪（量床、皮尺）、逗引玩具（婴儿模型）、笔和记录本。

4. 婴幼儿准备

给婴幼儿换好纸尿裤，保持情绪愉悦、安静。

二、测量身长（高）的步骤

1. 沟通

与婴幼儿沟通，告诉其准备测量身高，或用婴儿模型给婴幼儿示范如何测量身长（高）。

2. 身长（高）的测量

测量方法依据婴幼儿的年龄而定

（1）2岁以下婴幼儿测量卧位身长

1）脱去鞋袜，仅穿单衣裤。

2）将婴幼儿仰卧于量床底板中线上，助手固定婴幼儿头部使其头顶紧贴头板，婴幼儿脸正面朝上，两耳在同一条水平线上。

3）育婴员位于婴幼儿右侧，左手压住其双膝，使双下肢并拢并贴紧底板，右手移足板，使足板垂直贴近两侧足跟。双侧都有刻度的量床要注意两侧读数一致。如果用无围板的量床或携带式量板，应使足板底边与量尺紧密接触并相互垂直，如图7-2所示。

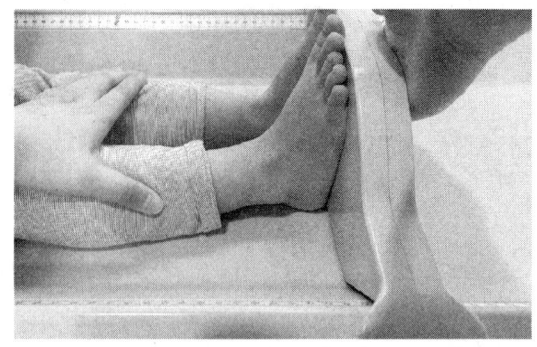

图7-2 足板底边与量尺紧密接触并相互垂直

（2）2岁以上幼儿测量立位身高

1）脱去幼儿鞋袜、帽子和外套，使其立于木板台上，取立正姿势（两眼向前平视，胸部稍挺起，腹部微后收，两臂自然下垂，手指并拢，足跟靠拢，足尖分开约45°）。

2）使幼儿足跟、臀部、肩胛骨处、后脑勺等4个点同时接触立柱。

3）育婴员手扶滑测板使之轻轻向下移动，直至板底与颅顶点恰好相贴，如图7-3所示。

4）育婴员的视线要与滑测板在同一个水平面上，读数精确到0.01 m。

3. 整理

给婴幼儿穿好衣裤，整理用物。

4. 洗手

洗手后记录日期与测量值。

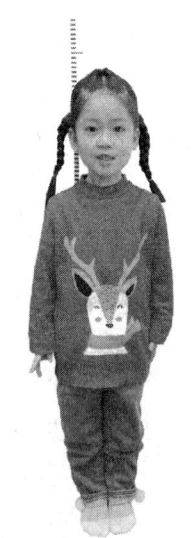

图7-3 幼儿足跟、臀部、肩胛骨处、后脑勺等4个点同时接触立柱

三、注意事项

1.卧位测量时，垫板要稍硬，如垫板太软，婴幼儿的身体可能会往下陷，致使测量出的身长（高）会偏短。

2.为了确保测量结果的准确性，需要连续给婴幼儿测量3次，取平均值。

3.每次测量身长（高）时，均需在同一个量床或立柱前测量。

4.育婴员动作敏捷、熟练，保证安全。

四、可能发生的情况——身高测量不准确

1. 原因

（1）婴幼儿哭吵不配合。

（2）育婴员每次测量的方法不一致。

（3）未使用同一个量床或立柱测量。

2. 预防

（1）在测量身长（高）时，要脱去鞋帽，使用玩具逗引婴幼儿，以取得婴幼儿的配合。

（2）育婴员熟练掌握婴幼儿身长（高）的测量方法，卧位测量的婴幼儿头部要紧贴头板，膝盖处伸直；能站立测量的幼儿站姿要端正，足跟、臀部、肩胛骨处、后脑勺等4个点要贴近立柱并在同一条直线上。

（3）为婴幼儿测量身长（高）时应由同一位育婴员操作，并固定测量时间、测量床或立柱。

3. 处理

（1）将每次测量出的身长（高）与前一次所测值比较，并根据婴幼儿的月龄、年龄进行估算，如果发现出入较大，需重新测量。

（2）坚持按时测量，观察婴幼儿的生长曲线。

知识延伸

婴幼儿生长曲线图的绘制与解读

生长曲线图就是把婴幼儿各年龄段的生长发育数据连接起来，得到的一条曲线，其中身长（高）、体重是婴幼儿最基本的体格生长发育指标，3岁以内的婴幼儿还要测头围。

1. 绘制生长曲线图的意义

评估婴幼儿生长情况时，除了看某一年龄点的发育指标外，更重要的是关注其生长趋势，要根据个体生长曲线的动态变化及其与标准生长曲线的关系，对婴幼儿生长发育进行客观的评价。通过观察生长曲线，可以了解婴幼儿的生长情况是否偏离正常的生长轨迹，尽早发现异常情况，以便及时到医院进行检查。

2. 手工绘制生长曲线图的方法

生长曲线图的横坐标代表婴幼儿的年龄（月龄），纵坐标代表婴幼儿的身长（高）、体重。

测量身长（高）、体重后，在横坐标上找到婴幼儿对应的年龄，在纵坐标处找到对应的测量数值，然后在两者交叉处画一小圆点。再将小圆点连接成线，就是婴幼儿的生长曲线图。

3. 生长曲线异常的判断

如果生长曲线呈现以下变化，提示婴幼儿生长发育指标可能异常，应及时就医。

（1）生长曲线在添加辅食后增长速度逐渐放缓。

（2）生长曲线长期高于标准曲线中97%或低于3%。

（3）生长曲线突然出现大幅度上升或下降。

第三节　健康体检

鑫鑫，男，2岁，因前囟未闭来医院进行检查。经过医生体查，鑫鑫前囟未闭，头围52 cm，生长发育落后于正常幼儿。医生考虑脑积水，需做进一步检查。原来，由于家人的大意，鑫鑫从出生到现在一直未做健康体检。

健康体检是婴幼儿成长中非常重要的一环。定期为婴幼儿做体检，可以及时了解婴幼儿的生长发育状况，早期发现问题，早期实施干预。因此，婴幼儿身体健康时也应该主动到儿童保健中心对其身体进行全面检查。

一、体检前准备

1. 育婴员准备

穿着轻便，束发，修剪指甲，洗手，戴口罩。

2. 用物准备

婴幼儿出行用品（见第一篇第五章第四节婴幼儿出行用物的准备中相关内容）、体检本。

3. 婴幼儿准备

进食后1小时，换好纸尿裤，保持情绪愉悦、安静。

二、体检步骤

1. 提前预约挂号或到医院窗口挂号。
2. 取号候诊,测量生长发育指标,如身长(高)、体重、头围等。
3. 诊室检查。
4. 完善相关辅助检查。
5. 拿取报告单。
6. 让体检医生查看检查结果。
7. 听取体检医生的建议并遵医嘱执行。

三、注意事项

1. 婴幼儿体检本每次使用后需固定位置存放。
2. 在手机、体检本或记事本上记录下次体检时间。
3. 体检时着宽松舒适的衣服,以便穿脱。
4. 有关婴幼儿生长发育、智力、行为、睡眠和饮食等方面的困惑均可向医生咨询。认真记录医嘱,以免忘记。

四、可能发生的情况——未能按时体检

1. 原因
(1)忘记婴幼儿体检时间。
(2)不了解健康体检的重要性。

2. 预防
(1)了解婴幼儿健康体检的重要性。
(2)体检完当日将下次体检时间设置为闹钟(分3个阶段:体检前1周、体检前1日、体检当日)。
(3)育婴员及时提醒婴幼儿家人带其去体检。

3. 处理
发现未按时体检,需尽早补检。

知识延伸

婴幼儿健康体检时间安排

婴幼儿体检内容除了身长(高)、体重外,体检医生还会了解婴幼儿日常饮

食、起居情况，对婴幼儿进行生长评估、身体检查、发育评价（大运动、精细运动、语言、社交）等，并进行个性化的指导。

婴幼儿从出生到3岁，总共需要经历15次体检。满月时进行第1次体检；2～6月龄，每月健康体检1次；7～12月龄，每2个月健康体检1次；13～24月龄，每3个月健康体检1次；25～36月龄，每6个月健康体检1次。

同步练习题

一、单项选择题

1. 婴幼儿测量体重的最佳时间为（　　）。
A. 睡前　　　　　　　　　　　　B. 进食1小时后
C. 晨起空腹排尿或进食2小时后　　D. 进食3小时后

2. 在正常情况下，前3月龄婴儿每月平均增重为（　　）g。
A. 400～500　　　　　　　　　　B. 500～600
C. 600～700　　　　　　　　　　D. 700～800

3. 测量婴幼儿身长（高）室内温度应控制在（　　）℃。
A. 18～22　　B. 22～24　　C. 24～26　　D. 26～28

4. 测量婴幼儿身长（高）室内相对湿度应为（　　）。
A. 35%～45%　　B. 45%～55%　　C. 55%～65%　　D. 65%～75%

5. 2～6月龄的婴儿建议（　　）进行健康体检一次。
A. 每个月　　　　　　　　　　　B. 每2个月
C. 每3个月　　　　　　　　　　D. 每4个月

二、判断正误题

1. （　　）天气寒冷时，可先称出婴幼儿衣服、尿布、毛毯的重量，然后给其穿衣、包好毛毯测量体重。

2. （　　）通过婴幼儿生长发育曲线可以清楚地看出其体重增长趋势。

3. （　　）婴幼儿体重的增长与季节无关。

4. （　　）婴幼儿的体重只要低于平均值即是不正常的。

5. （　　）婴幼儿的体重超过同龄、同性别婴幼儿体重的30%即为肥胖。

6. （　　）站立测量身高时婴幼儿脚跟、臀部、肩胛骨处、后脑勺要贴近立柱并在同一条直线上。

7. （　　）定期给婴幼儿做体检，可以及时了解婴幼儿的生长发育状况。

参考答案与解析

一、单项选择题

1. C。测量婴幼儿体重时宜空腹，让婴幼儿大小便后再测量，最佳测量时间是晨起空腹排尿后或婴幼儿进食后2个小时。

2. D。在正常情况下，前3月龄婴儿每月平均增重可达700～800 g，以后逐渐减慢，7～12月龄每月平均增重400～450 g，全年平均每月增加500～600 g。

3. D。测量婴幼儿身长（高）环境准备：温度应控制在26～28 ℃。

4. C。测量婴幼儿身长（高）环境准备：调节湿度55%～65%。

5. A。婴幼儿从出生到3岁，总共经历15次体检。满月时"第1次体检"；2～6月龄，每月健康体检1次；7～12月龄，每2个月健康体检1次；13～24月龄，每3个月健康体检1次；25～36月龄，每半年健康体检1次。

二、判断正误题

1. √。天气寒冷时，可先称出婴幼儿衣服、尿布、毛毯的重量，然后给婴幼儿穿衣、包好毛毯再测量，所测重量减去衣物重量即为婴幼儿体重。

2. √。给婴幼儿测量体重时，不用苛求自家的秤一定要精准无误，只要坚持使用同一台秤，测量婴幼儿的体重变化就有价值。通过婴幼儿生长发育曲线可以清楚地看出其体重增长趋势。若发现异常要及时就医。

3. ×。婴幼儿的体重增长与季节有关。天气炎热时胃口较差，睡眠时间短，体重增长要慢一些；婴幼儿在冬季食欲较好，睡眠时间长，体重增加会快一些。

4. ×。不要简单地认为婴幼儿的体重低于平均值就是不正常，而是要连续进行体重测量。只要婴幼儿的体重按照一定的规律增长即属于正常。

5. ×。如果婴幼儿的体重超过同龄、同性别婴幼儿体重的20%，即为肥胖，应尽早就医。

6. √。卧位测量的婴幼儿头部要紧贴头板，膝盖处伸直；站立测量的幼儿站姿要端正，足跟、臀部、肩胛骨处、后脑勺等4个点要贴近立柱并在同一条直线上。

7. √。健康体检是婴幼儿成长中非常重要的一环。定期给婴幼儿做体检，可以及时了解婴幼儿的发育状况，早期发现问题，早期实施干预。因此，婴幼儿身体健康时也应该主动到儿童保健中心对其身体进行全面检查。

第八章 婴幼儿预防接种

学习目标

1. 掌握预防接种出发前、接种时的准备与配合内容
2. 掌握预防接种的注意事项
3. 掌握预防接种后的反应与处理方法
4. 了解预防接种漏种后补种的原则

第一节 预防接种的准备

成成，男，10月龄，发热40℃，不愿意进食，哭闹。3天后颜面部出现皮疹，妈妈带成成到医院，医生诊断为麻疹，医生询问成成妈妈是否接种过麻疹疫苗，成成妈妈想起8月龄的时候成成咳嗽，医生告诉她，婴幼儿感冒时不能进行预防接种，等感冒好了2周后再来接种，成成妈妈后来忘记带成成补种疫苗了。

预防接种是把疫苗（人工培育并经过处理的病菌、病毒等）接种在健康人的身体内，使人在不发病的情况下产生抗体，从而获得特异性免疫。根据疾病预防控制规划、国家和省级规定的免疫程序，应由合格的接种单位和接种人员给适宜的接种对象进行疫苗接种，以提高人群免疫水平，预防和控制传染病。

一、接种疫苗出发前准备

1. 育婴员准备

了解国家计划免疫程序、本次预防接种的时间和疫苗名称，以及对婴幼儿的身体要求。

2. 用物准备

预防接种证、干湿纸巾、汗巾、备用衣物、纸尿裤、食物（配方奶、水果、

饼干）、水、玩具。

3. 环境准备

尽量选择无风雨的天气。

4. 婴幼儿准备

婴幼儿健康状况良好，无发热、腹泻及上呼吸道感染等不适；婴幼儿接种部位皮肤清洁，穿宽松柔软的内衣。

二、接种疫苗时的准备与配合

1. 挂号就诊

检查预防接种本，查看待接种的疫苗名称和接种日期。

2. 常规体检

预防接种前先带婴幼儿做健康体检，将婴幼儿近期身体情况告知医生，有无发热、咳嗽、腹泻等症状，有无荨麻疹、哮喘等过敏症状。

3. 接种时间

婴幼儿进食后30分钟，按医嘱接种疫苗。

4. 松解衣物

为婴幼儿松解衣物，固定婴幼儿体位，为进行疫苗接种做好准备。

5. 安抚

预防接种时，用言语或玩具转移婴幼儿注意力，减少婴幼儿哭闹。

6. 按压

注射类疫苗注射结束后需按压注射部位2~3分钟，口服类疫苗待婴幼儿吞下后方可取出喂药器，接种后给予婴幼儿鼓励和赞许。

7. 观察

接种后在观察区休息30分钟，无不适方可离开医院。若婴幼儿出现接种反应，应及时告知预防接种医生并做好相关处理。

三、注意事项

1. 预防接种必须在专业的接种单位进行。

2. 空腹状态下不宜进行预防接种。接种前0.5~1小时应适当进食，以免发生低血糖，但也要避免过饱。口服脊髓灰质炎糖丸后，30分钟内不宜进食。

3. 生病时不能进行预防接种。接种前需如实将婴幼儿的健康状况告知医生，配合医生进行体格检查，由医生决定能否进行预防接种。

4. 预防接种后多饮温开水，注意保暖，适当休息，3天内避免剧烈活动。

5. 保持接种部位清洁、干燥，24小时内避免洗澡，不用碘酊消毒注射部位，因为活疫苗易被碘酊杀死，影响接种效果。

6. 每次只能接种1~2种疫苗，不可一次接种多种疫苗；两次接种之间需要间隔2~4周，严格按预防接种医生安排的时间依次接种。

7. 妥善保管婴幼儿的预防接种证，以供其接种、入托、入学时查验。

四、可能发生的情况——未按时进行预防接种

1. 原因

（1）婴幼儿身体原因导致，如感冒，暂时不宜预防接种。

（2）忘记或不知道预防接种的时间。

（3）接种单位暂缺需要接种的疫苗。

2. 预防

（1）增强婴幼儿体质，减少患病。

（2）育婴员知晓国家计划免疫程序，并将其设置成备忘录，提醒婴幼儿家人及时带其进行预防接种。

（3）接种前先联系接种单位，了解是否有需要接种的疫苗。

3. 处理

在婴幼儿身体条件允许的情况下及时补种疫苗。

知识延伸

疫苗漏种补种原则

如果婴幼儿因病或忘记接种某种疫苗，在补种时应把握以下原则。

1. 疾病痊愈后，应在医生的指导下，尽早进行补种，尽快完成全程接种。如百白破疫苗、脊髓灰质炎活疫苗、乙肝疫苗等，必须注射3次才能使婴幼儿身体产生足够的免疫力。

2. 只需要补种未完成的剂次，无须重新开始全程接种。例如，以上需要接种3次的疫苗，如果之前已接种了2次，就只需补种1次即可。

3. 当遇到无法使用同一厂家生产的同种疫苗完成接种程序时，可使用不同厂家的同种疫苗。

4. 具体补种要求应遵照疫苗使用说明中的补种原则。

第二节 预防接种后的反应与处理

圆圆,女,3月龄,上午接种百白破疫苗,晚上出现发热症状,体温38.3 ℃,妈妈摸了摸圆圆的额头、手和脚,立即打来温水给圆圆进行物理降温。2个小时后,圆圆烧退了。可第二天圆圆又发烧了,体温39.6 ℃,这时妈妈不淡定了,急急忙忙地去了医院。

用于人体预防接种的疫苗属于生物制品,对人体来说是一种外来刺激,活疫苗的接种实际上是一次轻度感染,灭活疫苗则对人体是一种异物刺激。因此,疫苗接种后一般都会引起不同程度的局部或全身反应。育婴员必须知晓婴幼儿预防接种后可能出现的反应及处理方法。

一、应对预防接种反应的准备

1. 育婴员准备

了解婴幼儿预防接种后可能出现的局部或全身反应的表现,掌握处理预防接种后出现反应的知识和能力。

2. 用物准备

毛巾、水盆、温开水、水杯、退热药等。

3. 环境准备

环境清洁、安静、明亮。

4. 婴幼儿准备

安抚婴幼儿情绪。

二、应对疫苗接种后反应的步骤

1. 评估疫苗接种后的反应,根据情况予以恰当的处理。

2. 局部反应的处理

(1) 如果疫苗注射部位出现红、肿、热、痛,可用清洁湿毛巾冷敷注射部位,以减轻疼痛和不适感。不要让婴幼儿抓挠注射部位,以免引起继发感染。

(2) 如果疫苗注射部位出现局部红、肿、热、痛并持续性加剧,周围淋巴结明显肿胀、疼痛，应带婴幼儿尽快去接种单位或医院就诊。

3. 全身反应的处理

（1）发热

1）预防接种后引起的发热一般为低热，腋温低于38.5 ℃，若无其他明显不适，可以多给婴幼儿喂温开水，以补充体内水分，适当减少衣被，以增加散热，一般1~2天体温就能恢复正常。

2）母乳喂养的婴幼儿，乳母宜多喝水，多吃新鲜蔬果，酌情增加哺乳次数；配方奶喂养的婴幼儿，要给婴幼儿多喝温开水；加强护理，多陪伴，保持婴幼儿情绪愉快。

3）如果婴幼儿腋下温度高于38.5 ℃，可按医嘱使用退热药物（如布洛芬），并加强观察，注意婴幼儿体温变化以及精神状况。

4）服用退热药后，若体温持续不退，腋下温度仍高于38.5 ℃，且婴幼儿精神反应较差，不愿进食，应立即就诊。

（2）皮疹。婴幼儿全身皮疹大多数可在数天内自行消失，一般不需处理。如果皮疹持续增多，数天不退，奇痒不适，需尽早就诊。

三、注意事项

1. 育婴员应正确识别婴幼儿接种后的反应，一般轻微的局部或全身反应，可在几天后自行消失，不需处理。

2. 严密观察局部或全身反应的进展，如果反应加重，应及时就诊。

四、可能发生的情况——皮疹增多

接种各种疫苗均可在个别受种者中发生各种类型的皮疹，皮疹有可能不断增多，并出现奇痒难忍症状。

1. 原因

（1）过敏性皮疹，婴幼儿对接种的疫苗成分过敏，这种情况最为多见，在接种后数小时或数天内发生。

（2）护理不当，预防接种后担心婴幼儿受凉，给婴幼儿穿过多衣服，导致婴幼儿出汗又没有及时更换衣服，进而出现皮疹。

（3）碰巧生病时出现皮疹。

2. 预防

（1）在婴幼儿身体状况良好的时候接种疫苗。如果感冒，痊愈2周后方可接种。

（2）有接种禁忌证的婴幼儿严禁接种禁忌疫苗。

（3）过敏体质的婴幼儿每次接种应去有监护条件的接种单位，接种疫苗前向医生说明情况，并经医生详细检查符合接种要求后方可接种；接种后观察至少30分钟以后方可离开。

（4）预防接种后多饮水，适当增减衣服，预防感冒。

3. 处理

（1）接种疫苗后若出现皮疹，一般2~3天会自行消退，不需要使用药物。

（2）如果接种2~3天后皮疹仍未消退，甚至增多，需要带婴幼儿去预防接种的单位就诊。

知识延伸

预防接种禁忌证

1. 有严重心、肝、肾疾病的婴幼儿。
2. 有神经系统疾病的婴幼儿，如癫痫、脑发育不全。
3. 正在接受免疫抑制剂治疗的婴幼儿，应推迟常规的预防接种。
4. 重度营养不良、佝偻病、先天性免疫缺陷病等患者。
5. 疫苗说明书上规定的禁忌情况。

同步练习题

一、单项选择题

1. 预防接种的注意事项不包括（　　）。

A. 空腹状态下不宜预防接种

B. 生病时不宜进行预防接种

C. 每次接种之间需要间隔2~4周

D. 注射部位宜用碘酊消毒

2. 婴幼儿因病或忘记接种某种疫苗，在补种时应注意（　　）。

A. 在医生指导下，尽快完成全程接种

B. 只需要补种未完成的剂次

C. 可使用不同厂家的同种疫苗完成后续接种

D. 以上都是

3. 婴幼儿预防接种时符合接种要求的是（　　）。

A. 婴幼儿轻微发热可接种

B. 腹泻及上呼吸道感染等轻微不适可接种

C. 吃完奶后半小时再接种

D. 吃完奶后可立即接种

4. 疫苗接种后出现反应的错误处理方法是（　　）。

A. 注射部位局部出现红、肿、热、痛时可冷敷

B. 体温低于 38.5 ℃，无其他明显不适，多喂奶以补充水分

C. 轻微局部或全身反应可在数天内自行消失，无须处理

D. 不需要观察

5. 预防接种禁忌证不包括（　　）。

A. 患有严重心、肝、肾疾病的婴幼儿

B. 患有神经系统疾病者

C. 患有重度营养不良、佝偻病或先天性免疫缺乏者

D. 处于湿疹稳定期的婴幼儿

二、判断正误题

1.（　　）接种疫苗后如果婴幼儿出现发热反应应立即就医。

2.（　　）在婴幼儿身体状况良好的时候接种疫苗。如果感冒，需痊愈 2 周后方可接种。

3.（　　）注射疫苗后若出现皮疹，一般 4～5 天会自行消退，不需要使用药物。

4.（　　）预防接种后应多饮水，适当增减衣服，预防感冒。

5.（　　）预防接种后的全身反应以过敏性皮疹最为多见，一般在接种后数小时至数天内发生。

参考答案与解析

一、单项选择题

1. D。预防接种的注意事项包括：保持接种部位清洁、干燥，24 小时内避免洗澡，不用碘酊消毒注射部位，因为活疫苗易被碘酊杀死，影响接种效果。

2. D。补种时应把握以下原则：疾病痊愈后，应在医生的指导下，尽早进行补种，尽快完成全程接种；只需要补种未完成的剂次，无须重新开始全程接种；可使用不同厂家的同种疫苗完成后续接种；具体补种要求应遵照疫苗使用说明中的补种原则。

3. C。婴幼儿吃奶后半小时，再按医嘱进行疫苗接种。

4. D。育婴员应正确识别婴幼儿接种后的反应，一般轻微的局部或全身反应，可在数日后自行消失，无须处理，但要严密观察反应的进展，如果反应加重，则应及时就医。

5. D。预防接种禁忌证：有严重心、肝、肾疾病的婴幼儿；神经系统疾病者，如癫痫、脑发育不全；正在接受免疫抑制剂治疗的婴幼儿，应推迟常规的预防接种；重度营养不良、佝偻病、先天性免疫缺陷病等患者；罹患各种疫苗说明书上规定的禁忌证者。

二、判断正误题

1. ×。预防接种后引起的发热一般为低热，腋温低于38.5 ℃，婴幼儿无其他明显不适，可以多给婴幼儿喂奶，以补充体内水分，适当减少衣被，以增加散热，一般1～2天体温就能恢复正常。腋下温度高于38.5 ℃，可按医嘱使用退热药物（如布洛芬），并加强观察，注意婴幼儿体温变化以及精神状况。

2. √。

3. ×。注射疫苗后若出现皮疹，一般2～3天会自行消退，不需要使用药物，若未消退，甚至增多，则需要带婴幼儿去预防接种的医疗机构就诊。

4. √。预防接种后多饮温开水，注意保暖，适当休息，3天内避免剧烈活动。

5. √。过敏性皮疹是由于婴幼儿对接种的疫苗成分过敏而引起的全身反应，最为多见，在接种后数小时或数天内发生。

第九章 婴幼儿常用家庭护理技术

学习目标

1. 掌握婴幼儿腋温和肛温的测量方法及注意事项
2. 掌握婴幼儿喂药、滴药的方法与注意事项
3. 掌握护送婴幼儿就医的流程与注意事项
4. 了解家庭药箱的管理及药物中毒的处理
5. 了解眼保健操的做法和耳垢的处理

第一节 测量体温

凌晨1:00,张奶奶在家睡觉的时候摸到身边的孙子身体很烫,于是用儿子从网上"淘"回来的感应式体温计测了一下体温,上面显示40.1 ℃。这可吓坏了张奶奶,她匆匆穿上衣服,带着孙子去了医院急诊科。急诊科医生对孩子的病情进行了评估,精神状态尚可,电子体温计测量体温显示37.8 ℃,便安慰张奶奶说孩子只是低热,不用太担心,并告知了物理降温和正确测量体温的方法。

体温测量是诊断疾病时常用的检查方法,有口腔测温、腋下测温和肛门测温三种方式。婴幼儿常采用腋下测温和肛门测温。

一、测量体温前的准备

1. 育婴员准备

育婴员束起头发,修剪指甲,去除首饰、手表,洗手。

2. 环境准备

室内温度22~24 ℃,相对湿度55%~65%。

3. 用物准备

腋下体温计或肛门体温计（建议选择电子体温计）、小毛巾、卫生纸、消毒纸巾、消毒盒（内有75%乙醇溶液）、笔、记录本、玩具，测量肛温时准备液态石蜡及棉签。

4. 婴幼儿准备

安抚情绪，尽可能在情绪稳定的情况下测量体温。

二、测量体温的步骤

一般情况下选择为婴幼儿测量腋温，因为腋温测量方便、安全，但对于需要严密观察体温的婴儿，则要求测量肛温。

1. 测量腋温

（1）与婴幼儿沟通。与婴幼儿亲切地说话，引导其保持愉悦、安静的情绪，可用玩具逗引，以取得婴幼儿的配合。

（2）清洁皮肤。松解婴幼儿衣服，暴露一侧腋下，将婴幼儿抱在怀里或使其坐在育婴员腿上，用小毛巾擦去腋下的汗液。

（3）测量体温（以电子体温计为例）

1）取出电子体温计，检查是否处于备用状态。

2）按压电子体温计电源开关，使其界面处于"0.00"状态。

3）将电子体温计前端放入婴幼儿腋窝最深处，紧贴皮肤，屈臂过胸，协助婴幼儿夹紧电子体温计，如图9-1所示。当电子体温计发出"嘀"的声音时即完成测量或已持续测量3分钟。

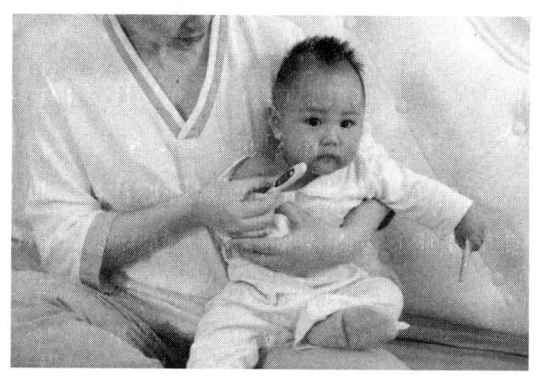

图9-1　协助婴幼儿夹紧电子体温计

（4）取出电子体温计，查看体温度数。

（5）读数后按压电子体温计电源开关，关闭电源使界面呈空白状态，放入消毒盒内消毒。

（6）整理婴幼儿衣服，整理用物。

（7）洗手，记录日期、时间、测量值、测量部位。

2. 测量肛温

（1）与婴幼儿沟通。方法同测量腋温。

（2）使婴幼儿仰卧或侧卧于床上，松解尿布。

（3）测量体温（以电子体温计为例）

1）取出电子体温计检查，确认其处于完好备用状态。

2）按压电子体温计电源开关，使其界面处于"0.00"状态。

3）用棉签蘸液态石蜡润滑电子体温计的前端。

4）如婴幼儿取仰卧位，育婴员一手握住婴幼儿两脚踝并向前上方稍提起，暴露肛门，另一手将电子体温计以旋转方式缓缓插入肛门 1~2 cm（插入时勿用力，以免损伤肛门直肠黏膜），如图 9-2 所示。扶住电子体温计，持续 3 分钟取出或听到电子体温计发出"滴"的声音时即表示测量完成。

5）如婴幼儿取侧卧位，育婴员用一手拇指和食指将婴幼儿臀部分开暴露肛门，如图 9-3 所示。其余步骤同上。

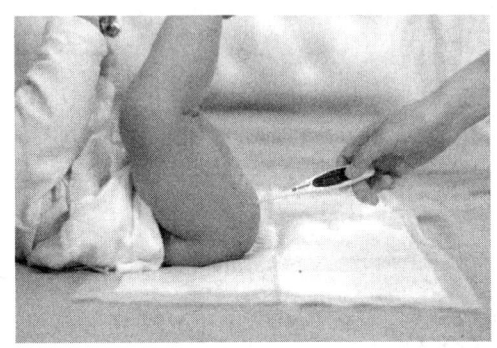

图 9-2 将电子体温计旋转式缓缓插入肛门

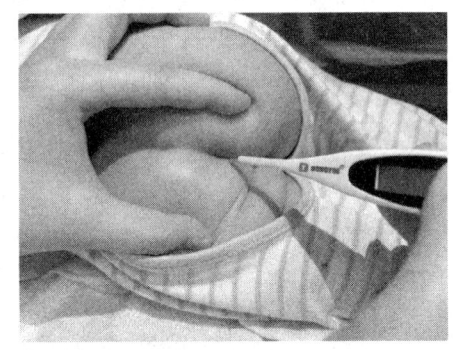

图 9-3 用一手拇指和食指分开婴幼儿臀部

（4）读数。取出电子体温计，查看体温度数。

（5）读数后按压电子体温计电源开关，关闭电源使界面呈空白状态，用卫生纸擦去污物，再用消毒纸巾初步消毒，然后放入消毒盒内消毒。

（6）整理。用干净卫生纸擦净婴幼儿臀部，系尿布。整理衣裤和用物。

（7）洗手，记录日期、时间、测量值、测量部位。

三、注意事项

1. 操作中注意保暖，避免婴幼儿着凉。
2. 婴幼儿在吃饭、喝水、运动、出汗等情况下，应休息30分钟后再测量体温。
3. 婴幼儿哭闹时应设法让其停止，要保证在安静状态下测量体温。
4. 婴幼儿不能测量口温，以免发生意外。
5. 婴幼儿患有腹泻、心脏病，以及直肠或肛门手术后不宜测量肛温。腋下有创伤、皮肤溃疡、炎症、肩关节受伤时不宜测量腋温，测量腋温前应先擦干汗液。

四、可能发生的情况——体温测量不准确

1. 原因

（1）体温计选择不正确，或电子体温计电源损坏或电池电量不足。
（2）体温测量方式不准确。
（3）测量时间不够即取出体温计。

2. 预防

（1）选择合适的体温计为婴幼儿测量体温；使用电子体温计测试体温前应检查其是否完好，电量是否充足。
（2）掌握正确的测量方式，无论是测量腋温还是测量肛温，均需要协助婴幼儿夹紧体温计，防止体温计脱出，导致体温测量不准确。
（3）安抚婴幼儿情绪，避免在婴幼儿哭吵或躁动的时候进行测量。
（4）使用电子体温计测量体温时需连续测2次，取后一次的读数。

3. 处理

若怀疑或发现体温测量不准确，须重新测量，必要时可使用不同体温计多次测量后进行比较和评估。

知识延伸

体温计的种类

1. 玻璃体温计

常见的体温计是玻璃体温计，它可使随体温升高的水银柱保持原有位置，便于使用者随时观测。由于玻璃的结构较致密，水银的性能较稳定，所以玻璃体温计具有示值准确、稳定性高以及价格低廉、不用外接电源等优点。由于玻璃体温计易破碎，存在水银污染的可能，且测量时间比较长，急重病患者、老年人、婴

幼儿等使用不安全，读数比较费力等弊端，目前已逐渐被电子体温计替代。

2. 电子体温计

电子体温计利用某些物质的物理参数（如电阻、电压、电流等）与环境温度之间存在的确定关系，将体温以数字的形式显示出来，读数清晰，携带方便。其不足之处在于示值准确度不如玻璃体温计。

3. 耳温体温计

耳温体温计是通过测量耳朵鼓膜的辐射亮度，非接触地实现对人体温度的测量。只需将探头对准内耳道，按下测量钮，仅需几秒钟就可得到测量数据，非常适合急重病患者、老年人、婴幼儿等人群的使用。

4. 额温体温计

额温体温计是从前额处采集体温，使用方便、简单且快捷，只需几秒的时间就能测出体温。但在室温超过 25 ℃或低于 20 ℃时，额温体温计易受环境温度的影响，包括出汗、吹风、开空调等都会对额温产生一定的影响，导致体温测量欠准确。

第二节　喂药

小东生病了，需要口服药物治疗。奶奶给小东喂药的时候，小东不停地大声喊叫，非常抗拒。于是奶奶干脆一手捏着小东的鼻子，一手拿着杯子往嘴里灌，药液虽然吃进去一点点，但却洒掉了一大半。喂一顿药，奶奶累得满头大汗，小东哭得声嘶力竭，像经历了一场战争，却仍然没有达到效果。

一、喂药前的准备

1. 育婴员准备

洗净双手；仔细核对医嘱，认真阅读药物说明书。

2. 用物准备

大毛巾、有把手的小药杯、勺子、喂药器、温开水、纸巾。

3. 环境准备

室内环境整洁、安静、安全。

4. 婴幼儿准备

让婴幼儿觉醒、安静。

二、喂药的步骤

1. 与婴幼儿沟通，告诉婴幼儿吃了药以后，身体很快就会好起来，以取得婴幼儿的配合。

2. 喂粉剂药

（1）在小药杯内加少量温开水，再将粉末类药物（如为片剂类药物可将药片研碎）倒入容器内，然后用勺子搅匀至药物完全溶解，调成糊状。

（2）用大毛巾垫在婴幼儿的下巴下方以免弄湿衣服。

（3）将婴幼儿抱在怀里，使其呈半仰卧位，头部稍抬高，适当固定其手脚。

（4）喂药

1）用勺子喂药。育婴员一手端杯子，另一手拿勺子取一平勺药液，将勺子从嘴角伸进婴幼儿口腔，倾斜勺子将药倒入婴幼儿口腔中，等待婴幼儿吞咽后方可将勺子从嘴角取出。

2）使用喂药器喂药。用喂药器抽取调好的药水，从嘴角放入婴幼儿口腔，让婴幼儿含住喂药器前端，再将药水缓慢推入婴幼儿口中即可。待婴幼儿将药全部咽下后，再将喂药器退出口腔，如图9-4所示。

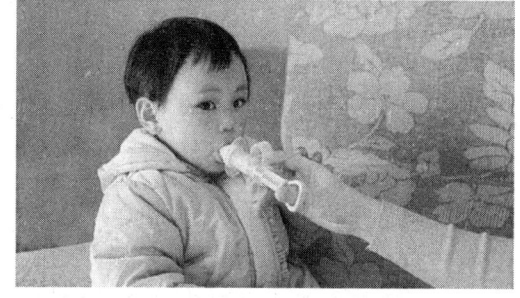

图9-4　让婴幼儿含住喂药器前端

（5）对于新生儿或小月龄婴儿，育婴员可用滴管式喂药器喂药，使用时从嘴角和舌头侧面缓慢滴入，可以有效避免呛咳或呕吐溢出。

（6）喂药完毕后给予适量温开水，帮助婴幼儿漱净口腔，以免药物残留。

（7）抱起婴幼儿，为其拍嗝。

（8）洗手，整理用物。

（9）注意观察婴幼儿服药后的反应。

3. 喂水剂及糖浆

（1）将药瓶轻轻地上下或来回摇晃，使其分布均匀，但不能剧烈晃动以防产生泡沫。

（2）将药瓶平放在桌上，用喂药器准确量取1次的用量。

（3）余下步骤同粉剂药喂药方法。

三、注意事项

1. 喂粉剂药或研碎的药片时,不要将药涂在婴幼儿舌面上,因舌对苦味特别敏感。务必在服用前将药物完全溶解于水中(水量不宜太多),搅拌均匀后立即喂服。因为搁置时间太久,药物会分解或产生沉淀,从而影响疗效。

2. 喂水剂或糖浆时,千万不要拿瓶子直接喂,一是用量不准确,二是会污染药物。

3. 喂益生菌类药物时,水温应低于40 ℃,且不要在空气中暴露太久,冲调后应及时服用。

4. 不要将药混在牛奶或果汁等饮料中喂服,以免产生化学反应,降低药物的疗效。

5. 不要捏着婴幼儿的鼻子喂药,这样容易使药液呛入气管或支气管,轻则引起咳嗽,重则导致吸入性肺炎或因药物堵塞呼吸道而窒息,甚至死亡。

6. 不要趁婴幼儿熟睡时喂药,婴幼儿神经系统尚未发育完善,且咽喉较狭窄,若突然刺激其咽喉神经,可能引起神经痉挛而导致窒息。

7. 不要用哄骗、恐吓等手段给婴幼儿喂药。因婴幼儿感知、认知能力差,哄骗可造成婴幼儿在以后的生活中误服药物,恐吓则会抑制婴幼儿消化系统的功能,影响其胃肠的蠕动和消化液的分泌,进而影响药物的吸收,降低药物的疗效。

8. 根据药物的性能,喂药中应注意以下几点。

(1)对牙齿有腐蚀作用和易使牙齿染色的药物,如酸类、铁剂应避免与牙齿接触,服后要漱口;服用铁剂应忌饮茶,以免影响铁的吸收。

(2)服用磺胺类药和发汗药后应多饮水。

(3)刺激食欲的健胃药应在进食前服,助消化的药及对胃有刺激性的药应在进食后服。

(4)同时服用多种药物时,如口含片、止咳糖浆等对呼吸道黏膜有安抚作用的药应在最后服,服用15~30分钟后方可饮水及进食。

(5)除有特殊要求的药物外,一般药物应在进食之前或两次进食之间喂服,防止因服药时呕吐而将食物呕出。

四、可能发生的情况——药物中毒

1. 原因

(1)育婴员误把成人药物喂服给婴幼儿。

(2)婴幼儿误服,如把糖衣片误认为是糖果,或是把颜色鲜艳、有芳香气味的水剂药物、化学试剂当成饮料，引起中毒。

（3）药物剂量过大。

2. 预防

（1）成人药物与婴幼儿药物分开存放，并做好标识。

（2）所有药物均应放在婴幼儿够不到的地方或将药箱上锁。

（3）严格按医嘱给婴幼儿喂药，确保药物剂量准确无误。

3. 处理

（1）误服6小时之内，立即采用催吐方法，将存留在胃内尚未消化吸收的药物吐出来。

（2）立即送医，并将误服的药物或药瓶带上，让医生了解情况，及时采取解毒措施。

知识延伸

家庭药箱管理要求

1. 分类存放

中药和西药分开，外用药和内服药分开，处方药和非处方药分开，成人药与婴幼儿药分开，急救药与常规药分开。特别要注意的是，毒性较大的药品要严格保管，标记清楚，以免因拿错、误服而发生危险。

2. 有效期和失效期

任何药品均有有效期和失效期，药品过了有效期便不能再使用，否则会影响疗效，甚至会带来不良后果。散装药应按类分开，并贴上醒目的标签，写明存放日期、药物名称、用法、用量、失效期。每隔3个月左右清理检查一遍，如果发现药品发生变质、潮解、霉变或过期等情况，应当即丢弃、及时更换。

3. 药品储存条件

药物常因光、热、水分、空气、酸、碱、温度、微生物等影响而变质失效。因此，应注意药品的保管条件，避免高温、光照和潮湿。许多药品说明书中有"密封，阴凉处保存"字样，密封是指隔绝空气，可避免药品被氧化等，也避免潮湿空气的进入，造成药物的潮解等。阴凉处是指不高于20 ℃的环境，如果是"冷藏"，就应储存在2～10 ℃的环境中，一般冰箱的冷藏室可以满足这一要求。

4. 药品外观变化

使用药品前应注意观察其外观变化。如片剂产生松散、变色，糖衣片的糖衣粘连或开裂，胶囊剂的胶囊粘连、开裂，丸剂粘连、霉变或虫蛀，散剂严重吸潮、结块、发霉,眼药水变色、混浊,软膏剂有异味、变色或油层析出等情况时,则不能使用。

第三节 滴眼药

童童去游泳馆游泳后,感觉眼睛刺痛、发红。医生给童童开了3种眼药水,让童童妈妈轮换着滴。童童妈妈每隔3个小时就把这3种眼药水重复滴1遍,但是童童的症状并没有好转,于是她又来到眼科门诊问医生,是不是药物没有效果。医生对童童妈妈说,不是药没有效果,而是滴眼药水的方法不对。

婴幼儿很多眼部疾病如结膜炎等需要滴眼药水,有时还需涂抹眼药膏,正确使用眼药水或眼药膏可促进眼部疾病早日康复。

一、滴眼药水或涂抹眼药膏前的准备

1. 育婴员准备

洗净双手,仔细核对药物,认真阅读药物说明书。

2. 用物准备

眼药水、眼药膏、棉球、毛巾、纸巾。

3. 环境准备

室内环境整洁、安静、安全。

4. 婴幼儿准备

婴幼儿情绪稳定。

二、滴眼药水或涂抹眼药膏的步骤

1. 滴眼药水

(1)查看药物保质期,检查是否有混浊、沉淀、絮状物等变质情况。打开眼药水瓶盖后,瓶盖口朝上放置,避免污染眼药水。

(2)与婴幼儿沟通,解释用药目的,以取得其配合。

(3)婴幼儿取仰卧位,头稍向后仰,适当固定其手脚。

(4)清洁眼睛,如眼内分泌物过多,点眼药水前应用无菌棉球或清洁毛巾拭去分泌物并吸去部分泪液,保证眼部清洁。

(5)育婴员一手食指将婴幼儿下眼皮轻轻往下拉,如图9-5所示,使眼皮与眼球间的结膜囊形成袋状沟,嘱其眼睛向上看,另一手持眼药水在距眼睛1~2 cm处将1~2滴眼药水滴入袋状沟内。

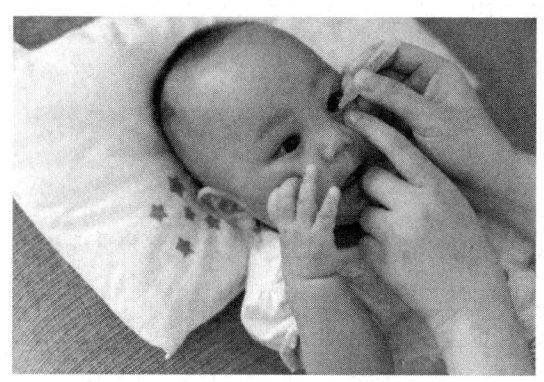

图9-5　用食指将婴幼儿下眼皮轻轻下拉

(6)点眼药水后松开撑眼皮的手,并用拇指、食指轻压鼻根处2~3分钟。
(7)安抚婴幼儿,洗手,将剩余眼药水密封保存。
(8)观察婴幼儿用药后的反应。
(9)整理用物并做好记录。

2. 涂抹眼药膏

(1)与婴幼儿沟通,解释用药目的,以取得其配合。
(2)婴幼儿取仰卧位或坐位。
(3)育婴员一手轻轻撑开婴幼儿上下眼皮,另一手将少许眼药膏自眼外侧涂入眼中。
(4)帮助婴幼儿轻轻开、闭上下眼皮数次,使药膏分布均匀。
(5)安抚婴幼儿,洗手,将剩余眼药膏密封保存。
(6)观察婴幼儿用药后的反应。
(7)整理用物并做好记录。

三、注意事项

1. 遵医嘱使用眼药水、眼药膏。
2. 眼药水、眼药膏开封后使用期限不超过15天,眼药水(膏)瓶应完整,勿倒置存放。
3. 如需滴多种药物,每种药物之间要间隔5~10分钟;应先滴眼药水后涂眼药膏，先滴刺激性弱的眼药水（膏），再滴刺激性强的眼药水（膏）；使用混悬液前必须将药液摇匀。

4. 眼药水（膏）应放置在婴幼儿触碰不到的地方。

5. 不要将眼药水（膏）直接滴（涂抹）到角膜（黑眼珠）上，以免刺激眼睛眨眼，将眼药水（膏）挤出眼外。眼药水（膏）瓶口不要触及眼睑及睫毛，以免眼药水（膏）被污染。

四、可能发生的情况——药液进入鼻腔或口腔

1. 原因

（1）眼睛和鼻泪管相通，滴入的眼药水会经过鼻泪管进入鼻腔，然后流入咽喉部，有时眼药水会到达咽喉部让人感受到令人难受的味道。

（2）婴幼儿不配合，用了眼药水之后有低头或头部晃动等动作，使眼药水进入鼻腔。

2. 预防

（1）滴眼药水前与婴幼儿交流，尽量取得其配合。

（2）嘱婴幼儿滴完眼药水后将眼皮放松，闭目休息，同时压迫泪囊（内眼角稍下方）2~3分钟。

3. 处理

如果滴眼药水时，出现咽喉部不适及苦涩感，可用清水漱口，通常5分钟左右眼药水就会被稀释至消失，症状也会消失。

知识延伸

婴幼儿眼保健操

婴幼儿期是预防近视的关键时期，最好的方式是做眼保健操，具体做法如下。

1. 按揉睛明

育婴员拇指或食指指甲点揉婴幼儿睛明穴（目内眦角稍上方凹陷处），按揉3~5次。

2. 按揉承泣、四白、球后

育婴员食指点揉婴幼儿承泣穴（眼球与眶下缘之间）、四白穴（眼眶下孔处）和球后穴（当眶下缘外1/4与内3/4交界处）各50~100次。

3. 按揉攒竹、鱼腰、丝竹空

育婴员以拇指指腹着力按压并揉婴幼儿攒竹穴（眉头陷中）、鱼腰穴（眉毛

中)、丝竹空穴(眉梢凹陷)各 50~100 次。

4. 按揉瞳子髎

育婴员以拇指指腹着力按压并揉婴幼儿瞳子髎穴(目外眦旁,当眶外侧缘处)50~100 次。

5. 揉太阳

育婴员以一手中指指端揉婴幼儿太阳穴(眉梢与目外眦之间向后约 1 横指的凹陷处)50~100 次。

第四节 滴鼻药

欢欢这两天鼻子不通气很难受,医生开了滴鼻药嘱咐欢欢妈妈回家给欢欢按时滴药,欢欢妈妈想滴鼻药是个简单的事情,就没有仔细请教医生,而是急急忙忙带着宝宝回家了。没想到滴鼻药的时候欢欢一点都不愿意配合,原来滴鼻药时采取的姿势不正确,让药液流入了咽喉部,欢欢感到极不舒服,从而拒绝滴鼻药。

一、滴鼻药前的准备

1. 育婴员准备

洗净双手,仔细核对药物,认真查看药物说明书。

2. 用物准备

滴鼻药液、滴管、毛巾、纸巾。

3. 环境准备

室内环境整洁、安静、安全。

4. 婴幼儿准备

婴幼儿情绪稳定。

二、滴鼻药的步骤

1. 与婴幼儿沟通,解释用药目的,以取得婴幼儿的配合。
2. 先轻轻擤出鼻内分泌物,如果鼻腔内有干痂,应取出。
3. 根据婴幼儿情况可采取以下几种体位。

（1）仰卧位滴鼻法。婴幼儿取仰卧位于床上，头悬于床缘或在其肩下垫枕，向后仰，鼻孔向上，以免药液流入咽部，如图9-6所示。

（2）坐位滴鼻法。让婴幼儿坐在靠椅背上，头尽量后仰，如图9-7所示。此法适合伴有急性中耳炎及卡他性中耳炎的婴幼儿，可以使药液进入鼻腔后段咽鼓管的开口处。

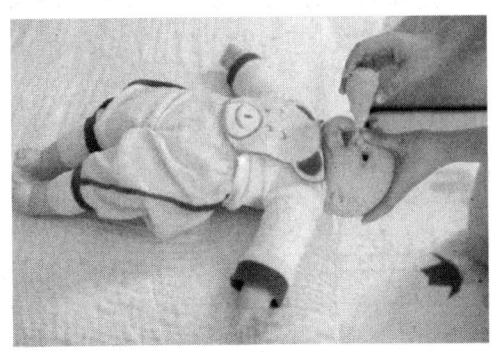

图9-6 将婴幼儿头悬于床缘或在其肩下垫枕

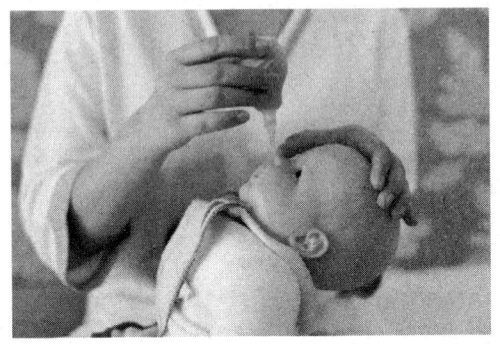

图9-7 让婴幼儿坐在靠椅背上头尽量后仰

（3）侧位滴鼻法。婴幼儿取平卧位，头偏向一侧，如图9-8所示。

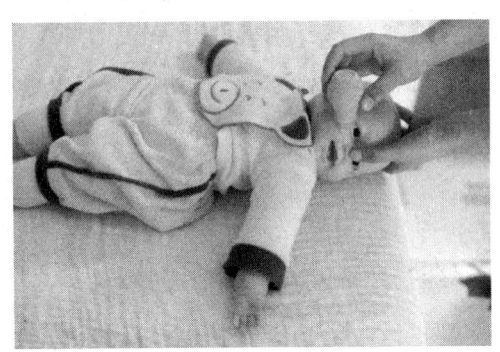

图9-8 让婴幼儿平卧，头偏向一侧

4. 育婴员一手固定婴幼儿，另一手挤压滴鼻药药瓶或滴管，将药液滴入患侧鼻腔2~3滴。

5. 滴药后轻按两侧鼻翼，让药液充分吸收，5分钟后可坐起。

6. 观察婴幼儿用药后的反应。

7. 洗手，整理用物并做好记录。

三、注意事项

1. 如果同时使用两种以上的滴鼻药，应间隔5分钟，以免降低疗效或产生不良反应。

2. 如同时使用收缩鼻黏膜血管和含消炎成分的滴鼻剂，应先滴收缩鼻黏膜血管的滴鼻剂，滴后保持原体位 5 分钟，再按原体位滴含消炎成分的滴鼻剂。这样药液不仅能进入鼻腔，而且还能与病变部位充分接触从而取得最佳疗效。

3. 滴鼻时嘱婴幼儿不要猛烈吸气，以免发生呛咳。

4. 滴药时滴管勿接触婴幼儿鼻翼或鼻毛，以免污染药液。

5. 滴药时应注意固定好婴幼儿头部。如用滴管滴药，可在滴管末端套上橡皮胶管以免损伤鼻黏膜。

6. 滴鼻药液要专人专用。

四、可能发生的情况——药物性鼻炎

药物性鼻炎多在连续滴药 10 天后发生。表现为双侧持续性鼻塞、嗅觉减退、鼻腔分泌物增加，并由清涕转为脓涕，常伴有头痛、头晕等症状。晚期可因鼻腔血管舒缩障碍引起萎缩性鼻炎，导致鼻塞更加严重。

1. 原因

（1）未按医嘱用药，自行增加滴药的次数。

（2）误用含有麻黄碱的滴鼻剂，鼻腔黏膜血管长时间收缩造成血管壁缺氧，出现反跳性血管扩张，造成黏膜水肿。

（3）长期使用血管收缩剂滴鼻后，药物的疗效会越来越差，鼻腔通畅的时间越来越短，鼻塞的症状也会越来越重。

2. 预防

（1）严格执行医嘱，鼻塞时避免长期使用收缩血管的药物来缓解症状。因为这类药物一旦代谢完，各种症状容易再次复发。如反复使用，很可能诱发药物依赖性鼻炎。

（2）向医生了解所用滴鼻药物的用药原则、用药方法及用药时间。2 岁以下的婴幼儿不能使用麻黄素滴鼻药。2 岁以上的幼儿使用麻黄碱、盐酸羟甲唑啉喷雾剂（达芬霖、必通）、盐酸赛洛唑啉喷雾剂（诺通）时，连续使用时间不能超过 1 周，如果仍有需要，要休息几天后再继续使用，以免发生药物性鼻炎。

（3）了解滴鼻药的禁忌证，对于有禁忌证的婴幼儿要慎用此类滴鼻药。

3. 处理

应及时停用滴鼻药，并到耳鼻咽喉科就诊，在医生指导下规范治疗。

知识延伸

鼻腔有异物怎么办

1. 嘱婴幼儿用口腔呼吸，面向有光亮的地方，协助其抬起头并用手指将鼻尖向上推起，用手电筒照射即可看到异物，此时不可立即拿镊子钳夹，以防异物被推向鼻腔深处。

2. 如果婴幼儿能保持安静，积极配合，可用手指压住健侧鼻孔，令其低头并做擤鼻涕的动作，异物即可随气流冲出鼻孔，或是部分露出鼻腔。露出鼻腔的异物如为圆形且表面光滑，可用拇指压迫患侧鼻翼，将异物挤出鼻腔；如鼻腔的异物是纸团、纽扣等不规则物体，则可用镊子将其夹出。

3. 经以上处理后异物还未取出，应尽快就医。

第五节　滴耳药

阳阳妈妈发现阳阳最近看电视时将声音调得很大，有时候呼喊他也像没听到一样，检查发现阳阳耳朵里的耵聍（俗称"耳屎"）堵塞了外耳道，导致阳阳听力下降，医生说要先滴耳药水让耵聍软化后方可清除。

一、滴耳药前的准备

1. 育婴员准备
洗净双手，仔细核对药物确认无误，认真阅读药物说明书。

2. 用物准备
滴耳药液、生理盐水、3%过氧化氢溶液、滴管、纸巾、棉球、棉签。

3. 环境准备
室内环境整洁、安静、安全。

4. 婴幼儿准备
婴幼儿情绪相对稳定。

二、滴耳药的步骤

1. 与婴幼儿沟通,耐心解释用药目的,以取得婴幼儿的配合。
2. 婴幼儿取侧卧位或坐位,患耳向上。
3. 将耳郭向下方牵拉,拉直外耳道,检查外耳道情况,如有分泌物,滴药前可用3%过氧化氢溶液或生理盐水清洁外耳道,并用棉签拭干。
4. 顺外耳道后壁缓慢滴入药液3~5滴,如图9-9所示。如为耵聍栓塞,则每天滴7~8次,每次滴入药液量可酌情增加。

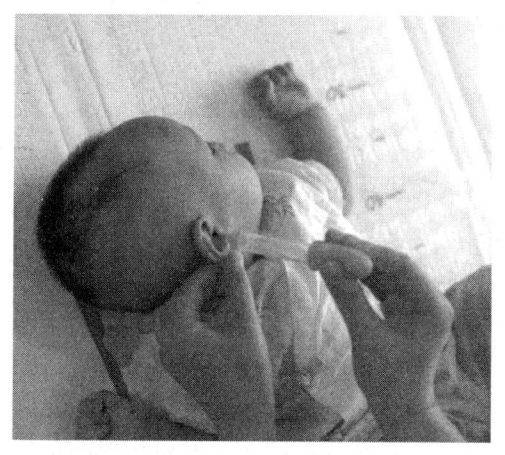

图9-9 顺外耳道后壁缓慢滴入药液3~5滴

5. 滴药后用手轻拉耳郭或反复轻按耳屏数次,使药物流入耳道或中耳腔内。
6. 滴耳药后,保持原体位5~10分钟,使药液与中耳腔充分接触。将消毒棉球塞于外耳道口,扶婴幼儿坐起。
7. 观察婴幼儿用药后的反应。
8. 整理用物,洗手。

三、注意事项

1. 药液温度宜接近体温,不宜过热或过冷,以免刺激迷路神经,引起眩晕、恶心、呕吐等不适。
2. 对外伤性鼓膜穿孔急性期,禁止任何水样液体滴耳,以免细菌随药液进入中耳腔,导致感染。
3. 如昆虫类异物进入外耳道,应尽早就诊,遵医嘱协助护士将酒精或氯仿(有鼓膜穿孔者不用)滴入耳内使其麻醉,或滴入植物油类使其窒息,然后将其冲出或取出。

4. 当发生颅底骨折，出现脑脊液耳漏时，应禁止耳部填塞、冲洗和点药，否则会造成逆行感染。

5. 患外耳道炎和耳道霉菌感染的婴幼儿，应及时就医，遵医嘱取出外耳道分泌物做细菌培养和药敏试验，根据检验结果选择合适的药物，做到对症用药。

四、可能发生的情况——眩晕

1. 原因

滴耳药液温度太低，刺激迷路神经引发眩晕。表现为头晕，严重者甚至发生恶心呕吐等症状。

2. 预防

（1）调整药液温度，以免药液过冷或过热引发眩晕。滴耳药的加温很简单，只需将药液滴在耳郭腔，使其沿外耳道壁缓慢流入耳底，药液自会温暖。切忌将药液直接滴到鼓膜上。

（2）控制滴耳药液的滴入速度，一般以轻压药瓶，滴耳药液刚好滴出瓶口的速度为宜，切不可按压药瓶使药液自瓶口直线流出。

3. 处理

暂停滴药，平卧休息。

知识延伸

正确认识耳垢（耵聍）

耳垢内的溶解酶混合了皮脂腺分泌的脂肪酸，能产生微酸且抗菌的环境，从而保护外耳道，避免细菌或霉菌感染。耳垢对外耳道皮肤具有防水保湿功能，若没有耳垢，外耳道的皮肤会相当干燥，以至严重发痒。

耳垢到底该不该挖呢？

1. 外耳道皮肤有自动向外移行的功能，人在咀嚼、说话及张闭口（如打哈欠等）时，颞颌关节的运动带动外耳道将耳垢向外运送并排泄出去。因此，一般情况下耳垢不需要挖。

2. 如果耳垢完全堵塞耳道引起传导性弱听，或耳朵出现痒、痛、闷塞感等不适，或皮脂腺分泌旺盛，或外耳道受损、发炎，或耳垢坚硬、量多，或先天性外耳道较为狭窄时，则需要请医生帮忙清理。

第六节　护送婴幼儿就医

西西，女，3岁，王姐带着正在发烧的西西赶到医院，挂完号却找不到就诊室，只能在门诊来回寻找。就在这时，怀里的西西突然抽搐起来，她双眼凝视、口唇发绀、四肢强直抖动。王姐连声呼救，闻讯赶来的医护人员立即给西西做了相应处理。2分钟后，西西抽搐的症状得到了缓解。而一旁的王姐则吓得话都说不出来。

婴幼儿生病时会有许多突发状况，育婴员了解婴幼儿就医的全过程，可省去很多不必要的麻烦。

一、就医前准备

1. 育婴员准备

了解家庭附近一级、二级、三级医院的地址和路线，有关专家或专科门诊的出诊时间和就诊情况。

2. 用物准备

婴幼儿诊疗卡、病历资料、预约挂号信息、检查结果、日常生活用物、钱包等。

3. 环境准备

夏季注意防晒、防蚊虫；冬季注意保暖。

4. 婴幼儿准备

穿戴整齐，冬季做好适度保暖工作。

二、就医步骤

1. 熟悉就诊流程，包括挂号、取号、诊室就诊，如实告知医生婴幼儿的发病经过和用药情况，配合医生给婴幼儿进行体格检查，等待医生开具检查检验医嘱。

2. 缴费、检查、取检查报告。

3. 诊室复诊，向医生了解婴幼儿病情，倾听医生健康教育，记住医嘱，特别是用药注意事项和下次复诊时间。

4. 缴费、取药、治疗、回家。

三、注意事项

1. 婴幼儿如需急救，应一边打急救电话，一边通知家长。
2. 冬季出门需包裹好婴幼儿，但不能捂过多衣被，随身携带口罩、帽子、围巾备用。
3. 背包中的物品要分类放置，以便于取放。
4. 就诊时要向医生说明婴幼儿就诊的原因，包括主要症状和发病时间，叙述病情要实事求是，不可随意夸大或隐瞒病情。
5. 每次就诊应带全以往的就诊记录。
6. 有呕吐、腹泻的婴幼儿可在家留好标本，以方便就医时检查。
7. 取药后要查对并了解具体用药的剂量和每日服药的次数。
8. 如需要注射，要做好配合工作。

四、可能发生的情况——婴幼儿病情延误

1. 原因

（1）育婴员观察病情不到位，不懂装懂，判断失误。
（2）育婴员没有具备相关知识，没有及时与婴幼儿家长沟通，延误婴幼儿病情。
（3）育婴员带婴幼儿就诊时，对就诊流程不熟悉，找不到医院或诊室等。

2. 预防

（1）育婴员要认真观察婴幼儿，发现婴幼儿有不同于往常的情况，要提出疑问，也可为婴幼儿测量体温等，及时发现婴幼儿生病并观察病情变化。
（2）婴幼儿生病，育婴员要及时告知家长，并提醒家长带婴幼儿就医。
（3）育婴员熟悉婴幼儿就医流程，做到未雨绸缪。

3. 处理

立即送婴幼儿就医。

知识延伸

婴幼儿穿衣遵循三暖二凉原则

1. 三暖

（1）背暖。保持婴幼儿背部的温暖可以预防疾病，减少感冒。

（2）肚暖。婴幼儿如果腹部受凉，就会造成脾胃虚弱，从而引起食欲不振或者是消化不良、腹泻等症状。

（3）足暖。婴幼儿脚上的神经比较多，还有很多的穴位，对外部的温度也比较敏感，如不注意保暖则容易引起疾病。

2. 二凉

（1）头温凉。婴幼儿经由体表散发的热量，有1/3是由头部发散，头热容易心烦、头晕而导致神昏，这就是中医所说的上火，所以一定要保证婴幼儿头部散热。

（2）心胸温凉。如果穿着过于厚重臃肿，就会压迫到胸部，影响正常的呼吸与心脏功能，穿得过厚，还容易造成心烦与内热，所以要保证婴幼儿心胸凉爽舒适。

同步练习题

一、单项选择题

1. 婴幼儿患有下列哪种疾病时不宜测肛温（　　）。

A. 腹泻、心脏病

B. 上呼吸道感染

C. 过敏性皮炎

D. 哮喘

2. 为婴幼儿测肛温的时间应持续（　　）分钟。

A. 3　　　　　　B. 5　　　　　　C. 8　　　　　　D. 10

3. 下列测量体温的注意事项中错误的是（　　）。

A. 操作中注意保暖，避免婴幼儿着凉

B. 活动后应休息30分钟再测量

C. 无须擦净汗液便可直接测量腋温

D. 婴幼儿不能测量口温，以免发生意外

4. 根据药物的性能，喂药中的注意事项包括（　　）。

A. 服用铁剂应忌茶，以免影响铁的吸收

B. 服用磺胺类药和发汗药时应多饮水

C. 刺激食欲的健胃药应在进食前服用

D. 以上都是

5. 喂药的注意事项不包括（　　）。

A. 喂粉剂药或研碎的药片时，不要将药涂在婴幼儿舌面上

B. 喂益生菌类药物时，水温应不超过60 ℃

C. 喂水剂或糖浆时，应用量杯进行测量

D. 切忌捏着婴幼儿的鼻子喂药，以免呛咳

6. 滴眼药水或涂抹眼药膏的注意事项不包括（　　）。

A. 眼药水、眼药膏开封后使用期限不超过15天

B. 滴多种药物，每种药物之间要间隔5~10分钟

C. 先涂眼药膏后滴眼药水

D. 先滴刺激性弱的眼药水，再滴刺激性强的眼药水

7. 使用婴幼儿滴鼻药的注意事项不包括（　　）。

A. 滴鼻时嘱婴幼儿不要猛烈吸气，以免发生呛咳

B. 滴药时滴管勿接触婴幼儿鼻翼或鼻毛，以免污染药液

C. 同时使用两种以上的滴鼻药，两药之间应间隔15分钟

D. 滴鼻药液专人专用

8. 使用婴幼儿滴耳药的注意事项不包括（　　）。

A. 滴入药液温度宜接近体温，不宜过热或过冷

B. 外伤性鼓膜穿孔急性期，禁忌使用滴耳药

C. 颅底骨折，出现脑脊液耳漏时应用棉球堵塞

D. 外耳道炎应根据细菌培养结果对症用药

二、判断正误题

1. （　　）婴幼儿穿衣应遵循三暖二凉原则。

2. （　　）婴幼儿误服药物后，6小时之内应立即采用催吐方法。

3. （　　）服用磺胺类药和发汗药后应多饮水。

4. （　　）鼻腔有异物时应立即拿镊子钳夹，以防窒息。

5. （　　）颅底骨折，出现脑脊液耳漏时，可用棉球填塞耳部、冲洗和点药。

参考答案与解析

一、单项选择题

1. A。婴幼儿患有腹泻、心脏病以及直肠或肛门手术后不宜测量肛温。

2. A。测肛温应持续3分钟取出或听到电子体温计发出"嘀"的声音时即表示完成测量。

3. C。腋下有创伤、皮肤溃疡、炎症，或肩关节受伤时不宜测量腋温，腋下有

汗时应擦干净汗液后再测量体温。

4. D。喂药中的注意事项包括：对牙齿有腐蚀作用和易使牙齿染色的药物，如酸类、铁剂应避免与牙齿接触，服后应漱口；服用铁剂应忌茶，以免影响铁的吸收；服用磺胺类药和发汗药应多饮水；刺激食欲的健胃药应在进食前服，助消化的药及对胃有刺激性的药应在进食后服；同时服用多种药物时，如口含片、止咳糖浆等对呼吸道黏膜有安抚作用的药应在最后服，服用15~30分钟后方可饮水及进食；除有特殊要求的药物外，一般药物应在进食之前或两次进食之间喂服，防止因服药时呕吐而将食物呕出。

5. B。喂益生菌类药物时，水温应低于40 ℃，且不要在空气中暴露太久，冲调后应及时服用。

6. C。应先滴眼药水后涂眼药膏。

7. C。如果同时使用两种以上的滴鼻药，两药之间应间隔5分钟，以免降低疗效或产生不良反应。

8. C。当发生颅底骨折，出现脑脊液耳漏时，应禁止耳部填塞、冲洗和点药，否则会造成逆行感染。

二、判断正误题

1. √。三暖二凉是指：背暖、肚暖、足暖，头温凉、心胸温凉。

2. √。误服药物6小时之内，立即采用催吐方法，将存留在胃内尚未消化吸收的药物吐出来。

3. √。因磺胺类药物自肾脏排除，尿少时易析出结晶，导致肾小管堵塞，故应指导患儿服药后多饮水。

4. ×。鼻腔有异物时，不可立即拿镊子钳夹，以防异物被推向鼻腔深处。

5. ×。当发生颅底骨折，出现脑脊液耳漏时，应禁止耳部填塞、冲洗和点药，否则会造成逆行感染。

第三篇

婴幼儿健康与管理

第十章　意外伤害的预防与急救

学习目标

1. 掌握表皮擦伤、四肢扭伤、皮下血肿、蚊虫叮咬、烧烫伤和鼻出血的处理步骤与注意事项
2. 掌握冷敷的方法与注意事项
3. 熟悉鼻出血和烧烫伤的预防

第一节　表皮擦伤的处理

刚学会走路的壮壮，走起路来像个可爱的小企鹅，摇摇晃晃的。壮壮对各种东西都特别好奇，这个要自己走过去摸一下，那个要自己走过去拿一下，壮壮奶奶即使长出8只眼睛也难以看护周全，所以壮壮就经常被磕碰到。一天，祖孙俩在花园里玩，壮壮不小心摔了个大跟头，手心擦破了皮，疼得他哇哇大哭。壮壮奶奶不知道该怎么办，小手这么脏，洗还是不洗呢？若洗手，沾了水的伤口会不会发炎呢？

表皮擦伤是指最外层的皮肤被擦伤，一般不会流很多血，但会引起强烈的疼痛。擦伤后可见表皮破损并有许多小出血点和组织液渗出。

一、表皮擦伤处理前准备

1. 育婴员准备
束发、洗手，戴口罩。

2. 用物准备
无菌棉签、碘伏、生理盐水。

3. 环境准备

光线明亮，室内温度 22~24 ℃，相对湿度 55%~65%。

4. 婴幼儿准备

安抚婴幼儿情绪，使其保持安静。

二、表皮擦伤处理的步骤

1. 育婴员保持镇定，安抚婴幼儿情绪，使其保持安静。
2. 判断伤情并做适当处理

（1）轻微擦伤，清洁消毒后无须做进一步处理。

（2）如果创面很干净，可用棉签蘸碘伏涂在创面上，一般消毒2遍，并暴露创面让其自然干燥。

（3）如果创面沾有泥土，可先用清水或生理盐水清洗，然后涂上碘伏，暴露创面让其自然干燥。

（4）如果擦伤面积较大或伤口上沾有难以清理的玻璃碎屑、沙粒、污物等，或者受伤部位肿胀、疼痛剧烈，或者受伤部位特殊（如脸部），则应立即就医。

（5）如果伤口处有红肿、发白等合并感染的症状时需立即就医。

三、注意事项

1. 表皮擦伤需保持创面清洁干燥，每日用碘伏消毒1~2次。但过多过频地消毒伤口，不仅会刺激皮肤，还会增加婴幼儿的疼痛感，甚至延缓伤口的愈合。
2. 不要在擦伤处涂抹香油或口水等，因其含有大量细菌，且容易黏附灰尘，从而引发感染。
3. 表皮擦伤时无须覆盖敷料，如果贴上创可贴，造成伤口处的分泌物不易干燥，反而易引起化脓。

四、可能发生的情况——疤痕形成

1. 原因

（1）婴幼儿本身是疤痕体质。

（2）表皮擦伤的面积较大，处理不正确。

（3）擦伤处理不当，易发生感染。

2. 预防

（1）发生擦伤时要积极、恰当地处理，创面要清洗干净，每天消毒，预防感染。

（2）伤口结痂时，不要强行剥离痂皮，应让其自然脱落，从而有助于伤口的恢复。

（3）必要时，遵医嘱应用伤口胶体敷料，不仅可以保护创面，还可以预防疤痕的形成。

3. 处理

（1）正确清洁消毒伤口，保持创面清洁。

（2）遵医嘱应用硅胶软膏或凝胶软化疤痕。

知识延伸

意外伤害救助程序

1. 熟记急救电话

育婴员需要熟悉家庭附近的急救中心、医院及其相关信息，包括电话号码、地址、交通路线等。情况紧急时需迅速拨打110、120等求助电话。

2. 建立家庭急救电话联系卡

根据家庭所在地区的医疗、救护情况，建立家庭急救电话联系卡。需要的信息包括婴幼儿监护人的基本信息和联系方式、发生意外情况下的联系方式和急救方法，如果已知婴幼儿有特殊的疾病或其他状况，需要知道如何寻求及时的帮助或处理。联系卡需放置在醒目、易获取的地方。

3. 配备家庭急救箱

家庭急救箱可提供最基本的急救与护理，如体温计、绷带、纱布块、药棉、创可贴、止血带、烫伤药膏、剪刀、镊子、冰袋、过氧化氢、碘伏等。

第二节　四肢扭伤的处理

贝尔，男，4岁，在与小伙伴们追赶打闹时跌倒，坐在地上大哭。妈妈见状一边安抚贝尔，一边检查身体有没有受伤，初步判断没有骨折。将其抱回家，使用小冰块进行了冷敷。爸爸回家后带着贝尔去看医生，拍了片，医生诊断为右踝扭伤。

扭伤是指旋转、牵拉或肌肉猛烈而不协调地收缩等间接暴力，使关节突然超出生理范围的活动时，引起肌肉、肌腱、韧带、筋膜、关节囊等组织产生撕裂、断裂或移位等，以局部肿胀、疼痛、活动受限、青紫为主要表现的损伤性疾病。扭伤多发于腰、踝、膝、肩、腕、肘、髋等部位。

一、扭伤处理前准备

1. 育婴员准备

束发，修剪指甲，去除首饰，洗手，戴口罩。

2. 用物准备

盛有冷水的小水盆或降温贴、毛巾、热水袋（45～50℃温水）、绷带。

3. 环境准备

光线明亮，室内温度22～24℃，相对湿度55%～65%。

4. 婴幼儿准备

安抚婴幼儿情绪，使其保持安静。

二、扭伤处理步骤

1. 与婴幼儿沟通，保持其情绪稳定。
2. 抱起婴幼儿，检查全身及四肢活动情况，观察扭伤程度。
3. 冷敷

（1）湿毛巾冷敷。小水盆内放置冷水。将一块小毛巾浸湿后略拧干，敷于扭伤处，2～3分钟后换另一块毛巾冷敷于扭伤处，密切观察局部情况，谨防冻伤，如图10-1所示。

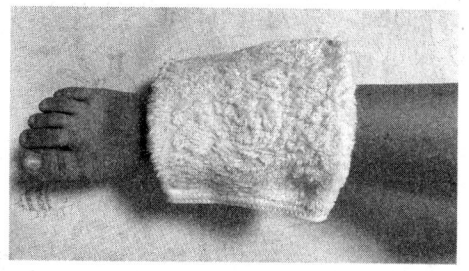

图10-1 湿毛巾冷敷

（2）降温贴冷敷。将置于冰箱内的降温贴剪成需要的面积，贴于扭伤处，4～6小时更换1次，可持续冷敷48小时。

4. 可用绷带包扎或者把扭伤部位抬高，以帮助减轻肿胀。若受伤后很快出现明显的肿痛和淤青症状，往往提示损伤较为严重，应立刻就医。

5. 热水袋热敷。扭伤48小时以后方可热敷。

（1）打开热水袋盖子，往里吹气，再拧上盖子。在面颊旁挤压，确定热水袋完好无损、无老化、紧密性好、无漏气漏水。

（2）打开热水袋盖子，一手提起热水袋一侧边沿，另一手灌入45～50℃温水至 2/3 满。

（3）去除热水袋内多余气体，拧上盖子，倒提热水袋，确定无漏水。

（4）用毛巾包裹热水袋，放置于扭伤处。每天 3~4 次，每次 20~30 分钟。

三、注意事项

1. 活动或运动中婴幼儿诉疼痛时，要立即停止活动或运动，尤其是受伤部位，以防伤势进一步恶化。

2. 扭伤后 48 小时内用冷敷，以减轻肿胀。48 小时后方可热敷，以促进肿胀消退。

3. 冷敷温度不宜过低，谨防冻伤；热敷温度不宜过高，水温低于 50 ℃ 且必须用毛巾包裹方可使用，谨防烫伤。

四、可能发生的情况——烫伤

1. 原因

（1）热水袋中的水温度过高，放于扭伤处时间过长。

（2）使用热水袋时未用毛巾包裹直接放于扭伤处。

2. 预防

（1）确定水温不超过 50 ℃，记录放置热水袋时间（每日 3~4 次，每次 20~30 分钟）。

（2）必须用毛巾包裹热水袋方可热敷。

3. 处理

详见本章第五节对烧烫伤的处理。

知识延伸

冷敷的应用

1. 背部损伤

背部拉伤或急性腰扭伤（闪腰）后，在最初的 2~3 天可以每天冷敷 1 次，每次 20 分钟，对于减少炎症和疼痛效果显著。

2. 踝关节扭伤

踝关节扭伤后 48 小时内冷敷，每天 3~4 次，每次 20~30 分钟。

3. 剧烈运动之后

剧烈运动后关节感到有些不适可适当冷敷 20~30 分钟。

4. 韧带撕裂

韧带撕裂早期最佳处理方式是冷敷。每3小时在冰水浴中浸泡15分钟，可减少受伤组织的血流量，改善肿胀、炎症和疼痛。

5. 拔牙后疼痛

拔牙后通常会有一段肿胀疼痛期，冷敷可降低疼痛阈值，起到"止疼片"的效果。

第三节 皮下血肿的处理

天天是个调皮好动的小男孩。对于他来说，摔跤、磕碰是家常便饭，每天不是撞到胳膊就是摔到膝盖，胳膊、膝盖上经常碰得淤青，而婴幼儿最怕的就是撞到头部，因为头部被撞后最容易引起血肿块，且一时半会儿消不了，遇到这种情况时估计没有哪个妈妈能坐得住。

皮下血肿是指血管（通常为毛细血管）中的血液由于异常原因而渗出血管外，积聚在皮肤中所形成的肿块。造成婴幼儿血肿常见的原因是：意外跌伤、摔伤、碰伤，最常见的部位是头部。

一、处理血肿前准备

1. 育婴员准备

停下手中所有工作。

2. 用物准备

冰袋、包裹冰袋的毛巾、盛有冷水的水盆、小毛巾、降温贴、纱布、绷带。

3. 环境准备

光线充足，室内温度22~24℃，相对湿度55%~65%。

4. 婴幼儿准备

安抚情绪，让婴幼儿保持安静。

二、处理血肿步骤

1. 观察婴幼儿的面色及全身情况。

2.婴幼儿磕到之后,立即用手掌压迫5分钟,不要按揉。压迫面积要大于受伤面积,以减少皮下出血。

3.冷敷

(1)冰袋冷敷。从冰箱中取出冰袋,用毛巾包裹后敷在血肿处,如图10-2所示。

(2)冷湿毛巾冷敷。小水盆内放置冷水。用一块小毛巾浸湿后略拧干,敷于血肿处,隔2~3分钟后替换另一块小毛巾冷敷血肿处,如此交替。冷敷时间为20分钟。

(3)降温贴冷敷。将置于冰箱内的降温贴剪成需要的面积,贴于血肿处,4~6小时更换1次,可持续冷敷48小时。

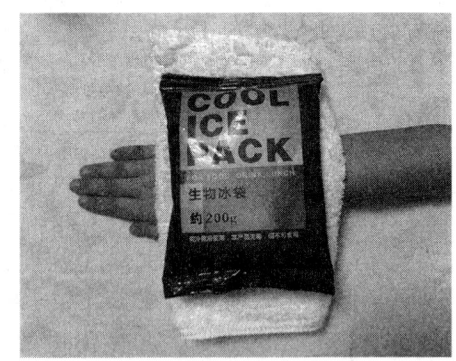

图10-2 冰块冷敷时中间需隔毛巾

4.将纱布放在血肿处,再用绷带缠绕包扎。

5.观察婴幼儿受伤之后的反应,如出现呕吐、烦躁、头痛、嗜睡等症状,或2~3天后血肿没有消散且越来越大,要及时就医。

6.受伤后48小时后进行热敷,以加速淤血消散,具体方法见本章第2节中热水袋热敷的内容。

三、注意事项

1.如果婴幼儿撞到了头部,要持续观察其是否有神经系统异常的表现。如嗜睡、昏睡、昏迷、尖叫、呕吐、异常动作、表情淡漠、四肢肌肉紧张、牙关紧闭、眼斜视、意识不清、极度痛苦等。如果有任意一项,均需立即就医。

2.如果婴幼儿受伤24小时内,神志清醒、行为正常,没有任何异常的表现,则基本可以排除神经系统的损伤。

3.婴幼儿磕碰后出现淤青或血肿,不能按揉,48小时内先冷敷,48小时后再热敷。若48小时内按揉和热敷会使皮下血管扩张,增加出血量,使淤青或血肿更加严重。

4.不要用任何活血化瘀或有止血作用的外用药物,因为血肿或淤青都是皮下出血,外用止血药物对血肿起不到止血作用,活血化瘀的药物都有一定扩张血管的作用,会加重皮下出血的情况。

四、可能发生的情况——冻伤

1. 原因

（1）冰袋直接接触皮肤，温度过低。

（2）冷敷时间过长。

2. 预防

（1）冰敷前要将冰袋外面洒落的水擦拭干净，冰敷时应在皮肤与冰袋之间放置干毛巾。

（2）冰敷过程中要密切观察冷疗效果及局部皮肤情况，如出现皮肤发白等情况应暂停，待皮肤稍复温以后再进行，一般冰敷时间每次为15～30分钟，再次冰敷要间隔2～3小时，以防冻伤。

3. 处理

（1）迅速撤除冰袋。

（2）轻度冻伤，可以用不含酒精的消毒剂或生理盐水清洁冻伤处和周围皮肤，再用干软的吸收性敷料做保暖包扎或者涂抹冻伤膏。

（3）重度冻伤出现水疱、皮肤坏死等情况应立即就医。

知识延伸

冰敷的注意事项

1. 防止冻伤

冰敷时应在皮肤与冰袋之间放置干毛巾，每次冰敷时间不宜过长，控制在20分钟左右，以免发生冻伤。必要时每隔2～3小时重复进行，如果肿胀、疼痛、发热明显，可每隔1～2小时冰敷1次。

2. 冰敷要点

以痛、肿、热最明显的部位为中心进行冰敷，用毛巾包裹冰袋置于伤处，与皮肤紧密接触，冰敷效果才能直达患处。使用硅胶冰袋前要除去表面凝结的霜，并将袋子外面洒落的水擦拭干净。

3. 避免损伤加重

急性损伤后48小时内避免热敷，也不可随意按揉，以免皮下血管扩张及损伤，从而加重出血。

第四节 蚊虫等叮咬的处理

3岁的轩轩一直居住在偏远的山村,由奶奶照顾,这里山清水秀,空气新鲜。一天下午,轩轩哭着从外面跑回来,边哭边喊痛,同行的小伙伴告诉奶奶,轩轩捅了蜂窝,飞出来的蜜蜂蜇了轩轩。奶奶发现轩轩被蜇的部位又红又肿,由于瘙痒还有被轩轩抓挠的痕迹。奶奶心急如焚,于是赶紧带他去医院。医生查看了轩轩的情况后,告诉奶奶这是蜜蜂蜇伤,无须紧张,初步处理后给轩轩开了些外用药。

婴幼儿安全意识尚未建立,户外玩耍时,容易被蚊虫叮咬或是蜜蜂蜇伤。大部分婴幼儿被蚊虫叮咬或蜜蜂蜇伤会出现局部疼痛、皮肤红肿、瘙痒,但不会产生很大的危害。只有少数婴幼儿在被蜇伤后,可能出现过敏反应,需要紧急治疗。如果婴幼儿感到晕厥,出现休克症状,或者在婴幼儿口腔内有蜇伤的情况等,应一边做急救处理,一边迅速送往医院治疗。

一、处理蚊虫叮咬或蜂蜇前准备

1. 育婴员准备
洗手,戴口罩。

2. 用物准备
清水、肥皂、花露水、炉甘石洗剂、毛巾、冰块、指甲刀或镊子、75%酒精等。

3. 环境准备
光线充足,室内温度22~24℃,相对湿度55%~65%。

4. 婴幼儿准备
安抚情绪,保持安静。

二、处理蚊虫叮咬或蜜蜂蜇伤步骤

1. 安抚情绪
用玩具逗引婴幼儿,转移其注意力,减少其恐惧和哭闹情绪。

2. 清洗局部

使用碱性物质（如碱性肥皂）清洗局部，缓解瘙痒、预防红肿。

3. 根据蚊虫叮咬情况选用合适药膏

（1）普通的蚊虫叮咬，局部皮肤仅稍许红肿伴轻微瘙痒，用花露水（风油精、清凉油、碘酊、青草膏、无比滴）等，均匀涂抹叮咬部位。

（2）如出现明显红肿，瘙痒难忍等症状时，采用持续冷敷的方法消肿止痒，可以取毛巾包裹冰块敷在被叮咬部位，每2～3小时更换1次，每次20分钟左右，也可以外用炉甘石洗剂，但如皮肤有破损则不能使用。

（3）如有水疱，应根据水疱大小进行处理，如水疱小于1 cm，遵医嘱外涂外用抗生素软膏（如红霉素软或莫匹罗星软膏）即可；如水疱超过1 cm，应立即就医。剪短婴幼儿指甲，避免抓挠抠破引起感染。

（4）如叮咬部位较多，全身瘙痒明显，应立即就医。

4. 蜜蜂等带尾刺类昆虫蜇伤

（1）检查皮肤内是否留有蜂刺。如肉眼可见有蜂刺，应消毒局部皮肤后，用指甲刀或镊子把蜂刺夹出来，夹取蜂刺时动作一定要轻柔，以免把毒囊挤破。

（2）在蜇伤部位的周围涂些医用酒精或少许抗组胺软膏，缓解蜇伤部位的肿胀和瘙痒等症状。

（3）冷敷被蜇伤的部位。

如果婴幼儿出现喉鸣、呼吸困难、发烧、血尿等任何一项，均需立即就近就医。

三、注意事项

1. 婴幼儿被蚊虫叮咬后，育婴员应给其修剪指甲，注意指甲卫生，必要时戴并指手套，防止搔抓伤口，引起症状加重或感染。

2. 如果被蚊虫叮咬的位置是眼睑、耳郭、嘴唇和包皮等处，应避免使用对皮肤有刺激性的药物；如患部出现明显肿胀，则需去医院就诊。

3. 观察药物效果及不良反应，如果叮咬部位涂药后没有好转，红肿范围反而扩大，出现皮疹，应警惕药物过敏，并立即就医。

四、可能发生的情况——虫咬性皮炎

昆虫种类不同和机体反应的差异性，引起叮咬处不同的皮肤反应。主要表现为皮肤上出现鲜红色风团样丘疹，夏秋季节多见，伴有瘙痒，通常会在几小时或几天内改善，有时会持续更长的时间。

1. 原因

（1）环境和个人卫生差，蚊虫较多。

（2）夏天环境潮湿、植被丰富的地方蚊虫较多，婴幼儿外出游玩时被蚊虫咬伤。

（3）被昆虫叮咬时其注入皮肤的唾液可能导致婴幼儿出现过敏反应。

2. 预防

日常生活应注重环境和个人卫生，做好防蚊虫措施。夏季傍晚避免去树林玩耍。

3. 处理

当皮肤出现丘疹、风团、水疱，瘙痒明显或迁延不愈，反复成片出现，因搔抓出现局部红肿、疼痛、发热时，应及时就医。

知识延伸

蜂蜇伤的表现

被单个蜂蜇伤一般并不严重，只是局部产生灼痛、红肿，少数会出现水疱，很少引起坏死。但被群蜂或毒性极强的黄蜂蜇伤后，则会引起发烧、头痛、恶心、呕吐、抽搐、昏迷、休克、肺水肿、心功能及呼吸功能麻痹等症状，甚至导致呼吸停止而死亡。偶见婴幼儿被蜂蜇伤舌或咽部而发生喉头水肿窒息。此外也有对蜂毒过敏的婴幼儿，虽然是单处局部被蜇伤，但仍会发生吞咽困难、声门水肿、胸部气闷、腹部疼痛及腹泻等症状，甚至会因过敏性休克导致死亡。

第五节 烧烫伤的处理

2岁的豆豆最近感冒流鼻涕，豆豆妈妈烧了热水准备给豆豆泡个热水澡。豆豆妈妈刚把热水倒进洗澡盆，电话铃就响了，于是她转身去接电话，调皮的豆豆看到洗澡盆的水，便伸手去玩，之后就听到豆豆大声哭泣，妈妈闻讯赶来，看到豆豆被烫红的双手顿时不知所措。于是赶紧送到附近的诊所，幸好豆豆烫伤的部位不是很严重,也没有水疱,医生开了湿润烧伤膏外用就让豆豆回家了。

烧烫伤是婴幼儿常见的意外伤害之一,以沸水、滚粥、热油等烫伤多见,少数为火烧伤或其他高温物质及化学物质所致。受伤的程度与热源温度和接触时间密切相关。发生烧烫伤时,育婴员应迅速帮助婴幼儿脱离现场,消除致伤原因,同时评估婴幼儿心率、呼吸、体温等生命体征以及烧伤面积、深度等情况,判断伤情并积极处理。

一、处理烧烫伤前准备

1. 育婴员准备
停下手中所有工作。

2. 用物准备
流动水、剪刀、盆、纱布、冰袋、毛巾、降温贴。

3. 环境准备
就地处理,尽可能避开人员众多和物品杂乱的地方。

4. 婴幼儿准备
安抚婴幼儿情绪。

二、处理烧烫伤的步骤

1. 冲
用流动的冷水冲洗烫伤部位 15~30 分钟,以快速降低皮肤表面热度,如图 10-3 所示。

2. 脱
在充分的冲洗、浸泡后,在冷水中小心除去衣物。对于不方便脱下的衣物,可使用剪刀剪开。

3. 泡
在冷水中持续泡 10~30 分钟,可减轻疼痛及稳定婴幼儿情绪。如果烫伤处出现水疱,可直接将烫伤部位置于冷水中浸泡。

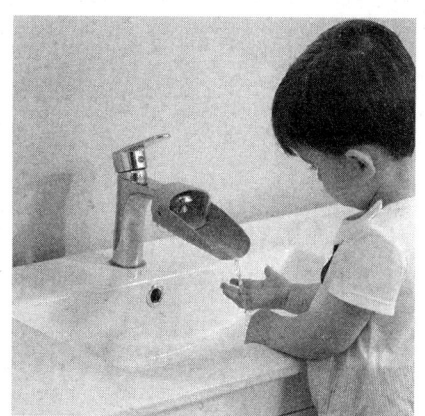

图 10-3　用流动的冷水冲洗烫伤部位 15~30 分钟

4. 盖
使用干净的无菌纱布或棉质布类覆盖于烫伤部位,并稍加固定,以减少外界的污染和刺激,有助于保持烫伤部位的清洁和减轻疼痛。

5. 送

如烫伤范围较大或程度较深或伤到要害部位，进行简单应急处理后要尽快送到有烧伤病房或烧伤中心的医院治疗。

三、注意事项

1. 早期的冷水降温处理能减轻疼痛，降低水肿及余热造成的深部组织损伤，减少创面的毒性物质。因此，早期、快速、充分的冷处理对减轻烫伤程度至关重要。

2. 如果烧烫伤面积大或婴幼儿年龄较小，则不要浸泡过久，应尽快就诊。在送往医院的途中可用冷藏的降温贴持续置于烫伤部位冷敷降温；或更换冷水毛巾持续冷敷，避免余热继续伤害烫伤部位。

3. 如遇强碱、强酸灼伤，应立即脱去被浸渍的衣服，用吸水性强的材料（干毛巾、纸巾等）吸干皮肤上的溶液，再用大量清水冲20分钟以上，并及时送医院。

4. 用冷水冲洗的时候，不要把水龙头直接对准烫伤部位，而应在伤口的上方进行冲洗，让水流到烫伤处。

5. 如果是被火烧伤，严禁奔跑、呼喊，以避免引起更加严重的烧伤。因为奔跑的时候会产生风，有可能使火越烧越旺；呼喊可能会吸入烟雾，导致呼吸道灼伤。

6. 注意脱衣服的时候要用剪刀剪开，如果衣服粘住了皮肤，也可以边浇水边剪衣服，千万不能强行脱掉衣服，以免弄破水疱。

7. 烧烫伤部位严禁涂抹盐水、牙膏、香油、酱油等，因为这些介质不仅会增加婴幼儿的疼痛感，还会引起创面的继发感染，也不利于医务人员对于伤情做出判断和处理。

8. 冷敷时不可把冰袋直接放在伤口上，以免使皮肤组织冻伤。应用干净毛巾包裹冰袋再实施冷敷，冷敷时间不能太长，以20分钟为宜。

四、可能发生的情况——烫伤部位感染

1. 原因

（1）婴幼儿本身抵抗力不强，烧烫伤后处理不当，导致水疱破裂。

（2）育婴员相信民间偏方，在伤口处涂酱油、牙膏等，或者自行将水疱挑破。

2. 预防

（1）保持烧烫伤创面清洁，定时换药。

（2）不可相信偏方，应遵医嘱用药。

3. 处理

立即就医，由专业烧伤科医生给予换药。

知识延伸

烧烫伤的预防

1. 放洗澡水须先放冷水后加热水，把婴幼儿放进浴缸之前，育婴员要用手或温度计测试水温，水温以 37~39 ℃为宜，从准备洗澡开始到洗澡结束，育婴员不可离开婴幼儿。

2. 温度较高的液体及其容器，如热水瓶等应放在婴幼儿不能触及的地方，饮水机、微波炉等最好加上护栏。

3. 不要把热的食物或开水放在桌子边缘，防止不小心碰倒后洒在婴幼儿身上。

4. 抱婴幼儿的时候不要端热饮料或较热的食品，外出吃饭时尤其要注意。

5. 汤、粥等要晾温后方可给婴幼儿喂食。

6. 取暖时防止热水袋或保温壶内的热水渗漏。

7. 不要让婴幼儿靠近热水龙头，不要将婴幼儿单独留在厨房中或火炉旁，避免婴幼儿被烫伤。

8. 教育婴幼儿不要玩火和燃放烟花爆竹等。

9. 游戏场所或家里不要存放化学物品，易燃易爆的物品应妥当放置。

第六节 鼻出血的初步处理

燕子最近动不动就流鼻血，尤其是早上起床时，这可把燕子妈妈急坏了，于是匆匆忙忙带燕子到医院进行检查，医生说燕子鼻出血是由于天气干燥引起的。

鼻出血是因生理因素、外伤和疾病引起的鼻腔毛细血管破裂。秋冬气候干燥，婴幼儿的鼻黏膜容易出现缺水的情况，鼻腔内毛细血管干燥破裂，就容易出现鼻出血。有过敏性鼻炎的婴幼儿容易感到鼻痒，夜间睡觉时往往会不自觉地挖鼻子，鼻黏膜损伤也会引起鼻出血。

一、初步处理鼻出血前的准备

1. 育婴员准备

洗手。

2. 用物准备

冷水、冰袋（冷毛巾）、消毒纱布（棉球）、纸巾。

3. 环境准备

就地处理，尽可能保证光线充足。

4. 婴幼儿准备

安抚婴幼儿情绪，保持安静。

二、初步处理鼻出血的步骤

1. 安抚婴幼儿，使其保持安静，稍低头，身体前倾。

2. 育婴员用拇指、食指紧捏婴幼儿两侧鼻翼 10~15 分钟压迫止血，如图 10-4 所示。

3. 鼻少量出血时，用冰袋或湿毛巾冷敷前额及颈部，或用冷水及冰水漱口，使血管收缩，以减少出血。

4. 如仍然流血，则用无菌纱布或棉球塞入出血侧的鼻孔，填塞止血。

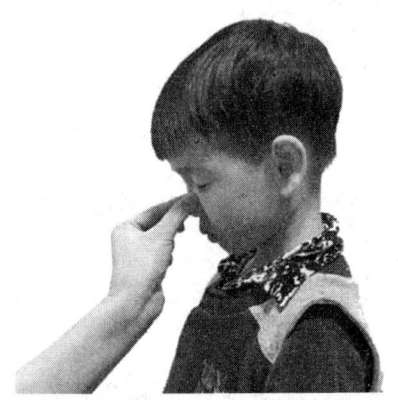

图 10-4　用拇指和食指紧捏婴幼儿两侧鼻翼

5. 经上述处理后，鼻出血仍不能止住，或者出血量大，并伴有脸色苍白、出冷汗、心率加快等症状，应立即就医。

三、注意事项

1. 不要用纸巾堵塞婴幼儿鼻孔。纸巾的压力通常不够，不能达到止血的效果，而且纸巾未经消毒，容易引起感染。

2. 不要让婴幼儿仰头。因为当仰头时血液会被咽下去，刺激胃肠引起恶心、呕吐等，特别是出血量大时，还会发生误吸。

3. 如果婴幼儿反复流鼻血，应去医院检查，判断是否有鼻炎、鼻腔异物、鼻腔鼻咽肿瘤或血液病等。

四、可能发生的情况——窒息

1. 原因

婴幼儿鼻出血时，由于采用不正确的止血方法（如婴幼儿头后仰）导致血液从鼻腔流向咽喉部，当流血量大时，可导致婴幼儿窒息。

2. 预防

采取正确的止血方法，为婴幼儿处理鼻出血时，避免其头向后仰。

3. 处理

立即清除口腔及咽喉部的血液或血块，保持呼吸道通畅的同时采取正确有效的止血方法，必要时拨打急救电话，并立即就医。

知识延伸

鼻出血的预防

1. 多喝水

补足水分，不能口渴时才喝水。

2. 增强鼻黏膜抵抗力

多带婴幼儿到户外活动，使皮肤和鼻黏膜适应冷空气的刺激，锻炼鼻子的耐寒能力，以减少感冒，避免鼻腔发炎。

3. 保持室内合适的温湿度

保持房间清洁，定时开窗通风，冬季天气干燥，室内温度宜保持在 18~20 ℃，相对湿度应大于 60%。必要时可开加湿器提高室内相对湿度。

4. 不挖鼻

鼻腔内黏膜含有丰富的毛细血管和神经，尤其婴幼儿鼻中隔前方的毛细血管极为脆弱，用手指或器具挖鼻子，会碰伤黏膜上的毛细血管引起鼻出血。

5. 不挑食

加强营养，合理膳食，多吃新鲜蔬菜和水果，饮食清淡，少食油炸食物，忌食辛辣刺激食物，保持大便通畅。

同步练习题

一、单项选择题

1. 意外伤害包括表皮擦伤、四肢扭伤、皮下血肿及（　　）等。

   A. 铅中毒　　　　　　　　　　　B. 上呼吸道感染

   C. 水痘　　　　　　　　　　　　D. 蚊虫叮咬

2. 表皮擦伤的注意事项不包括（　　）。

   A. 保持创面清洁干燥，每日用碘伏消毒1~2次

   B. 不要在擦伤处涂抹香油或口水等

   C. 在创面上及时覆盖敷料，防止感染

   D. 伤口结痂时，不要强行剥离痂皮，应使其自然脱落

3. 婴幼儿四肢扭伤，若无皮肤破损早期可在局部进行（　　）。

   A. 热敷　　　　B. 冷敷　　　　C. 抹油　　　　D. 按摩

4. 婴幼儿发生扭伤时，红花油应在伤后（　　）小时使用。

   A. 12　　　　　B. 24　　　　　C. 48　　　　　D. 72

5. 四肢扭伤冷敷的目的是（　　）。

   A. 避免红肿形成　　　　　　　　B. 减少皮下出血

   C. 减轻疼痛　　　　　　　　　　D. 促进血液循环

6. 婴幼儿被蜜蜂蜇伤后，下列处理措施不恰当的是（　　）。

   A. 使用碱性肥皂清洗局部　　　　B. 用镊子将蜂刺夹出来

   C. 对蜇伤部位予以热敷　　　　　D. 在蜇伤部位的周围涂抹乙醇

7. 婴幼儿发生烧烫伤的急救五步骤为（　　）。

   A. 冲、脱、泡、盖、送　　　　　B. 冲、泡、脱、盖、送

   C. 泡、盖、送、脱、冲　　　　　D. 泡、脱、冲、盖、送

8. 婴幼儿被烧烫伤后，要立即用流动的冷水冲洗受伤部位（　　）分钟。

   A. 5~10　　　　B. 10~20　　　C. 15~30　　　D. 20~40

9. 婴幼儿发生烧烫伤，禁止在伤口处涂抹（　　）。

   A. 草药、牙膏　　　　　　　　　B. 醋

   C. 酱油、色拉油　　　　　　　　D. 以上都是

10. 处理完烧烫伤部位后可使用（　　）或棉质的布类覆盖伤口。
A. 无菌的纱布　　　　　　　　　B. 生理盐水
C. 创可贴　　　　　　　　　　　D. 药棉

11. 当婴幼儿鼻子出血时，正确的止血方法是（　　）。
A. 头抬高、捏住鼻翼两侧　　　　B. 头稍低、捏住鼻翼两侧
C. 脖子后仰　　　　　　　　　　D. 用纸巾堵塞鼻孔

二、判断正误题

1.（　　）表皮擦伤创面沾有泥土时，可先用清水或生理盐水清洗，然后涂上碘伏，用创可贴覆盖。

2.（　　）婴幼儿扭伤24小时后即可进行热敷，以促进肿胀消退。

3.（　　）热敷时水温低于75 ℃并使用毛巾包裹，谨防烫伤，每日3～4次，每次20～30分钟。

4.（　　）冰敷时应在皮肤与冰袋之间放置干毛巾，每次冰敷时间不宜过长，控制在20分钟左右，以免发生冻伤。

5.（　　）用冷水冲洗烫伤部位时，水龙头应对准烫伤部位冲洗降温。

6.（　　）婴幼儿鼻出血时，可采用头后仰的姿势达到止血效果。

7.（　　）鼻少量出血时，用冰袋或湿毛巾冷敷前额及颈部，使血管收缩，以减少出血。

参考答案与解析

一、单项选择题

1. D。意外伤害包括：表皮擦伤、四肢扭伤、皮下血肿、蚊虫叮咬、烧烫伤、鼻出血等。

2. C。表皮擦伤时无须覆盖敷料，如果贴上创可贴，伤口处的分泌物不易干燥，反而易引起化脓。

3. B。婴幼儿扭伤后48小时内可进行冷敷，以减轻肿胀。

4. C。扭伤48小时后可予以热敷，并可辅助使用红花油等活血化瘀的药，以加速淤血消散。

5. B。急性损伤后48小时内应予以冷敷，促进皮下血管收缩，从而减少皮下出血。

6. C。婴幼儿被蜜蜂蜇伤后，可用碱性肥皂清洗局部，用镊子将蜂刺夹出来。在蜇伤部位的周围涂抹乙醇，冷敷被蜇伤或可能被咬的部位，以缓解疼痛和

肿胀。

7. A。

8. C。烧烫伤后应立即用流动的冷水冲洗烫伤部位15~30分钟，以快速降低皮肤表面热度。

9. D。严禁在烧烫部位抹盐水、牙膏、香油、酱油等，因为这些介质不仅会增加婴幼儿的疼痛感，还会引起创面的继发感染，也不利于医务人员对于伤情做出判断和处理。

10. A。在处理好烧烫伤部位后，可使用干净无菌的纱布或棉质的布类覆盖于烫伤部位，并稍加固定，以减少外界的污染和刺激，有助于保持烫伤部位的清洁和减轻疼痛。

11. B。用纸巾堵塞鼻孔压力小不能达到止血的效果，且纸巾未经消毒，容易引起感染；当婴幼儿仰头时，血液会被吞咽，刺激胃肠引起恶心、呕吐等，特别是出血量大时，还可能发生误吸。

二、判断正误题

1. ×。表皮擦伤创面沾有泥土时，可先用清水或生理盐水清洗，然后涂上碘伏，暴露创面让其自然干燥。

2. ×。婴幼儿磕碰后出现淤青或血肿，不能按揉，48小时内先冷敷，48小时后再做热敷，按揉和热敷会使皮下血管扩张，增加出血量，使淤青或血肿更加严重。

3. ×。热敷温度不宜过高，水温低于50 ℃并必须用毛巾包裹方可热敷，谨防烫伤，每次20~30分钟，每天3~4次。

4. √。冰敷时应在皮肤与冰袋之间放置干毛巾，每次冰敷时间不宜过长，控制在20分钟左右，以免发生冻伤。必要时每隔2~3小时重复进行，如果肿胀、疼痛、发热明显，可每隔1~2小时冰敷1次。

5. ×。用冷水冲洗烫伤部位的时候，不要把水龙头直接对准烫伤部位，而应在伤口的上方进行冲洗，让水流到烫伤处。

6. ×。婴幼儿鼻出血时，由于不正确的止血方法（婴幼儿头后仰）导致血液从鼻腔流向咽喉部，当流血量大时，可导致婴幼儿窒息。

7. √。鼻少量出血时，用冰袋或湿毛巾冷敷前额及颈部，或用冷水及冰水漱口，使血管收缩，以减少出血；如仍流血则用无菌纱布或棉球塞入出血侧的鼻孔，填塞止血。

第十一章　婴幼儿健康与指导

学习目标

1. 掌握新生儿一般情况的观察内容与方法
2. 掌握婴幼儿亚健康状态的观察内容与方法
3. 掌握口腔、视力和听力异常情况的观察方法与注意事项
4. 掌握全身抚触、日光浴、空气浴和水浴的方法与注意事项
5. 了解新生儿生理性黄疸的护理要点及婴幼儿亚健康状态的原因与饮食调理方法

第一节　新生儿一般情况的观察

张毛毛，男，5天，出生后出现吃奶即吐、无大便的症状。奶奶认为刚出生的婴儿都会有点吐奶，喂点四磨汤就行了。结果，几天过去了，毛毛的情况不但没有好转，反而腹胀明显，遂送到医院。医生查看后发现患儿腹胀如鼓、呼吸急促，在诊察过程中，喷射出大量黄色稀薄粪便样物质，病情极其危重，经抢救无效，患儿死亡。

面对一个新生的生命，细致的观察和积极的处理尤为重要。做好新生儿的喂养、睡眠、大小便、黄疸、脐部等一般情况的观察，及时发现异常并恰当处理，对于新生儿的健康至关重要。

一、观察前准备

在日常生活中观察新生儿喂养、睡眠、大小便、黄疸、脐部等情况，不需要准备特殊的用物，但育婴员需要有一定的医学知识储备，能清楚新生儿的正常情况，及时发现新生儿的异常，做出准确的判断及相应的处理。

二、观察的步骤

1. 新生儿喂养情况的观察

（1）观察新生儿每天吃奶的次数和每次吃奶的量，母乳喂养按需喂养，配方奶喂养应根据新生儿的体重计算奶量，新生儿的奶量每天每千克体重不超过 200 mL，每 3~4 小时喂养 1 次。

（2）观察新生儿的吸吮情况，听到新生儿吞咽的声音或看到吞咽动作，表明新生儿将奶吃进去了，如果只是吸吮没有吞咽提示为无效吸吮。

（3）观察新生儿每次吃奶所需要的时间。

（4）观察新生儿吃奶后是否有呕吐和溢奶情况，每次喂奶后竖着抱起新生儿，观察拍嗝后能否缓解。

（5）注意观察新生儿大便的性状，若大便带有泡沫或呈绿色一般表示喂养过度，可适当控制奶量。

（6）每日测量新生儿的体重，观察体重增长速度是否适度。

2. 新生儿睡眠情况的观察

（1）观察睡眠的时长。由于新生儿大脑皮层兴奋性低，睡眠时间为 20~22 小时，大部分时间都在断断续续的熟睡或浅睡状态中，随着年龄的增长，睡眠逐渐减少。

（2）观察新生儿睡眠的姿势。仰卧、侧卧和俯卧都可以，但仰卧时要预防新生儿溢奶引起呛咳窒息，俯卧时要注意观察新生儿的口鼻是否被压住从而影响呼吸，侧卧是比较安全的睡眠姿势，可预防新生儿吐奶，也不会因遮盖口鼻而引起窒息。

（3）观察睡眠过程中是否出现异常。如睡眠中是否吐奶或溢奶，是否惊醒等。

（4）观察新生儿的头形。新生儿喜欢偏向一侧睡觉，因而会使后脑部变得左右不对称，导致一侧头形扁平，不仅影响美观还会影响新生儿的脑部发育。

（5）观察新生儿睡眠时是否反复摇头、蹭来蹭去。新生儿的耳道比较短，倾斜度也较小，躺着哭时眼泪很容易流进耳朵里，加上自身免疫力较弱，易发生中耳炎。过敏体质的新生儿耳道内常会反复出现湿疹，导致新生儿感觉奇痒或疼痛难忍而出现摇头、蹭来蹭去的情况。

（6）观察新生儿睡觉时是否缺乏安全感。如新生儿是否有含着奶嘴入睡的习惯，是否会自行将手指放入口腔内吸吮以获得安全感。

3. 新生儿大小便情况的观察

（1）观察大便颜色。胎粪是由胃肠分泌物、胆汁、上皮细胞、胎毛胎脂以及咽进去的羊水等组成的,颜色呈墨绿黏稠状。出生后 2~3 天大便颜色变浅,逐渐转为黄绿色。母乳喂养的新生儿大便呈黄色或金黄色;配方奶喂养的新生儿大便呈淡黄色。

(2)注意大便气味。新生儿的胎便是没有臭味的,母乳喂养的新生儿大便味酸不臭,配方奶喂养的新生儿大便则有明显的臭味。

(3)观察大便形状和稀稠度。新生儿胎便通常为黏稠状,母乳喂养的新生儿大便呈软膏样;配方奶喂养的新生儿大便较硬。而饮食不当或饥饿造成的新生儿大便形状则可能是水样、蛋花汤样。

(4)观察每日大便的次数

1)新生儿胎粪。新生儿出生 24 小时内排出胎粪,若生后 24 小时不见胎粪,应怀疑是否患有消化道先天畸形而致粪便梗阻,须及时诊治。

2)母乳喂养新生儿的大便次数。新生儿大便次数较多,一般每天 4~5 次,有时每次哺乳后都会排便。因此,吃母乳的新生儿如果出现大便较稀、次数较多等情况,只要精神和吃奶情况良好,体重增加正常,没有排便困难、腹痛、胀气等情况,均属正常。

3)配方奶喂养的新生儿大便次数。每天大便 1~2 次。

4)新生儿由于神经系统发育不健全,可能每次排便都要浑身使劲,脸涨得通红,该情况随着月龄增长而改善。每日排便 4~5 次或更多,或者 2~3 天才排便 1 次,但若大便性状正常,体重增加,精神状态好,则不必过虑。

(5)观察会阴部和臀部的皮肤情况。如皮肤发红、发白或者长皮疹等都要及时处理,一般要求每次大便以后用温开水清洗干净,再用清洁、柔软的干毛巾擦干水渍,然后涂抹护臀药物,如鞣酸软膏、烧伤湿润膏等;如皮肤有溃烂,应遵医嘱涂氯锌油,以促进溃烂皮肤的愈合。

4. 新生儿黄疸的观察

黄疸分生理性黄疸和病理性黄疸。大部分(50%~70%)正常新生儿在出生后 2~3 天可出现黄疸,第 4~5 天达到高峰,第 10~14 天逐渐消退。新生儿期间,要每日观察黄疸情况。

(1)育婴员剪短指甲,洗手,并搓热双手。

(2)将新生儿放在自然光线下观察。

(3)用指腹按压观察部位(脸颊、前额、下巴、前胸等)1~2 秒,然后迅速将手移开,观察皮肤颜色有无改变。

(4)观察新生儿巩膜、眼泪、小便是否黄染。一旦发现巩膜、眼泪、小便发黄,大便颜色变浅或灰白应立即就医。

（5）对于不易判断的婴幼儿，可去医院每日用经皮黄疸仪测量，并记录每次测量的部位和所测数值。

（6）注意观察黄疸出现和持续的时间。如果发生黄疸在出生后24小时内出现，黄疸持续时间长（足月儿大于2周，早产儿大于4周），黄疸退而复现等情况需要及时就医。

5. 新生儿脐部情况的观察

新生儿脐带一般在出生后7~10天或稍长时间自然脱落。在脐带未脱落前，应每日观察。

（1）育婴员剪短指甲，洗手，并搓热双手。

（2）打开新生儿的衣被，露出腹部。

（3）在脐带未脱落前，可轻柔地提起脐带，露出脐窝，观察脐窝及其周围皮肤是否有发红、糜烂、渗液和渗血等现象。

（4）脐带残端长时间不脱落，应观察是否断脐时结扎不牢，要考虑重新结扎。

（5）发现异常情况，要及时做好记录。对于不能确定的情况，应尽早就医。

三、注意事项

1. 观察黄疸时要在自然光线下进行，避免出现误差。
2. 观察时要与新生儿交谈或逗哄，减少其哭闹。
3. 新生儿喂养、黄疸等情况的观察是一个长期的动态过程，应做好记录，使用专用本记录所观察的情况。

四、可能发生的情况——过度喂养

过度喂养是指给予的能量和其他营养素超过新生儿机体保持代谢稳态的需要。传统的过度喂养是指因摄入奶量过多而引起的、以消化不良为主的综合征。

1. 原因

（1）新生儿各个器官都处于稚嫩的阶段，活动能力有限，如消化器官所分泌的消化酶的活动比较低，量也比较少。

（2）育婴员及家长缺乏育儿知识，认为新生儿越胖越好，导致过度喂养。

（3）将母乳或配方奶作为安抚的手段，只要新生儿一哭闹就喂奶。

2. 预防

（1）配方奶喂养时，按每天每千克体重计算出一天所需要的奶量，分次按时喂养。

（2）坚持纯母乳喂养，按需哺乳。

（3）了解新生儿的生理需求，根据啼哭的原因做出相应处理。

3. 处理

在营养师的指导下合理喂养。

知识延伸

生理性黄疸的护理要点

1. 多喂养多排泄

生理性黄疸是因为母乳喂养相对不足，导致胎便排出相对延迟。当新生儿出现生理性黄疸时最好的办法就是多喝奶多排泄，增加母乳喂养的次数（每天10~12次甚至以上），如果母乳仍然不足，应考虑适当加用配方奶，增加喂养次数可促进胃肠蠕动，及时排出胎便，减轻黄疸。

2. 口服益生菌

按医嘱口服益生菌，调节肠道，促进血清胆红素的排出。

3. 晒太阳

平常多让新生儿接触自然光照，可以选择在早晚适当地晒太阳，但要避免暴晒和阳光直射新生儿的眼睛。

4. 抚触

沐浴后给新生儿进行抚触，运用规律性、顺序性的手法对新生儿进行全身抚触按摩，可增加摄乳量，改善胃肠道功能。

第二节　婴幼儿亚健康状态的观察

玥玥满11月龄了，头发长得稀疏且枯黄，脸色苍白，嘴唇的颜色也不够红润，还经常生病，玥玥妈妈很担心，认为宝宝生病了，带到儿童医院体检，医生告诉玥玥妈妈，宝宝处于亚健康状态，需要尽早进行调理。

亚健康状态是指人的身心处于疾病和健康之间的一种健康的低质状态，主要表现在身体、心理和社会适应三个方面的改变，常表现出活力、反应能力以及对外界的适应能力降低。婴幼儿亚健康状态主要以躯体性亚健康为主，表现为头发颜色枯黄、消瘦、偏食、厌食、烦躁、困倦、气短、发育迟缓、喜欢咬指甲或铅笔等。望、闻、问、切是常用的观察方法。

一、观察亚健康状态前的准备

育婴员观察婴幼儿亚健康状态前，需要了解婴幼儿亚健康状态的概念、表现、观察的内容（包括面色、舌色、唇色、腹部、四肢温度及饮食状况）与方法等相关知识，并能及时发现异常。

二、观察亚健康状态的步骤

1. 观察面色

（1）观察婴幼儿的面色。正常面色应该是红润、有光泽、皮肤光滑。如婴幼儿出现青紫、苍白、发黑等异常面色，要引起注意，及时就医。

（2）观察婴幼儿面色异常是否有伴随症状，如婴幼儿进食过程中突然出现面色青紫，并伴随手抓喉部，则可能是异物卡住气管。

2. 观察舌色

（1）育婴员洗手。

（2）育婴员手持手电筒，尽可能逗哄婴幼儿伸出舌头或用勺子撑开嘴角进行快速观察。

（3）观察舌的大小、颜色、活动状态，同时查看上腭、舌和舌下有无红肿、溃疡、肿块等；有无地图舌（婴幼儿舌面上的舌苔出现了不均匀的剥脱，舌苔好像地图一样不规则），地图舌在婴幼儿期较常见，婴幼儿一般没有明显痛苦，但可能伴有消化不好、大便干稀、容易感冒等症状。

（4）做好记录，对于无法准确描述的情况，可以拍照留存，以便于动态观察，及时对比，发现问题。

3. 观察唇色

（1）观察唇的颜色变化。正常健康的嘴唇红润而有光泽，干湿适度而有弹性。如唇色出现异常，可有以下几种表现：

1）口唇青紫。如果嘴唇长期出现青紫（现代医学将其称之为"紫绀"），可能是心脏有问题，某些呼吸系统的疾病也可出现口唇缺少光泽、不够红润的情况。

2）口唇苍白。贫血的婴幼儿早期一般都会出现口唇苍白，某些脾胃虚寒、消化不良的婴幼儿也可表现出口唇不红润、干燥等症状。

3）口唇红赤。口唇颜色过于艳丽或呈深紫红色，提示婴幼儿可能上火。

（2）观察唇的湿润度。唇的湿润度也是身体情况的外在反映。干裂是津液已伤，唇失滋润；唇口糜烂、唇边生疮多是缺乏维生素 B_2 或脾胃热盛及阴虚火旺的征象。

（3）观察婴幼儿唇色异常是否有伴随其他症状。如口唇红赤伴口臭、呃逆，说明脾胃湿热；伴两胁胀痛、厌食，说明肝火太旺。要结合全身的其他表现综合考虑，必要时带婴幼儿就医。

4. 观察腹部

（1）育婴员剪短指甲，洗手，并搓热双手。

（2）将婴幼儿平卧在床上，露出腹部。

（3）观察婴幼儿腹部皮肤是否完整，皮肤颜色是否正常，腹部是否隆起等。

（4）触诊。育婴员右前臂与婴幼儿腹部表面处于同一水平，先以全手掌放于腹壁上，感受婴幼儿腹部温度是否正常，待婴幼儿适应后，感受腹壁紧张程度，然后以轻柔动作开始触诊，从左下腹开始，逆时针方向进行。

（5）做好记录，对于无法准确描述的情况，可以拍照留存，以便于动态观察，及时对比，发现问题。

（6）观察完毕，育婴员为婴幼儿穿好衣服，整理，洗手。

5. 观察四肢温度

（1）剪短指甲，洗手，并搓热双手。

（2）看婴幼儿的手脚是否正常，有无少指（趾）、多指（趾）情况，颜色是否正常；也可按压婴幼儿的指（趾）甲至其发白再放开，看能否恢复到正常颜色，并记录恢复至正常颜色需要的时间。

（3）摸婴幼儿的手脚温度是否温暖；也可通过给婴幼儿测量体温来协助判断。

（4）检查婴幼儿的手指（脚趾）是否有异物缠绕，指（趾）间是否潮湿或夹有脏物。

（5）发现异常情况要及时做好记录。对于不能确定的情况，应尽早就医。

6. 观察饮食情况

（1）观察婴幼儿的食欲，了解日常进食情况，是否会自己寻找食物，是否会主动进食。

（2）记录每次进食的时间、食物名称、食物种类和量。

（3）观察大便的量、性状，有无异常气味，判断食物是否消化。

（4）监测婴幼儿的体重、身长（高）增长情况，记录并绘制生长发育曲线。

三、注意事项

1. 观察时尽可能不让婴幼儿发现，以免引起紧张而影响观察结果。

2. 腹部观察时为避免婴幼儿腹肌紧张，育婴员可先将手掌置于腹壁上，使婴幼儿适应后再行触诊。触诊时手指必须并拢，避免用指尖猛戳腹壁。检查完一个区域后，育婴员将手提起离开腹壁，不能贴在腹壁上移动。

3. 观察时可同时与婴幼儿交谈或者逗哄，转移其注意力，减少紧张情绪。

4. 各种触诊手法应结合不同的检查部位，灵活应用。

四、可能发生的情况——判断失误

育婴员对于婴幼儿的面色、舌色、唇色、腹部和四肢情况观察不准确，给出了错误的判断，导致家长过度紧张或者有异常时没有及时发现，延误婴幼儿的病情。

1. 原因

（1）育婴员医学知识不足，未能及时发现婴幼儿的异常情况，或对观察到的情况判断不准确。

（2）育婴员未按程序进行观察或疏于观察。

2. 预防

（1）观察前需要加强相关知识的学习，对于不懂的地方可以向书本或专家请教，也可以和同行交流。

（2）严格按流程进行观察并做好记录。

3. 处理

重新观察并记录；必要时到医院咨询。

知识延伸

婴幼儿亚健康状态的原因与饮食调理

婴幼儿的亚健康大多是由于身体缺少某种微量元素或维生素A、维生素D、B族维生素所致。应早期识别，并及时从食物中补充。

1. 锌、铁元素偏低

若婴幼儿表现出挑食、厌食，如每餐都特定不吃某种食物，并持续一段时间，皮肤容易长皮疹，生长缓慢等，可能是血锌偏低。如婴幼儿表现出脸色偏黄，不红润等贫血征象，可能缺乏铁元素，应及时补充含锌（小米、燕麦、牡蛎、扇贝、鲍鱼等）和含铁（木耳、猪血、猪肝等）较高的食物。

2. 铅元素偏高

铅元素偏高通常表现为注意力不集中、记性差、脾气急等。婴儿发生铅中毒，一方面与环境污染有关,如吸入汽车尾气等。另一方面与玩具等有关,如某些质量较差的塑料玩具是用废弃塑料制成,其中含有一定量的铅元素,还有铅笔、图画书等也会含有一定量的铅元素。轻度的铅中毒可以通过食疗来排铅。多吃含丰富维生素 C 的食物,带酸味的水果如柠檬、石榴、山楂、酸枣等。喝酸牛奶可刺激胃肠蠕动从而减少对铅元素的吸收。

3. 维生素 A、维生素 D、B 族维生素轻度缺乏

若婴幼儿表现为经常发生口角炎,反复上呼吸道感染,毛发特别干枯,指甲多纹、容易折断,则提示婴幼儿可能缺乏维生素 A。婴幼儿轻度缺乏维生素 D,大多表现为出汗多、夜睡不宁。应适当给婴幼儿摄食一些鱼肝油,多晒太阳。若婴幼儿偶然出现精神萎靡不振、乏力,容易烦躁不安,可能出现额头发际处一块块黄色皮块,可能是缺乏维生素 B_2,应合理地给婴幼儿补充粗粮,必要时遵医嘱补充。

第三节 口腔、视力、听力异常的观察

凡凡刚出生做听力筛查时没有通过,医生告诉凡凡爸妈,婴儿 42 天的时候需要再次做听力检查。但凡凡爸妈认为听力没有通过是因为婴儿做听力筛查时睡着了,自认为凡凡听力没有问题,就没去医院复查。当凡凡 11 月龄时还不会咿呀学语,凡凡奶奶认为是"贵人语迟",不用担心。等到凡凡 2 岁了,仍然不会说话,也"不听爸爸妈妈的话",这时候凡凡爸妈才带凡凡去医院做了检查,医生告诉凡凡爸妈,凡凡天生就有听力障碍。

新生儿时期的听力障碍可直接影响听觉神经系统的发育,由于缺乏语言刺激,婴儿不能在 8~11 月龄进入学语期,在语言发育最重要和关键的 2~3 岁不能建立正常的语言学习,可能导致语言和言语能力障碍,甚至聋哑。

一、观察前准备

观察婴幼儿的口腔、视力、听力前,育婴员需要了解婴幼儿口腔、视力、听力的正常情况以及早期异常时的表现,以便及时发现异常。

二、观察的步骤

1. 观察口腔

（1）育婴员洗净双手。

（2）育婴员持手电筒，逗哄婴幼儿张开嘴，必要时可采取强制性手段要求婴幼儿张开嘴。

（3）按右上方、左上方、左下方、右下方的顺序依次检查婴幼儿口腔黏膜是否有破损、牙齿是否正常。

（4）必要时检查牙齿是否有松动。

（5）对于有口水的婴幼儿要及时擦净口水，预防窒息。

（6）做好记录，洗手。

2. 观察视力

（1）育婴员洗净双手。

（2）育婴员持手电筒照射婴幼儿眼睛，观察婴幼儿的反应。正常情况下，新生儿会立即闭上眼睛。轻轻拨开眼皮照瞳孔，瞳孔会缩小，即瞳孔对光反射。另外，如果婴儿的目光总是不朝向有光线的地方移动，相反，光线却让他眨眼、哭闹，需注意婴幼儿视网膜是否有损伤。

（3）观察婴幼儿的头眼协调动作。正常新生儿低头前倾时，眼球会向上转，头向后仰时，眼球则向下看，即表现为"洋娃娃眼"。观察婴儿的原始注视方向，用一个大红色绒球在距眼 20 cm 处移动 60° 的范围，如果能引起新生儿的注视，头和眼还会追随红球慢慢移动，即头眼协调。2~3月龄的婴儿会定点看东西，甚至会转动头部去追视移动的物体。

（4）观察婴幼儿不同年龄阶段是否有视力异常的表现。

3月龄以后：不会玩手，看到奶瓶没有反应，对熟悉的面孔不感兴趣，有用小手挤压眼睛的习惯（医学上称之为"指眼现象"）。

4~6月龄：不伸手去接递给他的东西，不把手里的东西放在嘴里，给人留下斜视的印象。

7~9月龄：不寻找在他视野中能看见的东西，不弯腰去捡掉在地上的东西，对周围人突然做出的动作没有反应。

18月龄：走路动作很笨拙，经常跌跌撞撞，不会躲开眼前的障碍物；不用手指自己想要的东西；看上去"眼神不对劲"，如眼球不稳定、有节律地摇晃，或无目的地转动，像是在搜寻什么目标，或者瞪眼凝视却视而不见。

（5）保存检查结果，定期复查。

（6）婴幼儿出现异常情况，及时带婴幼儿去正规机构做视力检查。

3. 观察听力

（1）在日常生活中观察婴儿对外界声音的反应。

0～3月龄：对突然发出的声响有惊跳反射或睡眠中被惊醒。

4～6月龄：对日常生活中出现的各种声音表示关注。

7～9月龄：会寻找声源。

10～11月龄：能伴随音乐节奏舞动身体。

1岁左右：能听懂简单说话的意思。

如果婴幼儿没有在相应的年龄阶段出现以上对应的行为，则提示听力可能异常。

（2）1岁以上的幼儿观察语言发育情况，可视其能否听指令去做某些事情。如对幼儿说："请把红色小球拿给我。"看其反应，并观察其能否完成指令。

（3）2岁以上的幼儿观察日常生活中是不是反应很快，看电视的时候声音是不是开得很响，有没有不爱搭理人的现象。

（4）保存检查结果，定期复查。

三、注意事项

1. 正常新生儿一般在出生 48 小时后进行听力筛查。如果第 1 次筛查未通过或未进行，需在生后 42 天进行复筛。复筛仍未通过的，需在生后 3 月龄时转诊至省级卫生行政部门规定的听力障碍诊治机构接受进一步诊断。

2. 口腔、视力、听力的观察贯穿在婴幼儿整个成长过程中，需要长期观察并进行自身对比，既不能因为一次异常即下结论，以免引起不必要的紧张，也不能因为一次检查正常，随后就不再观察，导致病情延误。

3. 进行口腔检查时要特别注意保护婴幼儿的安全。

4. 观察婴幼儿的视力、听力等，要根据婴幼儿月龄采用不同的方法。

5. 视力检查时使用照射的灯光不宜太强，应选择比较柔和的光线，避免伤害婴幼儿的视网膜，新生儿不宜使用手电筒等光源进行检查。

四、可能发生的情况——口腔黏膜损伤

口腔黏膜损伤主要为机械性、物理性、化学性等因素造成。表现为口腔黏膜发红、溃疡、糜烂、血疱或出血，伴有轻微疼痛或麻木感。

1. 原因

（1）食物温度过高，婴幼儿口腔黏膜薄嫩，易引起黏膜损伤。

（2）婴幼儿不愿意配合检查时，育婴员强行撬开婴幼儿口腔，且力度过大，引起黏膜损伤。

（3）育婴员未对婴幼儿口腔进行清洁，导致感染。

2. 预防

（1）保证婴幼儿充足的睡眠，每次喂奶后查看口腔情况，尽早发现问题，以便及时干预。

（2）保持口腔清洁，育婴员应每日清洁婴幼儿口腔2~3次，擦拭时动作应轻柔。2岁后的幼儿可选择软毛牙刷清洁牙齿。

（3）准备婴幼儿食物时应温度适宜，避免吃过热的食物及热的黏性食物，防止黏膜烫伤。

3. 处理

（1）口腔黏膜受损情况如果并不严重，没有形成大面积的溃疡和糜烂，一般无须做特殊处理，只需保持婴幼儿口腔清洁，黏膜组织即可自行愈合。

（2）如果出现了大面积的黏膜糜烂及溃疡，要及时寻找口腔科医生进行对症治疗。

知识延伸

先天性听力损伤的预防与处理

听力损伤是全球最常见的先天性出生缺陷之一，永久性听力损伤的发生率约占全部出生缺陷的20%，发病率为1‰~3‰。婴儿期的听力障碍如不及时干预会对婴儿将来的语言学习造成毁灭性的破坏，导致婴儿既聋又哑。

1. 原因

（1）遗传因素。如果家族中有永久性耳聋的患者或听力低下者，那么婴儿很有可能是因为遗传因素导致先天性听力损伤。

（2）孕期药物刺激。女性在孕期服用了影响胎儿听力发育的药物，可能会影响婴儿的听力发育。

（3）宫内感染。如果孕妇患风疹、梅毒、巨细胞病等病毒感染引起的疾病，治疗不及时可能会导致宫内感染，使胎儿出现听力损伤。

（4）其他。神经系统疾病、脑膜炎、分娩过程中的窒息，外部刺激等都是诱发听力受损的原因。

2. 预防

（1）婴儿出生后遵医嘱进行听力筛查，以便尽早发现问题，及时干预。

（2）不让婴儿躺着吃奶。婴儿的咽鼓管平直，躺着吃奶很容易发生呛咳，奶水呛入咽鼓管进入内耳道，引发中耳炎。

（3）不给婴儿挖耳朵。耳朵里存在一些耳屎是有益的，它可以有效保护耳膜，缓解强烈声音对耳膜的冲击。适量的耳屎还可以阻挡异物、飞虫等进入耳内。

（4）不给婴儿强制灌药。不要用手捏着鼻子，趁婴儿张大嘴哭闹时强行灌药，强行灌药会导致药水呛入咽鼓管，引发中耳炎。

（5）不滥用抗生素。某些抗生素对耳内神经细胞的损害较大，稍有不慎就会导致耳聋，称为耳毒性药物，切忌滥用。

（6）避免家庭噪声。听力的丧失是渐进性的，不容易被发觉，而家庭噪声对听力的影响具有长期性、隐匿性的特点，建议家里噪声比较大的设备尽量不要同时开启，避免婴儿长时间处于嘈杂的环境中，避开生活中常见的噪声污染源。

3. 处理

（1）发现新生儿听力受损以后，要查找原因，及时进行康复治疗。有些听力受损是可以治愈的，即便不能治愈，做到尽早干预，也会减少对婴儿带来的影响。

（2）如果婴儿对声音反应迟钝或迟迟不能开口说话，需及时就医，检查听力障碍发生的可能。对于听力障碍的早期干预最好在出生后6个月内开始，通过助听器、人工耳蜗、振动声桥等手段帮助婴儿听到声音，再通过专业语言康复训练来达到聋而不哑的目的。

第四节　全身抚触

两位奶奶在公园里聊天，王奶奶自豪地说："我们家媳妇从我孙子出生满3天，就每天给宝宝做按摩，我孙子可配合了，特别享受，现在2月龄见人就笑。"李奶奶问："这么小就按摩，不会把宝宝按坏吗？""不会的，现在科学育儿都提倡给婴儿按摩，医学上称为'抚触'，能促进婴儿各方面的发育呢！"李奶奶半信半疑地问："真的吗？要不你教教我，我回家也让儿媳妇给我孙子按摩按摩。"王奶奶抱歉地说："这个我也不会，抚触是需要技巧的。"

婴儿抚触是通过皮肤触觉，即对婴儿进行头部、胸腹部、四肢、背部及臀部等处皮肤的接触和抚摩，促进婴儿身心发展的一种方法。抚触可以促进婴儿感官系统发育，提高免疫力，改善睡眠，还能增进亲子感情。

一、抚触准备

1. 育婴员准备

衣着整洁、柔软，洗手，取下戒指、手表或胸前饰物。

2. 物品准备

操作台、抚触油、毛巾、纸尿裤、干净衣服、浴巾或毛毯。

3. 环境准备

室内安静、整洁，光线柔和，关好门窗，调节室内温度为 26~28 ℃，播放柔和的音乐。

4. 婴儿准备

觉醒，裸体（胸腹部盖小毛巾），两餐喂奶间，心情愉悦。

二、抚触步骤

1. 将毛毯或浴巾平铺在操作台面上，将婴儿裸体抱放于毛毯或浴巾上。
2. 育婴员立于婴儿足侧，与其面对面，目光温和平视婴儿，并进行情感交流。
3. 育婴员掌心倒按摩油少许，对掌轻轻按摩，以温暖双手。
4. 抚触的顺序：头面部→胸部→腹部→上肢（手指、手掌）→下肢（脚掌、脚趾）→背部→臀部。

（1）面部

1）婴儿仰卧，从婴儿前额中心处开始，用两拇指指腹同时从前额中心向两侧推至太阳穴，如图 11-1a 所示。

2）双手拇指指腹从婴儿下颌处沿着脸的轮廓往外推压，至耳垂处停止，画出一个微笑状，如图 11-1b 所示。

（2）头部

1）一手托住婴儿头颈部，另一只手食指至小指四指并拢，由正中前发际线经过枕部至后发际线、颞骨至后发际线及耳后至发际线分别推摸（由内向外划大、中、小三个半圈）。

2）同法做另一侧，如图 11-2 所示。

（3）胸部

1）双手放在婴儿两侧肋缘，用右手手掌向婴儿的右斜上方滑向其右肩，复原。

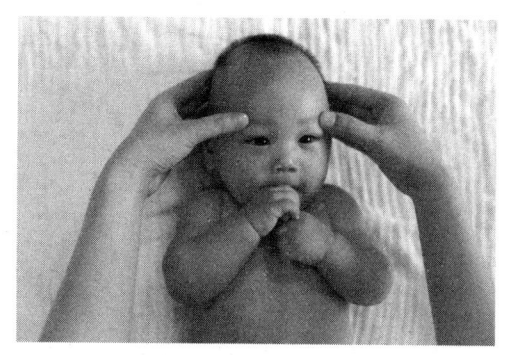 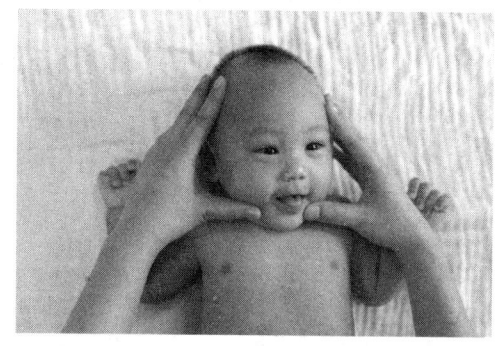

图 11-1 面部抚触
a）抚触前额　b）抚触下颌

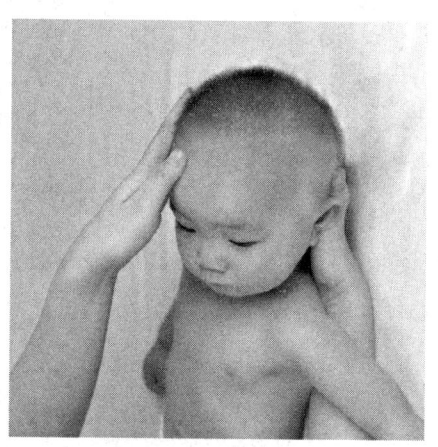

图 11-2 头部抚触

2）左手以同样方法进行，抚触时应避开乳头，如图 11-3 所示。

（4）腹部。双手指腹分别按顺时针方向按摩婴儿腹部，避开脐部和膀胱，如图 11-4 所示。

（5）上肢

1）将婴儿两臂左右分开，掌心向上，如图 11-5a 所示。

2）双手先捏住婴儿的一只胳膊，自上臂至手腕轻轻挤捏和搓揉，如图 11-5b 所示。

3）用四指按摩婴幼儿手背，拇指从婴儿手掌心按摩至手指尖，如图 11-5c 所示。

4）同法抚触对侧上肢。

（6）下肢

1）双手握住婴儿一侧下肢，从大腿根部至踝部轻轻挤捏和搓揉。

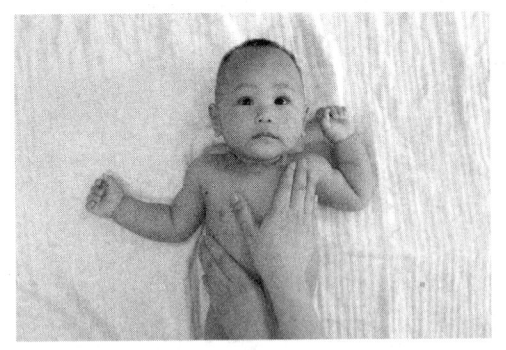 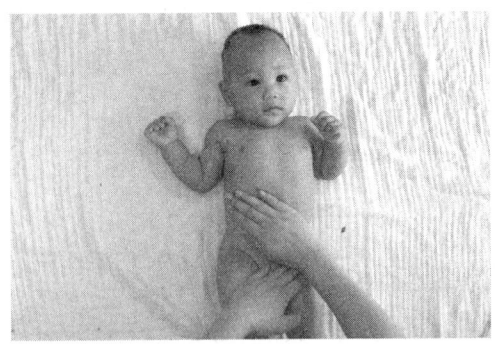

图 11-3 胸部抚触　　　　　　　　图 11-4 腹部抚触

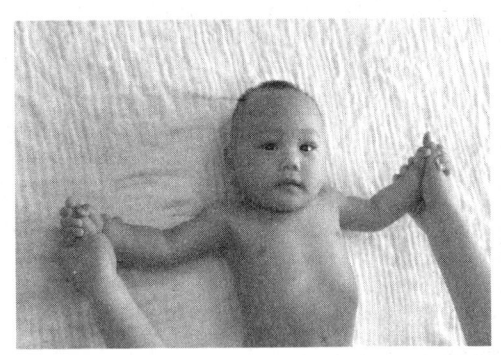 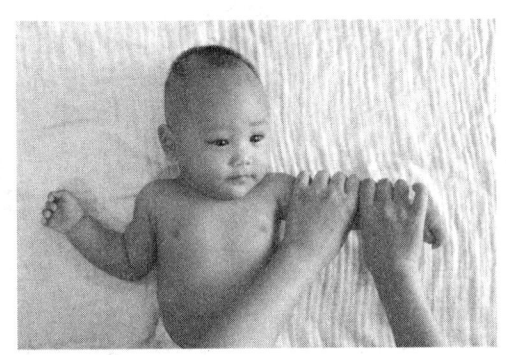

a)　　　　　　　　　　　　　　b)

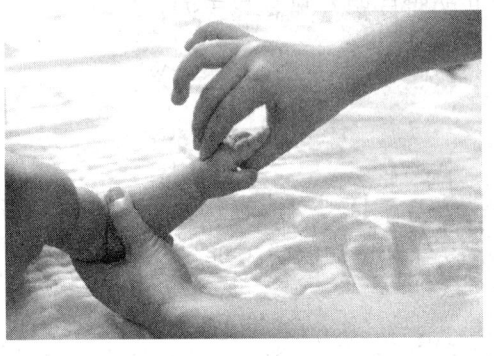

c)

图 11-5 上肢抚触
a)分开两臂　b)抚触胳膊　c)抚触手指

2)同法抚触对侧下肢,如图 11-6 所示。

(7)背部

1)婴儿取俯卧位,育婴员双手拇指平放在婴儿脊柱两侧,其他四指并拢扶住婴儿身体。

2)拇指指腹分别由中央向两侧轻轻抚摸。

3）由上至下，用手掌自枕部至腰骶部按摩，如图 11-7 所示。

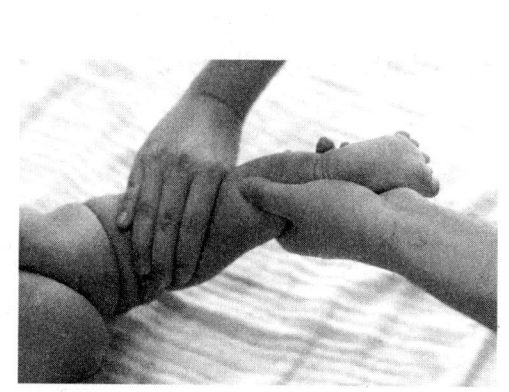

图 11-6　下肢抚触

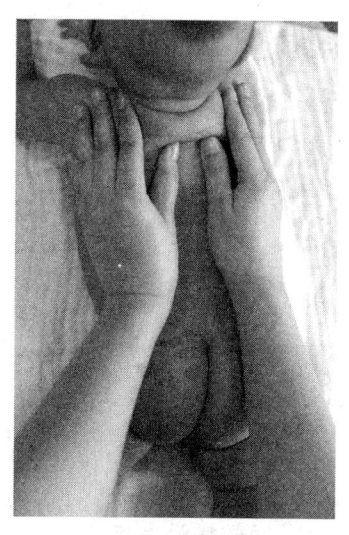

图 11-7　背部抚触

（8）臀部

双手掌轻柔婴儿臀部，如图 11-8 所示。

（9）脚掌

1）一只手托住婴儿的脚后跟，另一只手四指聚拢在婴儿的脚背，用拇指指腹轻揉脚底，从脚跟抚摸到脚尖。

2）同法抚触对侧脚掌，如图 11-9 所示。

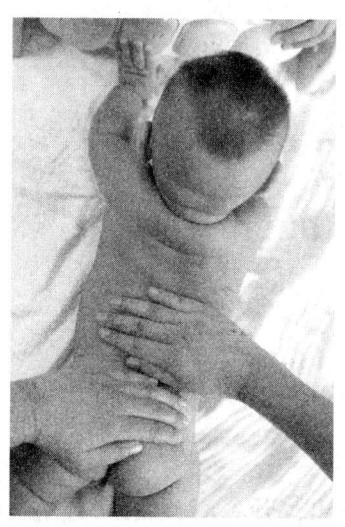

图 11-8　臀部抚触

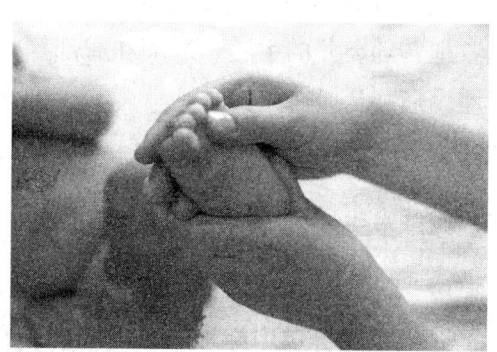

图 11-9　脚掌抚触

三、注意事项

1. 选好抚触时机

切忌在婴儿过饱、饥饿、疲劳的时候进行抚触，做抚触的最佳时间段是在两次喂奶之间。每日2~3次，每个动作重复4~6次，先从5分钟开始，然后延长到15~20分钟。当婴儿哭闹时，先要寻找原因，安抚婴儿，待其愉悦时再继续进行抚触。

2. 做好抚触前准备

让室温保持26~28 ℃，选择比较安静、光线不太刺眼的地方。选一首柔和的音乐，提前准备好毛巾、纸尿裤、干净的衣物，抚触结束后给婴儿擦拭或更换。育婴员双手保持温暖，开始前先温柔地和婴儿聊一会儿，然后再开始抚触。

3. 适时调整抚触力度

根据婴儿的感受随时调整力度。一般来说，抚触后婴儿的皮肤若微微发红，则表示力度正好；如果婴儿的皮肤颜色不变，则说明力度不够；如果只做了两三下皮肤就红了，则说明力量过强。另外，随着婴儿年龄的增长，力度也应有一定的增加。

4. 适时调整抚触内容

抚触内容要根据婴儿年龄需要而定，例如在婴儿长牙的时候，可以让他仰面躺下，多帮他按摩小脸；学习走路的时候，除了多给他做些腿上的按摩外，小脚丫也要多抚摩。

5. 确保婴儿安全

育婴员双手捧起婴儿头部时，要注意脊柱和颈部的安全。另外，千万不要把润肤油滴到婴儿眼睛里；新生儿的脐带还未脱落时，抚触时要避免碰到脐带；自如、轻柔地转动婴儿的手腕、肘部和肩部等关节，不要在婴儿关节部位施加压力，以免引起疼痛甚至损伤。

当婴儿生病、全身出皮疹或脓包疹时不宜进行抚触。

四、可能发生的情况——受凉感冒

1. 原因

（1）婴儿抚触过程中脱掉了衣服，有人员进出，开关门频繁，环境温度过低导致婴儿受凉。

（2）婴儿抚触时间过长，抚触后未及时穿衣服。

（3）抚触后婴儿出汗较多，未及时擦干汗液。

2. 预防

（1）婴儿抚触过程中，室温保持 26~28 ℃，减少不必要的人员走动，切忌频繁开关门。

（2）把握抚触时间，如出汗较多，应及时擦干汗液，抚触后立即穿好衣服。

（3）抚触后给婴儿喝适量温开水，以补充水分。

3. 处理

（1）如果因为腹部受凉引起呕吐，暂不要给婴儿添加辅食，要让胃肠道得到休息。

（2）如有发热，应每 30 分钟测量 1 次体温并记录。

（3）感冒期间应卧床休息。

（4）情况严重时应立即就医。

知识延伸

婴儿抚触的最佳时机

1. 新生儿

新生儿按摩手和脚的最佳时间是吃奶的时候，因为新生儿手和脚的抓握反射和吸吮反射是相伴随的。如果新生儿清醒时间比较少，也可以在其吃奶时按摩身体其他部位。

2. 2~5 月龄的婴儿

俯趴时是最佳的按摩时间，婴儿在玩玩具时也可以分部位进行局部抚触和按摩。

3. 6 月龄以上的婴儿

婴儿玩累了或入睡前是很好的抚触按摩时间。这个年龄阶段的婴儿不会乖乖地接受抚触，但大部分婴儿喜欢洗澡，可以在洗澡时间多进行抚触和按摩。

第五节　日光浴

王奶奶:"现在没出太阳,不用带豆豆出去晒太阳吧?"

宝妈:"还是要带宝宝出去的,虽然肉眼看不见阳光,但是白天还是有紫外线照射的。"

王奶奶:"那我带宝宝在阳台晒晒吧。"

宝妈:"妈,隔着玻璃晒太阳,玻璃会过滤掉紫外线中的有效成分。"

王奶奶:"那等会儿午饭后太阳正好,我再带宝宝去晒太阳吧。"

宝妈:"妈,等会儿大中午的,太阳光太强烈了,宝宝会被晒伤的。"

王奶奶:"这也不行那也不行,到底该怎么做呀?"

日光浴是通过晒太阳促进婴幼儿身体里维生素 D 的合成,提升婴幼儿对钙的吸收能力,日光中的红外线能扩张皮肤血管,紫外线可杀菌,也能让婴幼儿感受大自然,体会愉悦的心情。

一、日光浴前的准备

1. 育婴员准备

衣着整洁、柔软,取下首饰,修剪指甲,洗手,温暖双手。

2. 物品准备

温开水、遮阳帽、婴儿推车、隔尿垫。

3. 环境准备

室外无风雨,室外气温 22～30 ℃。

4. 婴幼儿准备

脱鞋袜,在保暖的同时尽可能多暴露皮肤。

二、日光浴的步骤

1. 将婴幼儿安全地放置在推车上,用遮阳帽遮挡住婴幼儿的头部和眼睛,如图 11-10 所示。

2. 先晒晒婴幼儿的小手小脚,特别是手心,脚心。

3. 卷起衣服、裤腿晒手臂和腿部，再逐步过渡到腹部、胸部和全身。

4. 解下纸尿裤，在推车上垫隔尿垫，婴幼儿取俯卧位，安全地放在推车上，将臀部暴露在日光中。

5. 日光浴过程中适当给婴幼儿补充水分。

三、注意事项

1. 婴幼儿结束日光浴后要及时擦汗，衣服湿了要及时更换。适时给婴幼儿喝适量温开水。

2. 进行室内日光浴时要打开窗户，不要隔着玻璃给婴幼儿进行日光浴，否则不利于维生素 D 的吸收。晒日光浴的时候，让婴幼儿穿红色衣服最适宜，尽量不穿黑色衣服，因为红色衣服能迅速过滤具有杀伤力的短波紫外线。

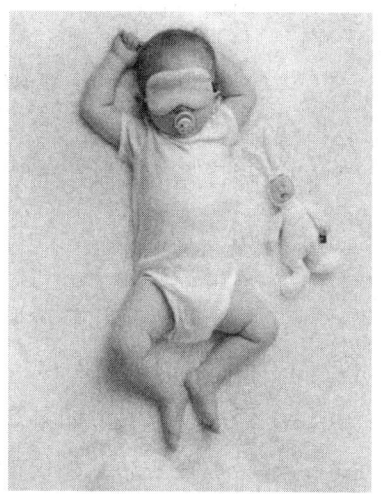

图 11-10　遮住婴幼儿的眼睛

3. 晒日光浴时，要对婴幼儿的头面部进行遮挡，不能让太阳直接照射婴幼儿的眼睛。

4. 日光浴的时间要逐步增加，先从 3～5 分钟开始，之后逐渐延长到 20 分钟。

5. 冬天晒日光浴时不要暴露婴幼儿身体，以免着凉，可以多晒晒婴幼儿的手脚及臀部。

6. 婴幼儿生病或者湿疹严重时，不要进行日光浴，患有某些慢性疾病或者对日光过敏的婴幼儿也不宜进行日光浴。

四、可能发生的情况——日晒伤

日晒伤是在短时间内被大量紫外线照射而引起的一种反应，又名日照性皮炎，是在日光照射后引起的一种皮肤炎症。可出现皮肤瘙痒、潮红、肿胀、灼热等症状，皮疹一般在数日内可消退，也有部分症状严重者会继发感染。

1. 原因

（1）婴幼儿自身皮肤娇嫩。

（2）强烈的日光照射。

（3）照射时间过长。

2. 预防

（1）选择合适的时间带婴幼儿外出晒日光浴，一般春秋季节上午 10：00—11：00，夏季 9：00 前，冬季在 11：00—12：00 点和午后 16：00—17：00。不宜选择中午 12：00—14：00，避免紫外线最强的时候照射婴幼儿娇嫩的皮肤。

（2）日光浴的时间应逐渐增加，从刚开始的每次 3~5 分钟逐渐延长，但不应超过 30 分钟。

（3）晒日光浴或外出时做好防晒措施，如使用遮阳伞、防晒帽、墨镜，涂上防晒霜等。

3. **处理**

（1）婴幼儿被晒伤后皮肤的痛感强烈，若能忍受，就不需要用药。如果婴幼儿哭闹不止，需及时就医。

（2）给皮肤降温。如果婴幼儿只是局部晒伤，可以给婴幼儿使用降温贴、冷毛巾，轻轻敷在婴幼儿晒伤的皮肤表面。如果婴幼儿晒伤的面积较大，局部冷敷效果不佳时，可以给婴幼儿洗冷水浴。无论是冷敷还是冷水浴，均要求婴幼儿皮肤完整，在没有水疱或者破损的情况下进行。以免损伤婴幼儿皮肤，导致感染。

（3）维持皮肤湿润。冷敷或洗完冷水浴之后，要保持婴幼儿皮肤湿润，促进皮肤恢复。若婴幼儿皮肤晒伤后出现小水疱，应及时就医。千万不要自行挑破，以免造成伤口感染。

知识延伸

涂抹防晒霜的注意事项

1. 选择婴幼儿专用的防晒霜，第一次使用前，要在婴幼儿耳后少量涂抹，以测试是否过敏，不过敏方可使用。

2. 出门前 30 分钟给婴幼儿涂抹防晒霜，别忘记耳后、脖子等有可能会遗漏的地方。

3. 在使用防晒霜的同时也要穿防晒衣、戴防晒帽子等。

4. 如出门时间较长，应每隔 2 小时涂抹 1 次防晒霜。

5. 一般使用清水就可以把防晒霜洗净，如果是比较难洗的防晒霜，可以使用婴幼儿沐浴露或婴儿专用洗面奶进行清洗。

第六节　空气浴

宝爸:"这大清早的,冬天天气这么冷,你怎么把宝宝屁股露在外面这么久,宝宝会感冒的。"

宝妈:"这你就不明白了吧,我在给宝宝进行'空气浴',可以增强宝宝的抵抗力"。

宝爸:"不明白,这才七点钟,看着宝宝屁股光溜溜地露在外面我自己都觉得冷,更别说是宝宝了,你看她手脚都冰凉冰凉的,赶紧给宝宝多穿点。"

当天上午,宝宝便开始打喷嚏、流鼻涕了。

宝妈既心疼又委屈:"我按教科书上的要求带宝宝,怎么就做错了呢?"

空气浴是指让婴幼儿的皮肤尽量多地暴露在空气中,利用气温与体表的温差来刺激身体,进而达到锻炼的目的。但如果方法不对,导致婴幼儿感冒便得不偿失了。

一、空气浴前的准备

同日光浴前的准备。

二、空气浴的步骤

1. 室内开窗,开始可穿衣,注意保暖,去尿布。

2. 抱着婴幼儿,或将婴幼儿安全地放置在推车上(推车上垫隔尿垫),随着外界气温升高,逐渐减少衣服直至穿短裤。

3. 当婴幼儿能够适应时,在室外温度达到20℃以上且无风雨时可移至室外进行。

4. 进行空气浴时给婴幼儿喝适量温开水。

三、注意事项

1. 注意保暖,适当增减衣物,以防婴幼儿受凉感冒。

2. 空气浴时间不宜过长,每天到户外活动1~2次(大风、下雨天除外),每次 30~40 分钟。选择空气清新的时候，不要在雾霾中进行锻炼。

3. 家中应经常开窗通风。

4. 室外阳光较强时可给婴幼儿戴上遮阳帽或在阴凉处进行。

四、可能发生的情况——呼吸道感染

1. 原因

由于室内外温差大，婴幼儿裸露身体而受凉。

2. 预防

（1）室内温度调至 26~28 ℃，冬天应关闭门窗，不吹对流风，必要时使用取暖器。

（2）室外有风雨时，不宜带婴幼儿进行室外空气浴。

3. 处理

如婴幼儿出现呼吸增快、鼻塞、咳嗽等呼吸道感染症状，须立即就医。

知识延伸

外出穿衣要领

让婴幼儿感觉舒适的温度为 24 ℃，超过 24 ℃时，给婴幼儿穿一身单衣即可；低于 24 ℃时，1 月龄以内的新生儿要比成人多穿一件衣服；1 月龄至 3 岁的婴幼儿，和成人穿一样厚薄的衣服；3 岁以上的儿童，应询问其意愿添减衣物。

辨别婴幼儿穿衣是否合适，较为准确的方式是摸婴幼儿的颈背部，如果感觉背部温暖舒适，说明正合适。如有发烫和湿润感，婴幼儿有脸发红、身体出汗、燥热等现象，说明衣服穿多了。如婴幼儿感觉不够温暖，伴有脸色发白，手脚颤抖、身体缩成一团等现象，说明衣服穿少了，要适当增加衣服。

婴幼儿外出时，带一件便于穿脱的外套。当活动量大时，及时换下汗湿的衣服，若婴幼儿感觉冷了可以套上外套御寒。

第七节 水浴

出生后的果果一直在游泳馆接受游泳训练。一天，妈妈想在家里让宝宝游泳，当物品准备好后，刚把果果放进水池里面，他便哇哇大哭起来，无论怎么安抚逗引，都不能止住他的哭声。听见宝宝哭了这么久，果果爸爸走到水池边用手试了下水温说："水温太高了，宝宝烫着了，赶紧把宝宝抱起来。"果果妈妈委屈地说："我是按母婴店里教的方法做的呀，怎么就不对了呢？"

水浴是指婴儿出生后在水中进行自主运动，即游泳。水浴的原理是让婴儿在类似母体的羊水中做自主运动，利用水波轻柔的爱抚，促进婴儿的智力发育和健康成长。水浴能够刺激婴儿神经系统发育，促进视觉、听觉、触觉和平衡感的综合信息传递，使其尽快适应内外环境的变化，不仅增强婴幼儿的循环和呼吸功能，调节血液循环速度，增强心肌收缩力，同时通过水对胸廓的压力，促进胸部的良好发育，增加肺活量；婴儿在水中进行自主性的全身运动，可增强其骨骼、肌肉的灵活性和柔韧性，刺激胃肠道激素的分泌，增强食欲和消化功能，促进生长发育。

一、水浴前的准备

1. 育婴员准备

衣着整洁、柔软，洗手，取下首饰，特别是胸前、肩领不能有别针或饰物，修剪指甲，温暖双手。

2. 物品准备

游泳圈、水温计、浴巾、衣物、一次性游泳纸尿裤、普通纸尿裤，新生儿备防水肚脐贴。

3. 环境准备

室内温度 26～28 ℃，冬季备取暖器。

4. 婴幼儿准备

喂奶后 1 小时，精神好，裸体，换上一次性游泳纸尿裤。

二、水浴的步骤

1. 安全检测

婴幼儿水浴前,必须对游泳设施设备进行安全检测(如泳圈的型号、保险按扣、是否漏气等)。

2. 放水并调节水温

婴幼儿水浴可选择在专门的机构,也可以在家中准备泳池,进行居家水浴。居家水浴时先将泳池清洗消毒,先放冷水再放热水,水量约占泳池2/3,用水温计测量(见图11-11),水温为34~38 ℃,育婴员可同时用洗净的手试温,以水温不冷不烫为宜。

3. 套泳圈

(1)套颈(脖)圈(见图11-12)。适用于出生至6月龄、体重小于8 kg的婴儿。将颈圈用手撑开,慢慢地套在婴儿颈部,扣好保险按扣,检查下颌部是否托在预设位置,能否保证婴儿正常呼吸。如果是新生儿要贴防水肚脐贴,以防脐部感染。

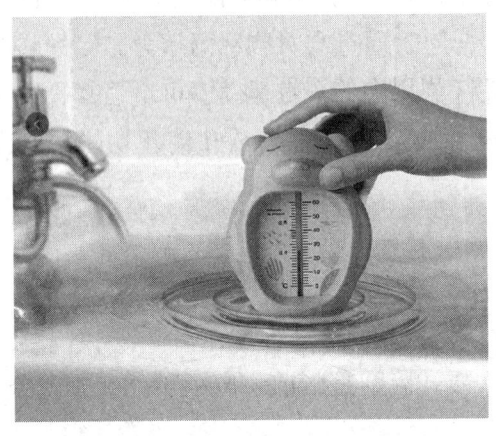
图11-11 用水温计测水温

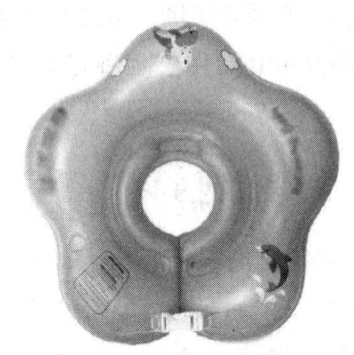
图11-12 脖圈

(2)趴圈(见图11-13)。适用于6月龄以上的婴幼儿,对体重无特殊要求。使用之前要认真检查,保证趴圈完好无损后,再对其5个充气口按腹部气囊、背部背带、两边的保护气囊、主气囊依次进行充气,充气后将气嘴盖好,充气量不可太足,达到80%即可,以免影响舒适性。将气嘴压入游泳圈之内,保证趴圈表面完整。放入水中20分钟后再次检查是否漏气。确认不漏气后,将婴幼儿皮肤湿润,放入趴圈中,扣好背带,检查确认安全无误。

(3)腋圈(见图11-14)。适用于5月龄至3岁的婴幼儿,对体重无特殊要求。

将腋圈用水湿润,解开保险扣,将婴幼儿皮肤湿润后从脚部放入圈内,然后扣住保险扣。腋圈的内径大于胸围直径约 0.5 cm,不能过紧,如太宽松可以在婴幼儿背部垫一块柔软的小毛巾,以增加婴幼儿的舒适度。

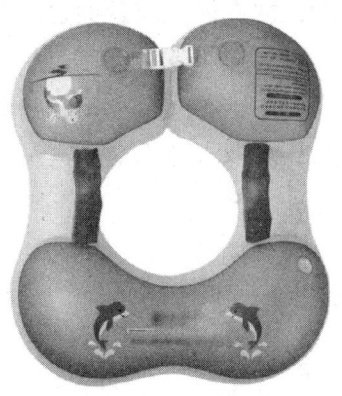 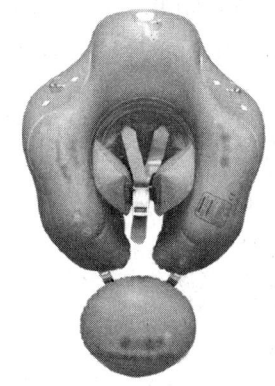

图 11-13　趴圈　　　　　　图 11-14　腋圈

（4）座圈（见图 11-15）。适用于 3 月龄至 3 岁的婴幼儿,体重 6～18 kg。打开幼儿游泳座圈上的安全扣,用温水将婴幼儿皮肤湿润后放在游泳座圈中间,逐渐由婴幼儿脚部由下向上套,将双脚放入游泳座圈座袋中,直至游泳圈套至婴幼儿胸部时,将游泳圈安全扣扣紧,检查确认安全无误。

（5）臂圈（见图 11-16）。适用于 1 岁以上的婴幼儿,体重小于 45 kg。打开臂圈上的安全扣,用温水将婴幼儿皮肤湿润,将手臂伸进臂圈中间,逐渐拉上手臂处固定。

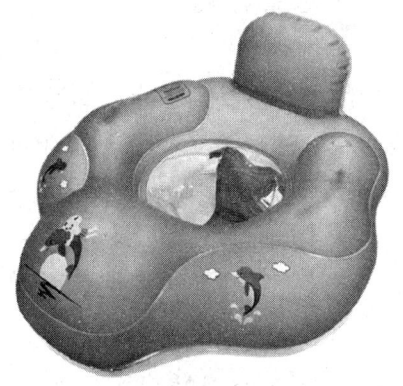 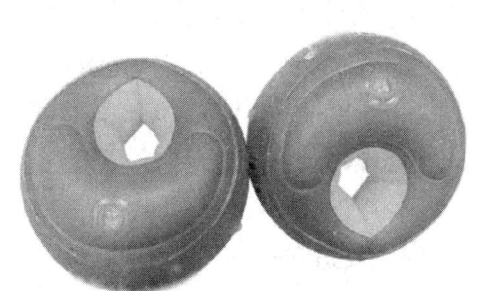

图 11-15　坐圈　　　　　　图 11-16　臂圈

4. 入水

育婴员再次用水温计测试水温并用手试温,确定水温合适后,将婴幼儿缓慢送入水中。对于第一次入水的婴幼儿,可先让其足部感受水温,再慢慢将身体放入水中，以免婴幼儿惊慌害怕。

5. 全程监护

婴幼儿游泳时必须全程监护，保持安全距离在一臂之内，适时给予安抚或回应，必要时协助婴幼儿运动，密切观察婴幼儿的身体反应及面色、呼吸状况，如果婴幼儿哭闹不止，应尽早带其离开水面。

6. 离水

育婴员双手置于婴幼儿腋下，托起婴幼儿离开水池，取下游泳圈，并立即用浴巾擦干其身上的水。

7. 洗澡及做安全记录

洗澡参见本书第一篇第四章的相关内容。清洗、消毒泳池，整理用物，洗手。做好安全记录。

三、注意事项

1. 接受专业培训

育婴员一定要接受专业培训，掌握操作规程，全程监护。

2. 选择合适的游泳圈

根据婴幼儿年龄和体重选择游泳圈，一般0~6月龄建议使用脖圈（但有部分专家认为脖圈存在安全隐患，不建议使用，育婴员应根据婴儿情况在医生或专业人士指导下慎重选择），6~12月龄选择趴圈，1~2岁或6月龄以上较壮实的婴儿选择腋圈（一般至少6月龄以上才可以适当使用腋圈，最好是1岁以后，因为太小的婴儿身体协调能力比较差，容易倾倒），2~3岁选择座圈。

3. 严格把握安全第一的原则

在为婴幼儿穿戴游泳圈时动作要轻柔，切勿粗暴，以免撕裂漏气或伤害到婴幼儿皮肤。下水前一定要扣好保险按扣，确认安全无误后方可下水。游泳过程中必须由接受过专业培训的人员在婴幼儿身旁全程监护。

4. 调节水温

水温不宜过高或过低，应保持在34~38℃。

5. 时间要适宜

婴幼儿第一次水浴时间控制在5~10分钟。以后根据情况可适当延长至15~20分钟，最长不宜超过30分钟。

6. 注意休息

水浴会消耗婴幼儿大量体力，水浴后要好好休息，不要为了补充体力马上给婴幼儿喂食，应让其休息5~10分钟后先喝温开水再喂食。

7.水浴时播放婴幼儿喜爱的音乐

四、可能发生的情况——耳朵进水

1. 原因

（1）婴幼儿哭闹挣扎较厉害，扑打过程中导致耳朵进水。

（2）婴幼儿活动幅度较大，水荡入耳中。

（3）育婴员放婴幼儿下水动作欠熟练，婴幼儿身体倾斜致耳朵进水。

2. 预防

（1）在婴幼儿情绪稳定乐于接受的情况下方可下水，当婴幼儿在水中哭闹较厉害且经过安抚后仍不愿下水，应将其抱起，增加其安全感。

（2）若婴幼儿活动幅度大，可佩戴耳塞。

（3）育婴员熟练掌握水浴操作技能，尤其是下水动作，缓慢、平稳地送婴幼儿下水。

3. 处理

（1）将婴幼儿的头偏向一侧，让耳朵向下，使水受重力作用而自然流出。

（2）如仍未排出，可将婴幼儿侧躺着放于育婴员的大腿上，使进水一侧的耳朵向下，用手掌紧压婴幼儿的耳根，然后快速松开，连续数次，将水"吸"出来。

（3）用手指轻轻按压婴幼儿的嘴唇，诱导其做张嘴动作，反复数次，以便活动下颌关节，促使水从外耳道流出。

（4）对于能跑跳的婴幼儿，可引导其上下蹦跳，使进入耳道的水自然流出。

（5）如果经过上述处理后仍没有好转，须尽快就医。

知识延伸

婴幼儿游泳圈种类

1.按是否需要充气分为充气游泳圈和免充气安全游泳圈。前者价格低廉，但容易漏气，安全系数低；后者价格稍高，但不用充气，也不会漏气，安全系数高，使用寿命长。

2.按气囊数量的多少分为单气囊、双气囊、四气囊、五气囊4种，均需要充气。一般单气囊只有一个气囊，安全系数稍差，五气囊相对比较安全适用。

3.按部位分为脖圈、趴圈、腋圈、座圈、臂圈。应根据婴幼儿的年龄和体重进行选择。

4.按形状分为圆形和星形。可根据家长和婴幼儿的喜好进行选择。

同步练习题

一、单项选择题

1. 给新生儿喂奶一般间隔时间为（　　）小时。
   A. 1～2　　　　B. 2～3　　　　C. 3～4　　　　D. 4～5

2. 关于新生儿生理性黄疸，以下选项错误的是（　　）。
   A. 出生后 2～3 天可出现黄疸
   B. 第 10～14 天逐渐消退
   C. 第 4～5 天达高峰
   D. 出生后 24 小时内出现

3. 新生儿生理性黄疸的护理要点是（　　）。
   A. 多喂养多排泄　　　　　　B. 口服益生菌
   C. 晒太阳、进行抚触　　　　D. 以上都是

4. 新生儿脐带一般在出生后（　　）天或稍长时间自然脱落。
   A. 1～3　　　　B. 3～5　　　　C. 5～7　　　　D. 7～10

5. 婴幼儿表现出挑食、厌食，可能的原因是（　　）。
   A. 锌元素偏低　　　　　　　B. 铅元素偏高
   C. 维生素 B 族缺乏　　　　　D. 铁元素偏低

6. 抚触时婴儿最好全身裸露，注意室内温度应保持在（　　）℃。
   A. 18～22　　　B. 20～24　　　C. 22～26　　　D. 26～28

7. 抚触的最佳时机为（　　）。
   A. 两次喂奶之间　　　　　　B. 空腹时
   C. 活动后　　　　　　　　　D. 吃奶后 30 分钟

8. 日光浴的注意事项不包括（　　）。
   A. 及时给婴幼儿喝适量温开水
   B. 日光浴时，婴幼儿的头面部进行遮挡
   C. 室内日光浴时应隔着玻璃
   D. 日光浴的时候，穿红色衣服最适宜

9. 空气浴的注意事项不包括（　　）。
   A. 注意保暖，适当增减衣物
   B. 时间不宜过长，每次 10～20 分钟
   C. 家中经常开窗通风

D. 室外阳光较强时可在阴凉处进行

10. 水浴的注意事项不包括（　　）。

A. 选择合适的游泳圈

B. 水温保持在 45～50 ℃

C. 第一次水浴时间控制在 5～10 分钟

D. 下水前一定要扣好安全扣

二、判断正误题

1. （　　）侧卧是比较安全的新生儿睡眠姿势，可预防吐奶且不会因遮盖口鼻而引起窒息。

2. （　　）配方奶喂养新生儿的大便，呈淡黄色。

3. （　　）新生儿出生 24 小时内排出胎粪。

4. （　　）新生儿出生后 24 小时出现黄疸为病理性黄疸，需要及时就医。

5. （　　）新生儿脐带一般在出生后 7～10 天或稍长时间自然脱落。

6. （　　）正常新生儿一般在出生 72 小时后进行听力筛查。

7. （　　）育婴员为婴幼儿进行腹部触诊时应从左下腹开始，以顺时针方向进行触诊。

8. （　　）婴幼儿食物应温度适宜，避免吃过热的食物及热的黏性食物。

9. （　　）为婴幼儿进行抚触的最佳时段是喂奶后。

10. （　　）婴幼儿第一次水浴时间控制在 10～20 分钟。

参考答案与解析

一、单项选择题

1. C。观察新生儿每天吃奶的次数和每次吃奶的量，根据新生儿的体重计算奶量，新生儿的奶量不超过每天每千克体重 200 mL，每 3～4 小时喂养 1 次。

2. D。大部分（50%～70%）正常新生儿在出生后 2～3 天可出现黄疸，第 4～5 天达到高峰，第 10～14 天逐渐消退。如果黄疸在出生后 24 小时出现，黄疸持续时间长（足月儿大于 2 周，早产儿大于 4 周），黄疸退而复现等情况应及时就医。

3. D。新生儿生理性黄疸的护理要点是：多喂养多排泄，口服益生菌，晒太阳与进行抚触等。

4. D。新生儿脐带一般在出生后 7～10 天或稍长时间自然脱落。在脐带未脱落前，应每日观察。

5. A。若婴幼儿表现出挑食、厌食，如每餐都特定不吃某种食物，并持续了一段时间，皮肤容易长皮疹，生长缓慢等，可能是血锌偏低。

6. D。抚触时室内应安静、整洁，光线柔和，关好门窗，调节室温为 26~28 ℃，播放柔和的音乐。

7. A。抚触的最佳时段是在两次喂奶之间，每日 2~3 次，每个动作重复 4~6 次，先从 5 分钟开始，然后延长到 15~20 分钟。

8. C。室内日光浴时要打开窗户，不要隔着玻璃给婴幼儿日光浴，否则不利于维生素 D 的生成。

9. B。空气浴时间不宜过长，每天到户外活动 1~2 次（大风、下雨天除外），每次 30~40 分钟。

10. B。水浴时水温不宜过高或过低，应保持在 36~39 ℃。

二、判断正误题

1. √。仰卧时要预防新生儿溢奶引起呛咳窒息，俯卧时要注意观察新生儿的口鼻是否被压住而影响呼吸，侧卧是比较安全的睡眠姿势，可预防吐奶且不会因遮盖口鼻而引起窒息。

2. √。

3. √。新生儿出生 24 小时内排出胎粪，若出生后 24 小时不见胎粪，应怀疑是否患有消化道先天畸形而致粪便梗阻，须及时诊治。

4. ×。病理性黄疸为新生儿出生后 24 小时内出现的黄疸。

5. √。新生儿脐带一般在生后 7~10 天或稍长时间自然脱落，脐带残端长时间不脱落，应观察是否断脐时结扎不牢，要考虑重新结扎。

6. ×。正常新生儿一般在出生 48 小时后进行听力筛查。

7. ×。育婴员为婴幼儿进行腹部触诊时应从左下腹开始，以逆时针方向进行触诊。

8. √。准备婴幼儿食物时应温度适宜，避免吃过热的食物及热的黏性食物，防止黏膜烫伤。

9. ×。切忌在婴儿过饱、饥饿、疲劳的时候抚触，做抚触的最佳时段是在两次喂奶之间。

10. ×。婴幼儿第一次水浴时间控制在 5~10 分钟。以后根据情况可适当延长至 15~20 分钟，最长不宜超过 30 分钟。

第十二章　婴幼儿心理与行为的观察

学习目标

1. 掌握婴幼儿心理与行为异常情况的观察方法与注意事项
2. 掌握婴幼儿心理与行为问题的观察方法与注意事项
3. 了解婴幼儿认知、语言发育、社会性发展特征

第一节　心理与行为发展异常的观察

芳芳，女，1岁，因对言语指令无反应、无咿呀学语、无动作手势语言、无目光跟随、对动作模仿不感兴趣而就诊。经过医生详细问诊及体查，初步考虑为孤独症。

婴幼儿期是心理与行为发育的快速时期，该阶段不仅对婴幼儿的生长发育至关重要，同时对其社会心理发展会产生深远的影响，是成人期心理健康的起点。婴幼儿心理行为发育包含了感知觉、动作、语言、认知、情绪、个性和社会性等方面。

一、观察前准备

育婴员观察婴幼儿运动、认知、语言、社会性发展异常情况前，需要了解婴幼儿心理与行为的正常发展水平和发展异常的表现，能做出初步判断，及时带婴幼儿就诊。

二、观察的步骤

1. 婴幼儿运动的观察

（1）了解婴幼儿的基本情况。婴幼儿的基本情况包括：宝妈孕期、分娩情况，

新生儿期情况以及婴幼儿的性格、脾气和习惯等。

（2）观察婴幼儿的大运动。婴幼儿一般于1月龄后颈肌力量逐渐加强，2月龄能勉强地间歇仰头，3月龄能控制头部和抬胸，4月龄能翻身，8～9月龄能用双上体肢向前爬行和独坐稳，11月龄能独站，1岁左右能独走。随后逐渐能单脚站立、奔跑、跳跃、倒退走、双脚交替上下楼梯，可以从高处跳下。有的婴幼儿运动发育可能会延迟，但如果延迟1～3月龄仍不能达到正常婴幼儿的发育水平，则视为运动发育异常。

（3）观察婴幼儿的精细动作。随着婴儿握持反射的消失以及眼睛适应性视觉调节功能的发展，精细动作逐渐发展。3月龄时握成拳状的手已放松，能够一手抓握物体；4～5月龄时握物用手掌尺侧；6～7月龄用手掌桡侧一把抓；7～9月龄用整个拇指、食指、掌面拿取物品；9～10月龄能用拇指、食指远端夹取，能随意放掉手中物体，1岁时在开始抓握物体之前可以对物体进行准确的定位。幼儿期逐渐学会堆叠积木，从2块到9块，3岁时能在成人示范下用3块积木搭桥；能正确握笔，模仿画线条，能逐页翻书；能自己穿脱简单的衣服，熟练地使用勺子，能够完成日常生活活动，如吃饭、喝水、洗手、收拾玩具等。如果婴幼儿到了某个时期与该时期的正常发育水平相差很大，则视为精细动作发育异常。

（4）对于不易判断的婴幼儿，可带其去专业的机构进行检测。

2. 婴幼儿认知的观察

"认知"一词涵盖了与一般智力相关的各种技能，包括注意力、感知力、推理能力、学习能力以及语言技能。对婴幼儿来说，行为和运动技能也是认知发展的重要组成部分。婴幼儿活动和感知的某些特征与其认知发展息息相关，所以在日常观察中要灵活运用。

（1）观察婴幼儿的动作是否源于他对周围环境有目的、灵活的感知，而不是简单、机械的反射。如婴幼儿能迅速根据环境调整自己的行为，例如，当他学会预测乳汁的流量后会改变自己的吸吮方式，或者即使无法拿到也会将手伸向自己感兴趣的物体。

（2）观察婴幼儿是否会发现自己的行为和周围发生事情之间的联系并感到好奇。即使是小婴儿也能发现这样的联系，并通过调整自己的行为来控制事件。如新生儿在吸吮安慰奶嘴时也会发出和吸吮妈妈乳房相似的声音，这促使新生儿会更频繁地吸吮。2月龄婴儿就能学会用脚把上方悬挂的玩具踢得动起来，这种本能会在6月龄以后变得尤为明显，婴幼儿经过不断的练习，完全沉迷于自己动作的成功和失败中，会一遍又一遍积极地尝试，探索自己的行为对周围环境会产生什么影响。

（3）观察婴幼儿是否了解自己的行为和不同感官之间的联系。如婴幼儿热切地想知道动动手的感觉和看到手的移动之间的联系,所以,在黑暗的房间里,他会变换手的位置,让它一直处在一束移动的光线之中。尤其是2~3月龄婴儿会花很多时间专心致志地观察自己手的移动,这种行为被称为"身体的咿呀学语"。

(4)观察婴幼儿是否认识路线。带婴幼儿外出游玩,回家时可以让他走在前面,让他带路,看婴幼儿能否准确地找到回家的路。

(5)观察婴幼儿能否区别妈妈和其他人的声音。

(6)观察婴幼儿能否模仿他人的行为和动作。

(7)认知涉及的范围较广,需要在日常生活中慢慢发掘,当怀疑婴幼儿存在认知障碍时,应尽早带其去专业的医疗机构进行检查。

3. 婴幼儿语言的观察

婴幼儿对语言的掌握程度依赖于心理发展水平。因此,语言发展水平与心理发展水平必须保持一致。语言信号通过视、听感受器接收,传入中枢分析器(语言感受中枢、阅读中枢、书写中枢),语言运动表达中枢产生语言。婴幼儿语言的发展需要听觉、发音器官及大脑功能正常发育。

(1)观察婴幼儿的语音发育水平

1)单音节阶段(0~4月龄)。2月龄婴儿是单音节发音,为元音和双元音。3~4月龄婴儿始发辅音,能元音和辅音结合发音,如"ha""kou"等,还可有个别双音节。4月龄婴儿可以区分语音和咿呀发音。

2)多音节阶段(5~10月龄)。5~6月龄婴儿可用不同声音表示自己的情绪,逐渐发出双音节复合音,如"mama""dada",但无明确含义。7~8月龄时,当有多次感知某种物体或动作的经历,并同时听到成人说出相关名词和动词,可逐渐把物体或动作与发音建立联系,以后听到相关词的发音会引起反应。如听到"灯"就可抬头看灯,听到说"再见"就会挥手,即词的发音逐渐成为代表物体或动作的信号。9~10月龄时,语言发展逐步过渡到对词内容产生反应。婴儿不再对相似的音调发生反应,而开始对词的意义发生反应,逐渐"懂得"词的含义,词开始成为语言信号。婴儿语言发展是先理解后表达,先名词、动词,后代词、形容词、介词、助词。

3)学话萌语阶段(11~13月龄)。能正确模仿成人语音,模仿的音色、音调与成人相近,并能与某些特定事物建立联系,产生最初的真正词语。语音与词义联系储存于记忆,当听觉中枢与发音运动中枢间建立起联系通路时,婴幼儿可有意发音,即出现最初的具有特殊意义的口头语言。

(2)观察婴幼儿能否理解、听懂指令。以发展语言理解能力为主,即学习语句的特点是对句子的理解先于句子的产生,主动用语言交流能力发展不足。

1岁幼儿可理解约20个词汇，并能用手势和声音回应成人语言。例如，多数1岁幼儿能听懂简单指令，如"再见""不"等。10~14月龄婴幼儿说第一个词，是言语表达和交流的开始。最初使用象征性手势，如摇头表示"不"。最早1岁左右发生无真正意义的词或语句"乱语"。约1.5岁后，幼儿词汇量增加，说话积极性提高。

（3）观察幼儿是否愿意、能用语言表达自己的意见。随着词汇量的迅速增加，主动语言表达能力发展加快，语言结构日趋复杂。

1）单词句。1.5岁前主要用一两个词表达意思。其特点是单音重复，如"妈妈""球球""灯灯"等；词多义，如"车车"可表示"车来了"，或表示"我要车子"，或表示"车子掉了"等；以音代物，如叫汽车为"嘀嘀"，小狗为"汪汪"；词的内容限于与日常生活有关的事物，且多为名词。

2）多词句。1.5岁后，幼儿词汇量显著增加，范围明显扩大，开始出现多词句。2~3岁幼儿表达词汇明显增加，3岁时平均掌握1 000个词。

3）简单句和复合句。1.5~3岁幼儿已能用各种基本类型的句子，包括简单句和某些复合句。2岁幼儿开始构造两个词的"电报语"，通常只涉及自己需求或表达当时发生的事件。2岁以后可以表达不同时间范畴的事情。2.5~3岁，复合句明显增加，基本能够表达日常生活中经历的所有事情。3岁幼儿已基本掌握简单语法，以句子的方式进行表述，经历从简单句向复杂句的发展过程。会以单话性言语开始与人聊天，但主要是言语对答，回答简单的提问较多，也有时自己提问。

4）概括性语言。2.5~3岁幼儿词汇的概括性增加，不仅代表个别具体事物，还可以代表一类事物。语言对行为的调节作用也发展起来，能够按照成人的指令调节自己的行为。

4. 婴幼儿社会性发展的观察

婴幼儿社会性发展是心理发展的一个重要方面。社会化发展良好的婴幼儿在以后的生活中有理想、有信念、有责任感、有积极的生活态度，与他人感情融洽及社会适应能力强。

（1）观察婴幼儿与父母的亲子关系。亲子关系是指婴幼儿与其主要抚养人（主要是父母）之间的交往关系。它是婴幼儿早期生活中最主要的社会关系，对其心理发展具有重要的影响。早期亲子交往为婴幼儿提供了丰富的刺激，日常生活中应注意观察哺乳时婴儿与妈妈是否有目光对视、搂抱等，平常生活中应会做亲子游戏，游戏过程中是否有互动、交流等。

（2）观察同伴关系。同伴关系出现在1岁左右，婴幼儿之间开始了简单的交往，日常生活中观察婴幼儿是否会和其他的婴幼儿相互注意、对话、给取玩具、简单模仿等。2岁左右开始出现相互合作，进行一些社会性的游戏，观察幼儿是否有主动加入、轮流替换、模仿和互补行为等。随着认知能力的提高，活动范围的扩大，与同伴交往的时间和次数越来越多，同伴交往在其生活中所占的分量越来越大，与同伴的玩耍明显多于与母亲的玩耍。在同伴交往中，婴幼儿是否会发出社交行为如微笑、请求、表示邀请等，尝试与练习自己已学会的社交技能和策略，并根据对方的反应做出相应的调整，提高自己行为的表现性和反应的灵活性，以保证交往活动顺利进行。

（3）观察婴儿是否出现认生情绪。婴儿能把亲密的人如妈妈、爸爸和陌生人区别开来，陌生人的出现会引起婴儿的恐惧、焦虑。幼儿期慢慢有了与陌生人接触的需要，表现出交往的需要。

俗话说"一哭二笑三认母，四月大笑五认生，七月无意说爸妈，八月有意仿大人，十月招手会再见，一岁以后能说话"。

1）0~2月龄。因为还没有形成图像知觉，所以分不清家里人和陌生人。

2）3~6月龄。开始认人，对人脸有了较清晰的印象之后，就会对熟悉的人表示认可、肯定、接受和喜欢，这为婴儿对亲人产生强烈的依赖感、亲切感、归属感和安全感提供了认知基础。例如，被别人抱着，眼睛却一直盯着妈妈看；一到晚上就必须让妈妈抱着，否则就大哭；听见妈妈的声音后，会扭头找妈妈。

3）7~8月龄。对不熟悉的人表现出认生，一看到妈妈或熟悉的人就高兴，会讨妈妈开心。

4）9~12月龄。看到陌生人可能会觉得害怕，表现为拒绝陌生人的拥抱，紧抓妈妈的衣物，看见陌生人会哭泣。

婴幼儿运动、认知、语言、社会性等心理行为发展特征见表12-1。

表12-1　婴幼儿心理行为发展特征

月龄	运动发展特征	认知发展特征	语言发展特征	社会性发展特征
1	颈肌力量逐渐加强	在清醒和安静状态下可短暂注视	能哭叫	可辨别母亲和他人气味
2	勉强地间歇仰头	开始注意身边的东西	发出和谐喉音	对熟悉的声音有反应
3	控制头部和抬胸	能注视物体	能咿呀学语	能分辨父母的声音
4	扶着髋部能坐	能很好地注视物体	听到悦耳声会笑	能分辨父母的声音
5	扶腋下能站立	开始害怕陌生人	能喃喃地发出单音节	能辨别人声，望镜中人笑

续表

月龄	运动发展特征	认知发展特征	语言发展特征	社会性发展特征
6	会独坐	害怕陌生人	发出单音节声音	能分辨自己的父母
7	会滚	叫名字时有反应	能发"爸爸""妈妈"等复音,但无意识	能听懂自己名字
8	会爬	开始认识物体	区别语言的意义	注意观察大人的行动
9	能扶站	能听懂简单的词意	模仿说话	与人合作游戏
10	推着推车能走几步	开始用单词	有意识地叫爸爸、妈妈	能模仿成人的动作,招手表示"再见"
11	自己扶站	能叫出物品的名称	开始说单词	对人和事有喜憎之分
12	会走	懂得一些简单的命令	能叫出物品的名称	体验到分离的焦虑感,可能会依恋父母。
18	走得好,能蹲着玩	表现出情感	能说自己的名字和几个单词	出现自我意识,会说"我的",能区分人和物
24	能跑	注意的广度增加	词汇量增加到50~300个单词	能表达自己的需求,能表达喜、怒、怕
30	能双脚跳	认识男女,自称"我"	能造3~4个词的句子	通过游戏进行社交
36	能上台阶	经常提问题	能说短歌谣	通过游戏进行社交

三、注意事项

1. 观察时,尽可能不让婴幼儿发现,以免引起紧张而影响观察结果。

2. 观察应反复多次进行,切不可仅凭一两次观察结果就轻易下结论。

3. 在观察的过程中,和婴幼儿建立友好、信任关系,根据婴幼儿的年龄、性别、情绪等调整交流方式。

4. 观察中注意婴幼儿的精神和情绪状态及注意力集中程度,有无受外来因素的影响。

四、可能发生的情况——运动发展落后未及时发现

婴幼儿大运动发展都遵循一定的规律,存在一定的发展顺序,简单地可以概括为"二抬、四翻、六坐、八爬、十站、周岁走、两岁跑、三岁独足跳"。

1. 原因

(1)育婴员缺乏婴幼儿生长发育相关知识,在日常生活中没有及时发现婴幼儿运动发育异常。

（2）缺乏训练。育婴员怕婴幼儿摔倒，经常抱着婴幼儿，导致婴幼儿缺乏运动和训练，从而出现大运动发育落后现象。

（3）没选好纸尿裤。婴幼儿月龄增加之后会越来越好动，如果纸尿裤不舒服会阻碍婴幼儿的活动，这也可能导致婴幼儿大运动发育落后。

（4）婴幼儿的营养跟不上，致使脑和肌肉的发育缓慢，从而导致婴幼儿大运动发育落后。

（5）疾病。患某些疾病会导致婴幼儿大动作发育落后，如肌肉疾病。

2. 预防

（1）育婴员熟知婴幼儿运动发展规律，及时发现婴幼儿运动发展异常情况。

（2）循序渐进，根据婴幼儿月龄，帮助其进行适当的运动训练。

（3）日常饮食中注意婴幼儿的膳食营养搭配，科学为婴幼儿补充营养。

（4）为大动作发展期的婴幼儿挑选舒适度高的运动拉拉裤，选择贴合婴幼儿臀部弧度、不勒不坠、穿着舒适的成长裤。拉拉裤如果不能贴合大腿、臀部，会很容易发生移位、侧漏，婴幼儿穿着不舒服就没办法专注于眼前的活动。

3. 处理

（1）日常生活中注意观察婴幼儿运动。

（2）定期带婴幼儿体检，发现婴幼儿患有某种疾病，应及时诊治。

（3）加强训练。

知识延伸

婴幼儿行为问题的分类

1. 行为不足

指人所期望的行为很少发生或从不发生。如婴幼儿很少讲话或不愿意和同伴接触、交往。

2. 行为过度

指某一类行为出现得太多。如学习或玩耍时思想不集中，做小动作，干扰别人做事。

3. 行为不恰当

指某些心理表现或行为在不适宜的情境中产生，但在适宜的条件下却又不发生。如将自己喜爱的玩具放在垃圾桶里。

第二节 心理与行为问题的观察

清清，女，10月龄，经常在大人的怀抱中双腿交叉进行摩擦，多在睡觉前、睡醒后或者单独玩耍时发生，有时候还会出现双眼凝视、两颊泛红、额部有汗、唤之不理等情况，强行制止时会表示不满或反抗。清清妈妈以为清清患了癫痫，于是带至医院就诊，医生详细检查后告诉清清妈妈，清清患的是习惯性擦腿综合征。

婴幼儿神经心理的发育大量地反映在日常行为中，此期的发育也被称为行为发育。儿童心理与行为的发育与体格发育相互影响、相互促进，其正常与否可以从心理与行为发育的多个方面去做判断和评价。

一、观察前准备

观察婴幼儿有无心理与行为问题时，育婴员需要了解婴幼儿各年龄段心理与行为的正常发展水平，能及时发现异常情况，及时就诊。

二、观察步骤

1. 在对婴幼儿进行观察前，先了解婴幼儿正处在发展的哪个阶段，这个阶段的典型特征是什么。结合婴幼儿发展的背景和目前的生长发育情况，采取恰当措施为婴幼儿提供帮助。

2. 观察婴幼儿是否喜欢和同伴抢东西。婴幼儿喜欢"抢"东西其实就是表现了一种独占行为。而独占是婴幼儿的天性使然。这时不是他不愿意分享，而是不会分享，还不具备分享的概念和能力。

3. 观察婴幼儿常见的睡眠问题、偏食、咬指甲等不正常行为，做好记录，仔细观察一个周期（1周或1个月）发生的次数和频率。

4. 观察婴幼儿是否喜欢和同伴交往，有无破坏性或攻击性行为或违背常理的行为。

三、注意事项

1. 观察前先了解婴幼儿的情况，选择适宜的观察方法。
2. 确保婴幼儿有充足的时间和材料，以呈现其真实的状态。
3. 应持续观察，以确保能够观察到婴幼儿典型的行为和持续的发展过程。
4. 应尽可能减少对观察过程的控制和干预，确保婴幼儿处于自然状态。

四、可能发生的情况——过多干涉，破坏婴幼儿的专注力

1. 原因

（1）育婴员不分时机地关心、干扰、催促婴幼儿。很多时候，这种"关心问候"其实是在无形中打扰了婴幼儿的思维，破坏了婴幼儿的专注力。例如，婴幼儿正在快乐地堆积木，小脸透出的专注神情仿佛他在做一件大事情。这时，育婴员一会儿端水过来给他喝，一会儿又问他累不累。

（2）缺乏耐心。如婴幼儿在兴致勃勃地听故事，育婴员却告诉婴幼儿要睡觉了；对待婴幼儿重复地做一件事表现得不耐心，如婴幼儿全神贯注地画狗狗，画了一只又一只，还是在不停地画，育婴员此时让婴幼儿休息一下，或者去玩别的东西；不断给他更换新的玩具，婴幼儿的注意力往往无法专注在一个玩具上，每更换一次玩具，婴幼儿的情绪也容易随之变得浮躁，当其面对有一定难度的游戏时，也容易产生退缩的心理。

（3）玩游戏时过多地干涉、强迫。育婴员看到婴幼儿做一件事情总是做不好，就会去指导、帮助他，这么做很多时候确实会让婴幼儿进步更快，事情完成得更顺利。但过多干涉有时并不是一件好事，它会让婴幼儿失去耐心，丧失挑战困难的信心。

（4）不给婴幼儿独处或安静的空间，在婴幼儿看书、玩玩具的时候，在他身边转来转去、大声说话，或者播放电视节目。

2. 预防

（1）育婴员熟知婴幼儿心理行为特点，能在合适的时候协助他，而不是随意打断他。

（2）育婴员耐心陪伴婴幼儿完成他正在做的事情，哪怕是一件不太好的事情，只要能确保安全，都应耐心等待婴幼儿完成后再做评价。

（3）尊重婴幼儿的意愿，尽可能不过多干涉婴幼儿的选择。

（4）为婴幼儿营造清洁、安静的环境，在婴幼儿专注自己事情的时候，育婴员应安静地完成自己的事情，或坐在婴幼儿附近看看书，与婴幼儿共同度过美好

的时光。

3. 处理

（1）尊重婴幼儿意愿，耐心陪伴婴幼儿认真完成每一件事情。

（2）学习专注力培养的方法，日常生活中训练婴幼儿的专注力。

知识延伸

婴幼儿认知发展的基本特征

1. 认知发展由近及远。婴幼儿不知道客观事物的存在之前，其认知的范围只限于自己。随着认知的发展，才逐步认识到客观事物也和自己一样存在。

2. 婴幼儿认知客观事物是从某一局部到整体、由片面到比较全面的。他们以偏概全，往往先是专注于事物的某一部分而忽视其他部分。

3. 婴幼儿最初只是认识事物的表面现象，受物体外部形状的支配，以后才把握物体的体积或长度。

4. 婴幼儿认识一个事物，需要经历多种水平或阶段，由浅入深。

同步练习题

一、单项选择题

1. 婴幼儿运动落后的预防措施不包括（　　）。

A. 根据月龄选择适当的运动训练

B. 日常饮食中注意膳食营养搭配

C. 日常生活中注意观察运动情况

D. 加强运动训练力度

2. 从用满手抓握到用拇指与其他四指对握，再到食指与拇指对捏，是婴幼儿（　　）发展的顺序。

A. 精细动作　　　　B. 认知　　　　C. 自理能力　　　　D. 大动作

3. 幼儿2岁左右会说2~3或3~4个字组成的句子，把名词和动词组合在一起，这个阶段被称为（　　）阶段。

A. 单字句　　　　B. 电报语　　　　C. 简单句　　　　D. 复合句

4. 避免破坏婴幼儿专注力的措施包括（　　）。

A. 育婴员熟知婴幼儿心理行为特点

B. 为婴幼儿营造清洁、安静的环境

C. 尊重婴幼儿的意愿，不过多干涉

D. 以上都是

5.婴幼儿认知发展的基本特征是（　　）。

A. 由近及远　　　　　　　　　　B. 从局部到整体

C. 由片面到全面　　　　　　　　D. 以上都是

二、判断正误题

1.（　　）"认知"包括注意力、感知力、推理能力、学习能力以及语言技能等。

2.（　　）语言发展水平与心理发展水平必须保持一致。

3.（　　）婴幼儿大运动发育都遵循一定的规律，存在一定的发展顺序。

4.（　　）人的动作不是在大脑神经系统的支配下实现的。

5.（　　）婴幼儿神经心理的发育大量地反映在日常行为中，此期的发育也被称为行为发育。

参考答案与解析

一、单项选择题

1. D。运动训练应遵循循序渐进原则，根据婴幼儿月龄帮助其进行适当的运动训练。

2. A。随着婴儿握持反射的消失以及眼睛适应性视觉调节功能的发展，精细动作逐渐发展。

3. B。2岁幼儿开始构造两个词的"电报语"，通常只涉及自己需求或表达当时发生的事件。2岁以后可以表达不同时间范畴的事情。

4. D。避免破坏婴幼儿专注力的措施包括：育婴员熟知婴幼儿心理行为特点，能在合适的时候协助他，而不随意打断他；育婴员耐心陪伴婴幼儿完成他正在做的事情；尊重婴幼儿的意愿，尽可能不过多干涉婴幼儿的选择；为婴幼儿营造清洁、安静的环境。

5. D。婴幼儿认知发展的基本特征是：认知发展由近及远；从某一局部到整体、由片面到比较全面；最初受物体外部形状的支配，以后才把握物体的体积或长度；由浅入深。

二、判断正误题

1.√。"认知"一词涵盖了与一般智力相关的各种技能，包括注意力、感知力、推理能力、学习能力以及语言技能。对婴幼儿来说，行为和运动技能也是认知发展的重要组成部分。

2.√。婴幼儿对语言的掌握程度依赖于心理发展水平。因此，语言发展水平与心理发展水平必须保持一致。

3.√。婴幼儿大运动发育都遵循一定的规律，存在一定的发展顺序，简单地可以概括为"二抬、四翻、六坐、八爬、十站、周岁走、两岁跑、三岁独足跳"。

4.×。人的动作是在大脑神经系统的支配下实现的，并在一定程度上反映大脑皮层神经活动的发展情况。

5.√。婴幼儿神经心理的发育大量地反映在日常行为中，此期的发育也被称为行为发育。儿童心理与行为的发育与体格发育相互影响、相互促进，其正常与否可以从心理与行为发育的多个方面去做判断和评价。

第四篇

婴幼儿早期教育

第十三章　婴幼儿动作发展指导

学习目标

1. 掌握婴儿抬头、翻身、坐、爬的训练方法与注意事项
2. 掌握婴幼儿站立、行走的训练方法与注意事项
3. 掌握幼儿跑、跳的训练方法与注意事项
4. 掌握婴幼儿精细动作的训练方法与注意事项
5. 了解婴幼儿抬头、翻身、坐、爬、站立、行走、跑、跳及精细动作练习的设施与玩具

第一节　婴儿抬头、翻身训练

公园里有许多宝妈带着宝宝们在玩耍，瑞瑞妈发现与瑞瑞同样2月龄大的想想头竖得稳稳的。便问想想妈："想想头竖得真稳，您是怎么做到的？"想想妈回答说："我们每天在家都会给她练习抬头。""瑞瑞奶奶不让我们给瑞瑞练习抬头，说抬头是人的本能，不练自然也会。"瑞瑞妈无奈地说道。

生长发育存在个体差异，而适当、规范的运动能力训练能促进婴幼儿身心发展，增强抵抗力。

一、练习抬头

1. 练习抬头前准备

（1）育婴员准备。束发，修剪指甲，取下首饰，洗手。

（2）用物准备。稍硬的床或台面，清空周围障碍物；准备好逗引玩具（小电筒和红色摇铃）。

（3）环境准备。室内环境整洁、安静、安全。室内温度22～24 ℃，相对湿度

55%~65%。室外应选择无风的天气,温度适宜及阳光温和。

(4)婴儿准备。婴儿吃奶后30分钟,心情愉悦时。活动前脱去外衣,换好尿布。

2. 练习抬头步骤

(1)俯卧抬头。适宜2~6月龄婴儿,每日练习3~4次,每次练习自30秒开始逐渐延长,每次俯卧时间不宜超过2分钟。

1)将婴儿仰卧放在台面或床上,育婴员一只手托住婴儿的下巴,另一只手紧贴婴儿颈部及背部,翻身至俯卧位。

2)婴儿俯卧位的正确姿势应是:婴儿的小手撑开放在胸口支撑头部和胸部,小脚着床,如图13-1所示。

3)翻身后如果婴儿抬头困难或费力,育婴员可用手轻轻托住婴儿下巴,或给婴儿胸下垫小垫子、小枕头。

4)可用红色摇铃吸引婴儿注意力,用言语逗引婴儿,锻炼婴儿抬头。

5)育婴员在训练婴儿独立抬头时,可轻轻按摩其颈部和背部。

(2)俯卧转头。适宜3~6月龄婴儿,每日练习3~4次,每次练习自30秒开始逐渐延长,每次俯卧时间不宜超过2分钟。

1)与婴儿沟通。可对婴儿说:"宝宝,我们现在练习转头,好不好呀?"

2)将婴儿趴着放在床上呈俯卧位,使其头部侧转面向一方,1~2分钟后,再轻轻将婴儿的头转向另一方,如图13-2所示。

3)婴儿俯卧,头朝向一侧,育婴员用小电筒和红色摇铃,吸引婴儿注意,并慢慢移动灯光或声源,引导婴儿转动头部至另一侧。

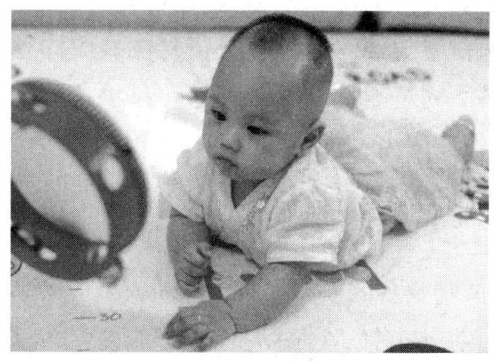

图13-1 俯卧抬头

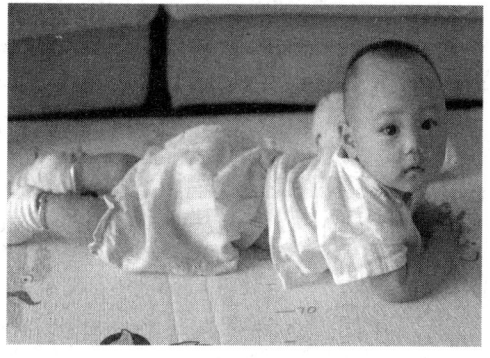

图13-2 俯卧转头

二、练习翻身

1. 练习翻身前准备

同练习抬头前准备。

2. 练习翻身步骤

（1）两臂支撑俯卧。适宜 2~6 月龄婴儿，每日练习 2~5 次，每次 2~10 分钟。

1）婴儿俯卧在床上或地板上，育婴员两手手心向上，与婴儿的手掌相合，托住婴儿手掌带动其手臂向上、向前运动。

2）也可以在婴儿俯卧位的前方 20~30 cm 处放置一面镜子，告诉婴儿镜子里能看到什么，鼓励并帮助婴儿伸手向前触摸镜子。

（2）翻身。适宜 4~6 月龄婴儿，每日练习次数不限，每次 2~10 分钟。

1）与婴儿沟通。可对婴儿说："宝宝，我们现在练习翻身，好不好呀？"

2）帮助婴儿侧卧。如果婴儿翻身还有困难，育婴员可双手固定住婴儿双腿，将右侧小腿搭在左侧小腿上，右手握住婴儿的右手，左手推动其右肩，使婴儿的身体自然地向左侧卧。

3）训练婴儿自主侧卧位。先让婴儿仰卧，育婴员在婴儿一侧用色彩鲜艳或有响声的玩具逗引他，训练婴儿从仰卧位翻至侧卧位。

4）帮助婴儿翻身呈俯卧位。侧转身后固定好婴儿双腿，先不要让婴儿翻过去，帮助婴儿向上抬起压在身体下的手臂，用手护住婴儿头颈部位，协助婴儿翻身呈俯卧位。

5）帮助婴儿翻身呈仰卧位。婴儿呈俯卧位时，育婴员一边在婴儿身后叫他的名字，一边用带响的玩具逗引他，引诱婴儿在寻找声音时，顺势将身体翻成仰卧位。如果婴儿做得有点费力，育婴员可一只手固定婴儿的腰部，另一只手扶住大腿，向上、向育婴员近侧翻身。婴儿翻身步骤如图 13-3 所示。

（3）翻身游戏。适宜 4~6 月龄婴儿，每日练习 3~4 次，每次 1~3 分钟。

1）将婴儿放在被单上，由育婴员指导宝爸、宝妈分别抓住被单的两个角，轮流拉高后放低，让婴儿在被单里滚来滚去，体验翻身的要领。

2）当婴儿能够随心所欲地翻动身体时，在床上摆放一些障碍物，如枕头、棉被、拥抱型玩具等，让婴儿从上面翻过去。

3）在地板上铺软垫，准备好床单、被单或毛巾被。让婴儿躺在床单、被单或毛巾被上，只将头露在外面。育婴员像包春卷一样把婴儿卷起，然后拉住床单、被单或毛巾被的一边，让婴儿慢慢顺势滚出。

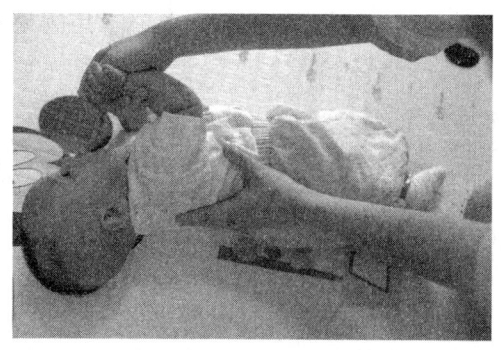
a）

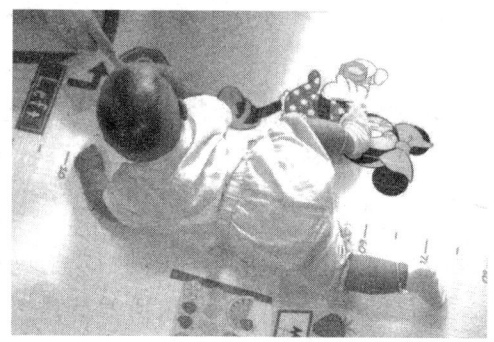
b）

c）

图 13-3　婴儿翻身步骤
a）侧卧　b）俯卧　c）仰卧

三、注意事项

1. 抬头

（1）当婴儿饥饿、困倦时或吃完奶 1 小时内不要让婴儿练习抬头。

（2）婴儿趴着的台面不宜过硬或过软，衣服要宽松，以免束缚或勒住婴儿，而限制婴儿活动。

（3）当婴儿对练习抬头表现出不乐意时，要及时结束练习，待婴儿情绪稳定后再进行。

（4）婴儿成功抬头时要及时给予鼓励。

2. 翻身

（1）在婴儿趴着抬头较稳时，翻身可与抬头同时训练。

（2）帮助婴儿翻身时多与婴儿聊天，逗引婴儿，让婴儿喜欢翻身的感觉。

（3）帮助婴儿翻身时，注意动作要轻柔，保护婴儿安全，可在周围安装好护栏，防止婴儿坠床。

（4）练习结束时，育婴员应把婴儿抱起，抚摸婴儿身体各部位，使其放松肌肉。

（5）当婴儿学会独立翻身后，育婴员仍要让其继续练习，为日后学习爬行打下基础。

3. 翻身游戏

（1）婴儿在被单中体验翻身时，应叮嘱宝爸、宝妈抓紧被单，游戏结束时，应先将被单轻放于床上，再去抱婴儿，不可一人先松手，以防婴儿坠地。

（2）当婴儿能够随心所欲地翻身时，必须由专人看护，床边可置床栏，以免婴儿翻下床。

四、可能发生的情况——外伤

1. 原因

（1）育婴员不了解婴儿骨骼、肌肉的生理解剖特点。

（2）给婴儿进行转头、抬头和翻身训练时动作粗暴。

（3）训练过程中没有保护好婴儿。

2. 预防

（1）育婴员要加强婴幼儿解剖知识的学习。

（2）进行训练时动作要轻柔，每个动作的幅度和难度均应遵循循序渐进的原则。

（3）训练过程中要有耐心、爱心和责任心，时刻用心保护好婴儿的安全。

3. 处理

如有外伤，应立即就医。

知识延伸

婴儿练习抬头、翻身动作的设施与玩具

1. 活动毯或游戏垫

可将活动毯或游戏垫铺放在室内宽敞、明亮的地板上或室外草地上，让婴儿趴在毯子或垫子上向不同的方向自由抬头、翻转，使他不断获得新的视野。

2. 悬挂玩具

将一些颜色鲜艳的充气玩具（如彩色气球、充气塑料玩具等，注意只可充80%左右的气体，以免发生爆炸）、手感柔软、形状简单的拟形玩具（如苹果、香蕉等绒布制品等），以及在碰击后能发声的抓握类玩具（如拉环、串铃等）悬挂在

婴儿床拱架上，并经常调整床拱架放置的位置，训练婴儿抬头、转头动作，并通过婴儿触摸、抓握悬挂物，锻炼腹部和手部的肌肉。

3. 响声玩具

利用响铃、拨浪鼓、八音盒等能发出清脆悦耳声音的响声玩具，引导婴儿向声音方向转动头部或身体。重复多次，可以帮助练习转头或转身，以控制颈部、肩部和腰部的肌肉。

4. 拥抱型玩具

拥抱型玩具会让婴儿感觉温暖、可靠和安全。尽量选择能够发出声音、不易引发过敏症状的柔软材料制成的、能够水洗或清洁的、颜色鲜艳、有图案、有造型的拥抱型玩具。这些玩具既可以吸引婴儿通过抓握、垫靠来练习抬头、翻身动作，又可以培养语言能力，同时也有利于婴儿逐步形成各种物体的概念。

5. 日常生活用品

可以将婴儿经常使用的用品，如衣服、鞋子、毛巾、卧具等柔软的物品作为悬挂物，帮助婴儿练习抬头动作。也可以将餐具、厨具等能够碰击发出不同声音的物品作为响声玩具，逗引婴儿练习各种动作，感知不同物体发出的声音。

第二节 婴儿坐、爬训练

8月龄的想想是个11 kg重的小胖妞，走到哪里都能成为焦点。可是，育婴员张姐却发现想想至今都坐不稳，单独坐起来的时间只有几秒。家人觉得坐不稳是因为想想太胖了，可张姐却不这么认为，她建议家长带想想去医院进行体检。

正常情况下，6月龄的婴儿就已经能坐，8月龄的婴儿已经能单独地坐稳。6~8月龄婴儿如果不能完成此动作时，则应引起重视，积极查找原因。

一、练习坐

1. 练习坐前的准备

（1）育婴员准备。束发，取下首饰，修剪指甲，洗手。

（2）用物准备。选择能滚动、移动，能发声的，婴儿熟悉而感兴趣的玩具，一次一般不超过3样。毛巾、饮用水、可更换的衣服。

(3)环境准备。环境宽敞、清洁、明亮。

(4)婴儿准备。婴儿清醒、愉悦。脱去宽大的外套,检查是否需要更换纸尿裤。

2. 练习坐的步骤

(1)与婴儿进行沟通,告诉婴儿:"宝宝,我们现在坐起来,好吗?"

(2)扶坐或靠坐适宜4~6月龄婴儿,每日练习次数不限,每次3~5分钟。

1)扶坐。婴儿面对面地坐在育婴员的膝上,育婴员双手轻轻围抱着婴儿,如图13-4所示,有节奏地与婴儿说话、游戏。然后悄悄放手,让婴儿身体保持短暂的平衡。

2)靠坐。让婴儿靠在沙发背上或靠坐在育婴员胸前,如图13-5所示,可用枕头垫住婴儿背部或两侧进行训练。

3)刚开始练习时,婴儿会向前倾或侧倾,但经过一段时间的练习,便可慢慢离开依靠物,独自稍坐片刻。

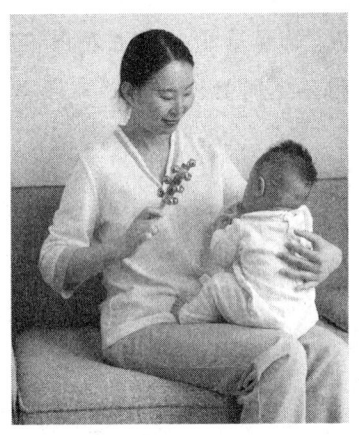 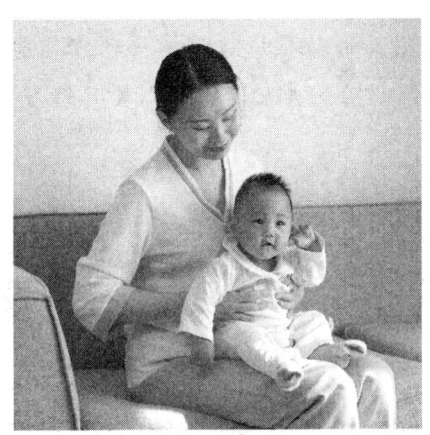

图13-4 婴儿面对面坐在育婴员膝上　　图13-5 婴儿靠坐在育婴员胸前

(3)拉坐。适宜5~6月龄婴儿,每日练习2~3次,每次5~10分钟。

1)在婴儿仰卧时,育婴员握住婴儿双手腕部。

2)慢慢将其从平卧位拉至坐位,然后再慢慢放下,反复练习几次。

3)慢慢过渡到由婴儿的双手握住育婴员的手指坐起来,婴儿的头能伸直,不向后仰,拉坐步骤如图13-6所示。

(4)坐着玩。适宜7~8月龄婴儿,每日练习2~3次,每次5~15分钟。

1)可以在婴儿面前放置他喜欢的玩具,如图13-7所示,逗引他自己抓取,并拿在手中玩耍。

2)可以让婴儿坐着吃点心,坐着听音乐等。

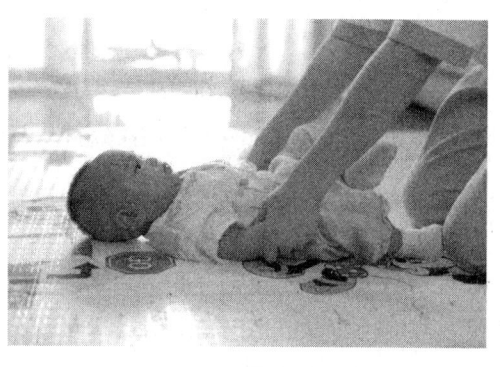
a）

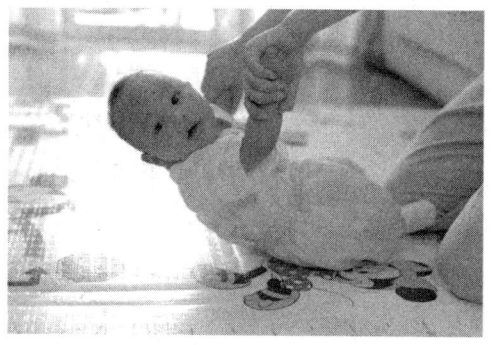
b）

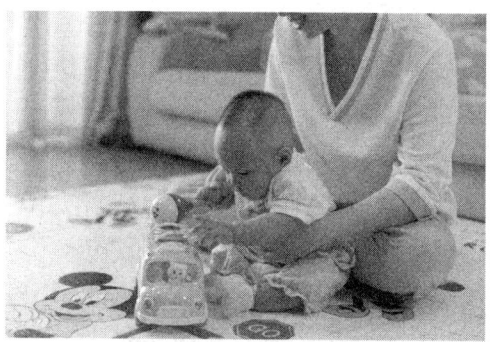
c）

图 13-6　拉坐步骤
a）育婴员握住婴儿双手腕部　b）从平卧位拉起　c）将婴儿拉至坐位

图 13-7　婴儿坐着玩

二、练习爬

1. 练习爬前的准备
同练习坐前的准备。

2. 练习爬的步骤

（1）与婴儿进行沟通。告诉婴儿："宝宝，我们要开始爬啦，准备好了吗？"

（2）手膝爬行。适宜7~9月龄婴儿，每日练习3~4次，每次5~10分钟。

1）将婴儿趴放在安全干净的地面或床上。

2）一个人在婴儿前面，另一个人在婴儿后面。

3）前面的人牵着婴儿的右手，或在婴儿视线前方用玩具逗引他，后面的人轻推婴儿的左脚。牵着婴儿的左手时，就轻推婴儿的右脚，如图13-8a所示。

4）借助工具辅助爬行。婴儿刚学爬的时候，若其腹部不能离开地面，育婴员可用一条大毛巾提起腹部，让重心落在婴儿手脚上，便于婴儿练习手膝爬行，如图13-8b所示。以后逐渐减少帮助，让婴儿练习自己爬。

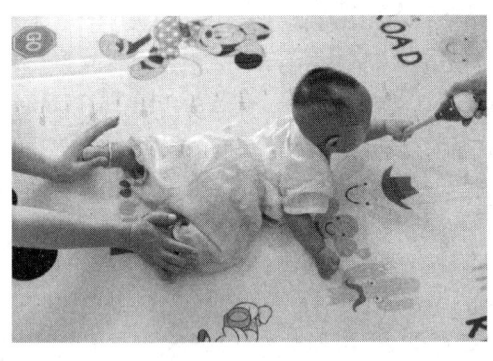
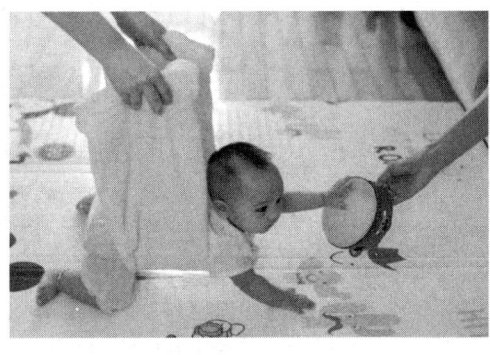

a）　　　　　　　　　　　　b）

图13-8　练习爬行步骤

a）轻推辅助　b）工具辅助

（3）爬行游戏

1）追逐游戏。在婴儿学会手膝着地爬行后，将色彩鲜艳的玩具放在婴儿周围，吸引婴儿追逐、拿取，如图13-9所示。育婴员在一旁用语言提示和鼓励婴儿。

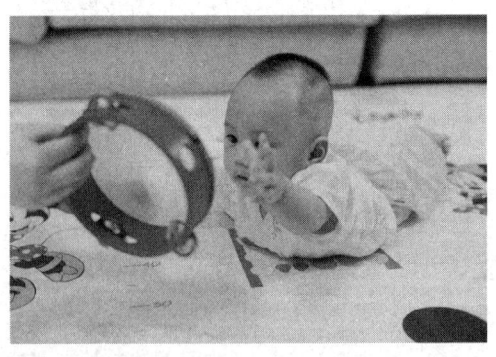

图13-9　用色彩鲜艳的玩具吸引婴儿追逐、拿取

2）爬坡（山洞）游戏。在婴儿爬行时，育婴员运用身体的不同姿势，来发展婴儿爬行的技能。

①爬坡。育婴员指导宝爸、宝妈间隔地躺在婴儿身边，成为爬行障碍物。育婴员在另一侧放上一个能吸引婴儿的玩具，对他说："宝宝，快爬到这里来。"让他从宝爸、宝妈的身体上爬过去得到玩具。

②爬山洞。育婴员指导宝爸、宝妈弯腰，用身体和双手围成拱门，当婴儿爬过一个拱门后，宝爸或宝妈在前方接上另一个拱门，鼓励婴儿不断向前爬。也可以利用中空的纸箱，对婴儿说："别害怕，我们一起爬过去。"婴儿和育婴员一起从纸箱中间爬过去。

三、注意事项

1. 练习坐

（1）婴儿坐的周围要有柔软的保护物，如抱枕、被子等，避开墙角、柜子等地方，以防婴儿倾倒时磕碰撞伤。

（2）当婴儿会坐时，不可让他单独坐在床上，尤其不能靠近无床栏的一侧，以防婴儿摔下床。

（3）玩具须经常清洁，定期消毒。

（4）创设情境性、游戏性的活动环境，积极引导婴儿在情境中边游戏边学习边练习，发展基本动作。

2. 练习爬

（1）爬行的空间要宽敞，四周家具如有尖角，须用软性材料包起来，给墙面上的电器插座装好保护套，以确保安全。

（2）爬行过程中，如果婴儿的脚不动，育婴员可以把手放到婴儿的膝盖上，帮助他弯曲一下小腿，还可以通过推婴儿的脚掌协助他向前爬。

（3）每次爬行持续的时间要因人而异。育婴员要善于观察婴儿的精神状况，及时调整活动时间和活动量。对于9～12月龄的婴儿，育婴员可以运用语言加以提示，如"坐下来和玩具宝宝玩一玩""躺下来，看看上面有什么"等，使婴儿变换动作，从而调节运动量。

（4）在爬行活动中，育婴员要用语言、动作和表情等鼓励婴儿，激发他勇敢地往前爬。当婴儿获得成功时，则通过拥抱、亲吻、鼓掌等给予及时的表扬与肯定。

四、可能发生的情况——向后爬行

很多婴儿开始爬行的时候，都会出现向后爬行的现象，只要婴儿开始以某种方式四处移动就是正常的。

1. 原因

由于婴儿身体各部位肌肉生长不均衡，最初胳膊肌肉比腿部肌肉强壮，因此当婴儿胳膊和腿同时用力时，就会出现向后移动的现象。

2. 预防

（1）育婴员发现婴儿向后爬时，可以适当推动婴儿的腿部，帮助婴儿向前用力。渐渐地婴儿就能学会用上肢支撑身体，用下肢使劲蹬，协调地向前爬行。

（2）把玩具或者婴儿喜欢的东西放到他够不着的地方（不要离得太远），鼓励婴儿自己爬过去取，当他拿到时，及时鼓掌和喝彩。

3. 处理

（1）无须做出特殊处理，当婴儿大肌肉运动技能得到进一步发展后，就能够自动纠正。婴儿很快能够从向后爬转变为向前爬行。

（2）当婴幼儿通过一系列矫正和鼓励之后依然只能往后爬时，则有可能是运动协调障碍引起的，需要及时就医。

知识延伸

婴儿坐、爬动作练习的设施与玩具

1. 活动毯或游戏垫

供婴儿练习坐和爬行的活动毯或游戏垫面积要大，给予婴儿宽敞、自由的爬行空间；材料应安全环保、防潮防滑、保暖；保证婴儿不受伤害；软硬适中、有弹性，便于婴儿练习爬行，并防止意外的发生。同时，活动毯或游戏垫应可擦洗和清洁。

2. 拖拉玩具

在婴儿爬行时，可将一些色彩鲜艳、形象可爱的动物、汽车等木质或塑料拖拉玩具或在婴儿感兴趣的玩具上系一根绳子，放置在婴儿的前方，让婴儿跟着移动的玩具爬，可激发婴儿爬行的兴趣。

3. 响声玩具

选择一些体积较小、非常柔软、手捏挤后会发声的玩具放置在婴儿座位周围，吸引婴儿转动身体寻找、玩耍，发展婴儿的触觉敏感性和手眼协调性。

4. 拍打玩具

收集一些瓶罐、盘子、打击乐器玩具等放在婴儿的座位前面，让婴儿用小勺、小棒等敲击、拍打，让婴儿感受到坐着玩的快乐。

5. 球类玩具

各种大小不一、颜色鲜艳的球是婴儿学习爬行的最好玩具。球滚来滚去，会激发起婴儿极大的兴趣，促使婴儿克服爬行中的各种困难，去追逐滚动的球。球的制作材料和体积应使婴儿能拿得住，同时便于清洗和消毒。

6. 坐骑玩具

色彩鲜艳、不同卡通造型的小木马或小摇马是婴儿非常喜欢的坐骑玩具，它能促进婴儿全身肌肉的伸展，尤其对婴儿腰腹、四肢力量有很好的锻炼作用。刚学会坐的婴儿应由大人抱扶着坐在小木马上；能独坐的婴儿坐上小木马后，可学习双手握住把手，前后摇动木马，用身体来控制摇晃的速度，使自己不会摔下来，促进其前庭平衡的发展。

7. 日常生活设施

利用日常生活设施，如墙角、床、椅子等家具围出一块活动空间，铺上毯子或席子，让婴儿在上面坐着玩耍或爬行。在婴儿能运用手足自如爬行后，可以用枕头、被子等用具作为障碍物，和婴儿一起做爬小山等游戏；也可以利用家里的楼梯、沙发让婴儿爬上爬下。

第三节　婴幼儿站立、行走训练

宝宝、贝贝是一对龙凤胎，宝宝是男孩，贝贝是女孩。贝贝10月龄能站，1岁能走，14月龄能单独行走，而宝宝现在15月龄，却还只能扶走。家人担心宝宝发育有问题，于是带宝宝上医院检查。医生说："宝宝大运动的发育的确有点落后，可以通过相应的训练来促进他运动能力的提升。"

在日常生活中，除了仔细观察婴幼儿的身体状况外，也要知道一些简单、有效的训练项目，给婴幼儿的生长发育提供更好的平台。

一、练习站立

1. 练习站立前准备

（1）育婴员准备。着装轻便，束发，修剪指甲，取下首饰，洗手，不穿高跟鞋。

（2）用物准备。选择相对结实、易扶的物体，尽量避免婴幼儿接触花架或衣架等不稳固的物品，提供能维持婴幼儿站立与行走的玩具。

（3）环境准备。环境宽敞、清洁、明亮，地面平整、不滑，家里摆设有利于婴幼儿学习站立与行走。

（4）婴儿准备。衣服透气、宽松，以四肢有充裕的活动余地为好。穿合脚、有弹性的鞋，鞋底不能太硬或太软，鞋面尽量选择柔软的。

2.练习站立的步骤

（1）扶物站起。适宜7~10月龄婴儿，每日练习次数不限，每次2~3分钟。

1）让婴儿从卧位拉着东西站起或牵着婴儿一只手让其自己站起来。

2）把婴儿放在椅子、沙发旁边，诱导他扶着东西站起来，如图13-10所示，在站立时用玩具逗引3~5分钟，扶住双手慢慢坐下，扶站几分钟后要扶坐，以免疲劳。

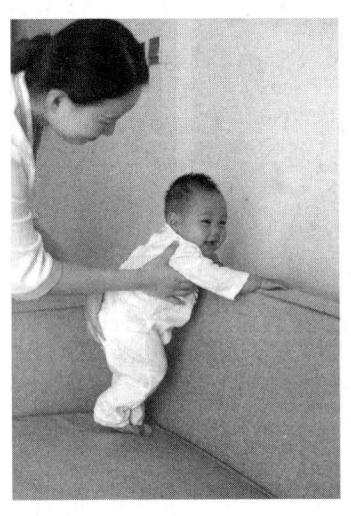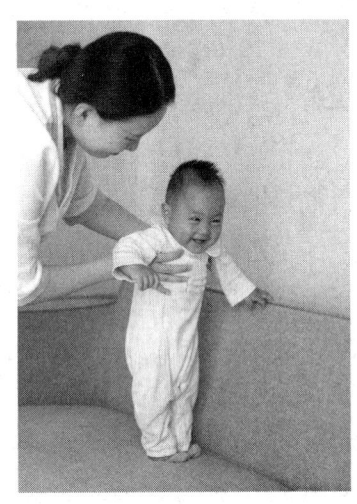

图13-10　育婴员指导婴儿扶物站起

（2）由坐到站。适宜10~12月龄婴儿，每日练习次数不限，每次3~5分钟。

1）坐膝站起。育婴员坐在沙发上，让婴儿坐其大腿上，帮助婴儿站起来再坐下，反复多次，如图13-11所示。

2）坐椅站起。让婴儿坐在高度适宜的椅子上，练习站起来再坐下。

（3）由站到坐。适宜10~12月龄婴儿，每日练习次数不限，每次3~5分钟。

育婴员用语言要求婴儿站起或坐下，训练婴儿能较灵活地站起坐下，建立平衡感。

（4）独站。适宜10~12月龄婴儿，每日练习次数不限，每次3~5分钟。

在婴儿扶着东西站立时，鼓励婴儿松开手，试着独立站一会儿。

（5）当训练站立结束时，要及时鼓励婴儿，可竖起拇指用夸张的表情和言语说："宝宝，你真棒！"

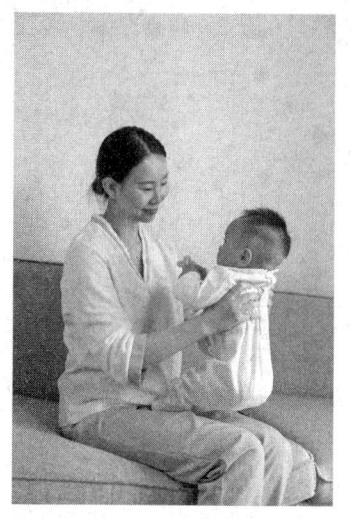 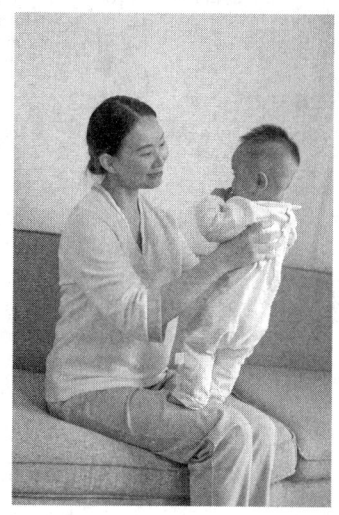

图 13-11　由坐到站步骤

二、练习行走

1. 练习行走前准备
同本节练习站立前准备。

2. 练习行走步骤
（1）练习扶行适宜 11~24 月龄婴幼儿，每日练习 3~4 次，每次 3~5 分钟。

1）借助外物扶走。让婴幼儿扶着可以依靠的家具，练习扶着行走。育婴员在不同的位置呼叫婴幼儿的名字，或者用有趣的玩具逗引婴幼儿看向育婴员，鼓励婴幼儿扶着走过来，如图 13-12 所示。

2）借助学步小推车

①准备牢固的小推车。

②让婴幼儿扶着推车的扶手，边推车边走。育婴员要跟在旁边保护婴幼儿，及时给予鼓励。

③提供一些玩具、盒子等"货物"，让婴幼儿推着装有"货物"的小车玩送货游戏。

（2）练习自己走。适宜 13~36 月龄幼儿，每日练习 3~4 次，每次 3~5 分钟。

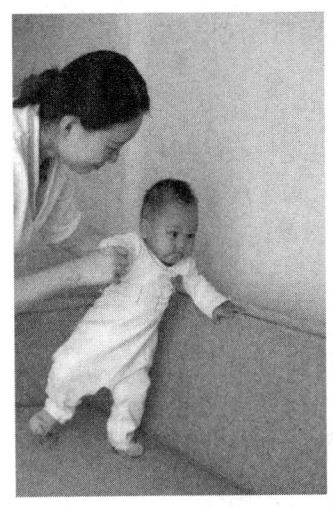 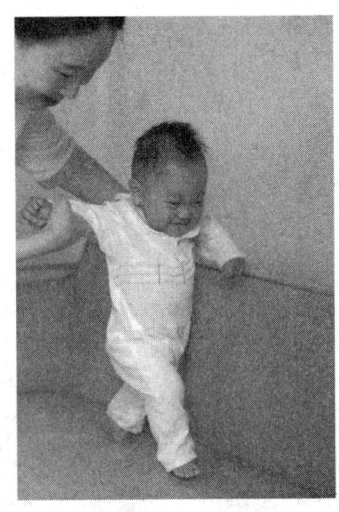 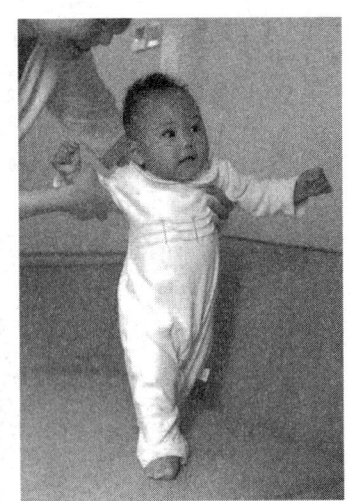

图 13-12 借助外物扶走

1）让幼儿在两位照顾者之间走过来，再走过去。

2）用玩具在距离幼儿几步远的地方逗引其前进，当幼儿走到玩具处，要让幼儿玩一会儿玩具，以体验成功的喜悦。

3）准备一些动物形象的拉车或能发出响声的拖拉玩具，让幼儿拉着、拖着随意走动。创设相应的场景，让幼儿拉着小车练习侧身走、倒退走、转弯走。

（3）练习行走游戏

1）跨障碍

①将一根绳子平放在地上，让幼儿跨过绳子。

②在幼儿跨越障碍动作熟练后，可在地上放置一些 2～5 cm 高的物品，如书籍、盒子等，让幼儿跨越过去。

2）爬爬、站站、走走

①在地上铺上爬行垫，使垫子与能扶走的家具等对接，即创设能练习爬爬、站站、走走的场景。

②在爬行垫上放置一些毛绒玩具。育婴员用语言和动作引导幼儿爬行并拿到毛绒玩具。

③育婴员运用语言指令，让幼儿在经过扶走后将玩具"送回家"。

④育婴员可以根据家庭实际情况，有效利用有限的空间、材料布置适宜的运动环境，使幼儿的各种运动技能都得到训练。

3）在两条线中走

①在地上放两根绳子或用笔画两根平行线，间距为 15～25 cm，让幼儿练习在间距中走路而不碰到绳子或平行线。

②平时带幼儿外出时，可让幼儿在人行道的盲道上行走，在公园里沿着青石板路行走等。

三、注意事项

1. 练站立

（1）创造安全的环境，设置一个专属的安全活动区域，周围不要有尖锐物品和多余的障碍物。

（2）不要过度保护。婴幼儿学习扶站时难免会摔跤，不要一摔跤就把婴幼儿抱起来，可以给婴幼儿示范怎么爬起来，不要过多干涉。

（3）不要强迫婴幼儿站立，适时让婴幼儿休息。

2. 练行走

（1）鼓励幼儿大胆地尝试走路。学走路难免会摔跤，不要一摔跤就把幼儿抱起来，可以给幼儿示范怎么爬起来。

（2）选择平坦、空间较大、安全的地方学习走路。

（3）为幼儿提供合适的学步鞋。

（4）要耐心引导幼儿学习走路。可以在草地上、有铺垫的地板上或硬床上进行。

四、可能发生的情况——身体变形

1. 原因

（1）小于6月龄婴儿的下肢、腰背部的骨骼和肌肉发育尚不成熟，过早地训练婴儿站立和行走，可能影响其正常生长发育，甚至造成某些后患，如过早学着坐可能会引起驼背、过早学站立则可能引起臀部后凸呈"翘屁股"。

（2）婴幼儿骨骼中所含的骨胶原较多，钙盐相对较少，骨质柔韧性强而坚硬度差。如过早训练行走，会因下肢、脊柱骨质柔软脆弱，难以承受超负荷的体重，不仅容易疲劳，还可使骨骼弯曲、变形，出现类似佝偻病样的"O形腿"或"X形腿"，或因足弓不堪重负，导致扁平足的发生。

2. 预防

（1）育婴员要认真学习婴幼儿运动系统发育的生理解剖特点，掌握训练婴幼儿站立、行走的方法与注意事项。

（2）根据婴幼儿生长发育的规律，循序渐进地给婴幼儿进行训练。

（3）定期带婴幼儿去儿童保健中心做健康体检，在医生的指导下进行训练。

3. 处理

发现婴幼儿身体变形，应尽早就医，在医生的指导下进行康复矫形训练。

知识延伸

婴幼儿站立和行走动作练习的设施与玩具

1. 推拉车

选择一些推车或购物小车等大型的推动玩具，可以帮助婴幼儿练习扶站或扶走，并逐渐离开扶持物独立行走。同时，还可以发展手臂和腿脚的协调动作，满足婴幼儿到想去的地方的愿望，激发愉快的情绪，开阔婴幼儿眼界。这些推动玩具的大小要适合婴幼儿的身高，尽量选择由坚固材料制成的、重量适宜、车轮可滑动又可固定的推拉车。为激发婴幼儿扶站和扶走的兴趣，可在小车中放一些他喜欢的玩具，让婴幼儿站着玩或把玩具送到不同的地方去。

2. 球类玩具

球类玩具能促进婴幼儿发展多种动作，如行走、跑、滚动、扔、弯腰、下蹲等，使婴幼儿全身上下肢的肌肉、骨骼均得到锻炼，动作逐渐灵敏、准确。同时，这些活动还可以发展婴幼儿的注意力、记忆力、观察力等能力。选择体积较大、弹性良好的橡皮球或充气气球，固定垂挂在婴幼儿的脚前，引导婴幼儿在扶物站立时轮换左右脚踢球，或在婴幼儿练习行走时滚动球，以吸引婴幼儿跟踪滚动的球。

3. 坐骑玩具

适合1岁以后幼儿练习站立或行走的坐骑玩具，可以让幼儿坐在里面通过迈动脚步或踩动踏板前进的四轮车等。这类坐骑玩具要求有宽大的底座和轮胎，重心较低，不易倾斜和翻倒，车身设计要方便幼儿上下车，最好有行李架，可以放置或推拉一些小玩具，能够增加情境性。

4. 日常生活设施

日常生活中的墙、桌子、橱柜、床、沙发等家具是婴幼儿练习站立、行走的辅助工具。当婴幼儿刚学习站立时，可以攀着家具站起来，发展支撑站立的技能。扶栏、扶家具和扶墙行走是婴幼儿独走的开始。室内各处摆放的家具之间距离要合适，能让婴幼儿一伸手就够着，消除婴幼儿因没有扶持而产生的恐慌心理，方便他独自探索手、脚和身体之间的配合。育婴员可以在每个家具的旁边都放置一些能吸引婴幼儿的玩具，提高婴幼儿行走的兴趣。

第四节　幼儿跑、跳动作训练

悠悠快2岁了，走路非常稳健，速度也很快，每次和小朋友们一起玩踢球，别的宝宝都是跑过去的，只有悠悠是快步地走过去追球，显得特别不协调，悠悠妈妈很着急，怎样才能让宝宝学会跑呢？

一、练习跑

1. 练习跑前的准备

（1）育婴员准备。着装轻便，取下首饰，束发，修剪指甲，洗手，不穿高跟鞋。

（2）用物准备。选择相对结实、易扶的物体，活动器械安全、牢固、光滑、无死角。

（3）环境准备。环境宽敞、清洁、明亮，地面平整、不滑，家里摆设有利于幼儿学习跑与跳。

（4）幼儿准备。衣服透气、宽松，以四肢有充裕的活动余地为好，不带任何金属饰物。穿合脚、有弹性的鞋，鞋底不能太硬或太软，鞋面尽量选择柔软的。

2. 练习跑的步骤

（1）跑步扶停。适宜17~24月龄幼儿，每天练习4~5次。

幼儿刚开始学习跑步，平衡感不够好，动作的控制能力不够强，跑起来往往很难停下来，所以要让幼儿和育婴员面对面间隔一段距离，向育婴员的方向跑，育婴员扶停，如图13-13所示。

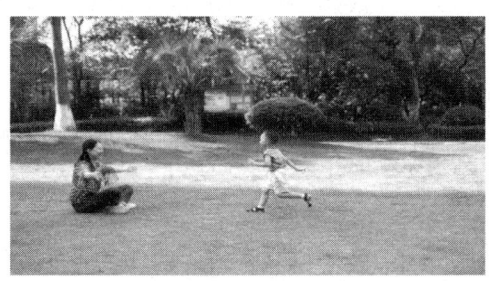

图13-13　幼儿向育婴员的方向跑

（2）抛球捡球。适宜17~24月龄幼儿，每天练习4~5次。

育婴员将球抛到远处，鼓励幼儿跑步捡球。捡到球再抛出，反复多次进行。幼儿捡到球时育婴员要给予称赞，如图13-14所示。

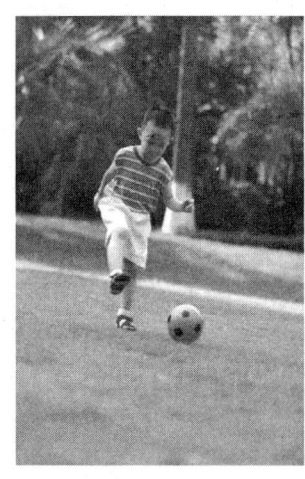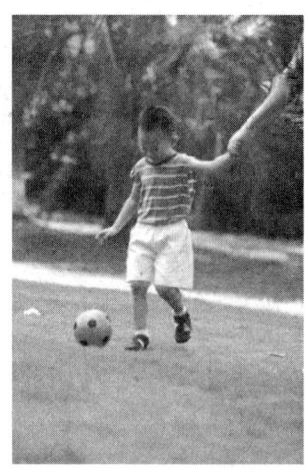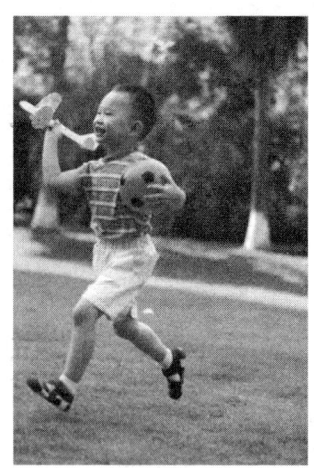

图 13-14　抛球捡球

（3）跑步游戏

1）逗跑游戏。适宜 18~24 月龄幼儿。

育婴员用力向前滚动一只球或带响声的瓶罐，与幼儿一起跑步抢球或瓶罐。

2）踢球游戏。适宜 2~3 岁幼儿。

育婴员把球放在地上，让幼儿一边踢球一边走。

3）追跑游戏。适宜 2~3 岁幼儿。

①选择有阳光的天气，在开阔、柔软的草坪上，育婴员和幼儿玩"你追我跑"的游戏。

②育婴员鼓励幼儿和小伙伴一起玩。

4）听指令跑。适宜 2~3 岁幼儿。

①育婴员与幼儿共同念儿歌："小宝宝，真爱玩，摸摸这儿，摸摸那儿。"育婴员念："摸摸桌子跑回来。"幼儿向指定的桌子跑去。然后幼儿说："我们找到桌子了。"并跑回育婴员身边。

②育婴员变换目标物品名称，让幼儿反复做这个游戏。

③游戏中也可将"跑回来"改成"走回来""跳回来"。

二、练习跳的步骤

1. 扶跳

适宜 15~18 月龄幼儿，每日练习 2~3 次，每次 5~10 分钟。育婴员在幼儿背后，用两只手扶着幼儿的腋下，让其站在有一定弹性的蹦床上，自由屈膝、蹬腿、向上做跳跃动作。

2. 双脚台阶跳

适宜25~30月龄幼儿，每天练习4~5次，每次5~10分钟。

育婴员用双手牵着幼儿从最后一级台阶跳下，如图13-15所示。或散步时由育婴员牵着幼儿的双手、双足往前跳。

3. 双脚向上跳

适宜25~30月龄幼儿，每天练习4~5次，每次5~10分钟。

育婴员和幼儿手拉手，鼓励幼儿用力向上跳，如图13-16所示。

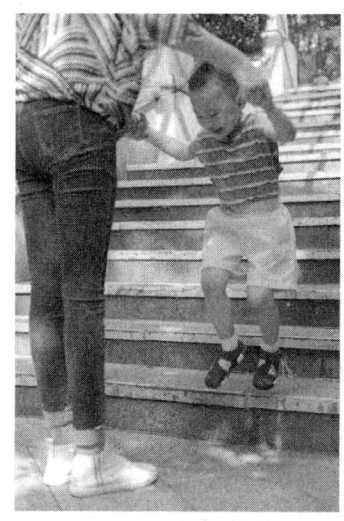 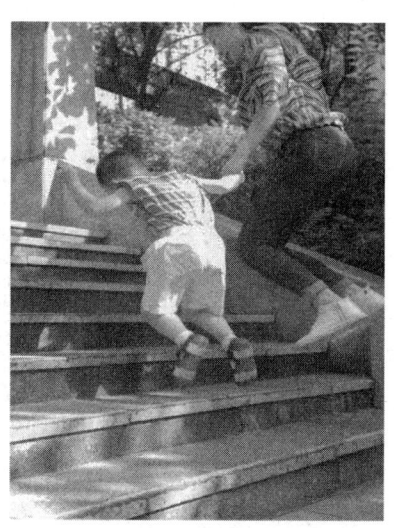

图13-15　双足台阶跳　　　图13-16　双脚向上跳

4. 兔子跳

适宜25~30月龄幼儿，每天练习4~5次，每次5~10分钟。

育婴员让幼儿模仿小兔子双脚向前进行跳的动作。

5. 并足原地跳

适宜2~3岁幼儿，每日练习1~2次，每次2分钟。

（1）育婴员与幼儿面对面，手拉手，双脚并拢，随着口令："一、二、三，跳！"向上跳起后，双脚轻轻落地。然后过渡到育婴员用一只手牵着幼儿，进而让幼儿学会自己跳。

（2）在幼儿头顶上方悬挂气球，让他跳起后用头顶球或用手拍球。

6. 立定跳远

适宜2~3岁幼儿，每日练习1~2次，每次2~3分钟。

让幼儿学做小兔子或小青蛙，双足并拢，两腿弯曲，身体略向前倾，用力向前跳。

7. 练习跳的游戏

（1）跳"房子"。适宜2~3岁幼儿。

1）在地面上画5~6层的"房子"，每一层楼大小为30 cm×30 cm。让幼儿站在"房子"外，双脚并拢跳入第一层、第二层直至跳入三角形的"房顶"。

2）在第一层内投进一沙包，让幼儿跳进"房子"后，用脚将沙包踢入第二层再跳入第二层，依次直至跳入三角形的"房顶"。也可用圆环代替"房子"和"房顶"，摆放在地上，如图13-17所示。

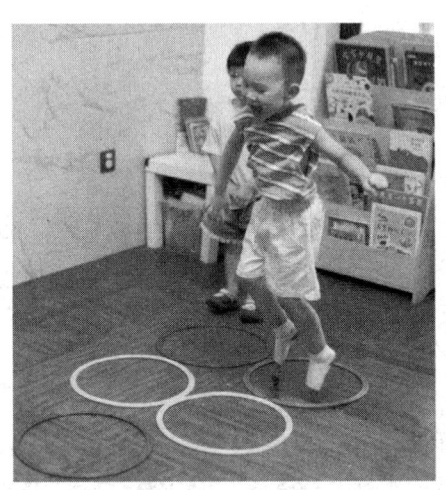

图13-17 跳"房子"

（2）跨跳游戏。适宜2~3岁幼儿。

1）在地上放一根绳子，先让幼儿练习跨过绳子，再练习跳过绳子。

2）将绳子拴在两个椅子之间，使绳子离地面5~10 cm，让幼儿练习跨跳。等动作熟练后，可以将多根绳子摆成一行，尽头放置幼儿喜欢的玩具，让其连续跨跳取到喜欢的玩具。

三、注意事项

1. 做好运动前的准备和运动后的护理

运动前，育婴员协助幼儿做热身运动，如活动脚踝、屈伸、下蹲等。运动中，应当适当减少衣物，帮助幼儿擦汗。运动后要做放松运动，不能马上坐下或躺下。如大量出汗应及时擦干身体待出汗停止后沐浴更衣，并补充水分。

2. 经常变化运动环境，扩大运动视野

育婴员可以选择不同的环境让幼儿进行锻炼。如运动场、草地上，甚至在田野间、树林中均可进行锻炼。不同的运动环境可以使幼儿充分享受大自然美丽的

景色和清新的空气，也可以使他的精神和情绪得到调节。

3. 运动量要循序渐进

运动量应从小开始，逐渐增加运动的时间和强度，给予幼儿适度的运动挑战，并鼓励幼儿独立完成，使他从快乐中获得积极、自信、乐观的心态。动与静的活动要合理搭配和交替进行。

4. 为幼儿提供良好的情绪体验

随着运动能力的增强，幼儿接触到的运动设施和辅助材料会不断增多。当幼儿第一次接触这些运动设施时，育婴员应积极引导，适时鼓励，激发好奇心，消除恐惧心理。

四、可能发生的情况——摔伤

1. 原因

（1）幼儿刚学跑、跳时，由于动作掌握不全面或衣着过于宽松、鞋不跟脚等，导致摔伤。

（2）育婴员不能做到有效看护，导致幼儿摔伤。

（3）环境不符合幼儿跑、跳练习的要求，导致摔伤。

2. 预防

（1）幼儿练习跑、跳时必须有专人看护，衣着、鞋袜穿着舒适。

（2）环境符合幼儿跑、跳练习的要求。

3. 处理

安抚幼儿，观察幼儿全身情况，无法判断或受伤较重时应立即就医。

知识延伸

幼儿跑、跳动作练习的设施与玩具

1. 球类玩具

2~3岁幼儿学会了跑、跳等动作技能后，其活动能力进一步增强。育婴员可以选择各种大小不同、结实、有弹性的橡胶足球和篮球，让幼儿在玩球活动中练习跑、跳动作技能。小的球可以扔，大的球可以抓、踢。也可以让幼儿与伙伴共同游戏，轮流接球和踢球，增加运动的乐趣。

2. 小车

独轮车、手推车、扭扭车等是2~3岁幼儿肌肉运动技能发展的理想玩具。育婴员可以在户外开阔的场地上创设运动情景，引导幼儿利用这些小车运送"货物",以此练习跑步动作。

3. 楼梯

楼梯是训练幼儿腿部力量和平衡性的最佳设施。一开始,幼儿并不适合在楼梯上练习,育婴员可以选择体积较大而又轻巧的PVC积木,搭建成阶梯状,让幼儿练习上下楼梯。幼儿18月龄后,育婴员可以利用家庭中、社区环境内的楼梯、台阶让幼儿扶着栏杆上台阶;在学会上楼之后,育婴员可牵着幼儿练习一步一步地下楼梯;等到能熟练地上下楼梯后,育婴员可以牵着幼儿的双手,从最后一个台阶练习两脚并拢往下跳。在幼儿上下楼梯的过程中,育婴员应特别重视安全,留意地面、周围环境有无硬物、尖锐障碍物等。

4. 滑梯

滑梯是一种综合性的运动设备,可以锻炼幼儿的骨骼与肌肉,增强幼儿运动能力,有助于全身感觉统合的发展。在玩滑梯的过程中,幼儿用握住和松开滑梯两侧扶手这两种姿势来控制滑行的速度,感受平衡和身体摩擦力,并体会"速度"和"高度"的最初感受。不同高度、长度与斜度的滑梯给幼儿带来的速度体验是不同的。1岁后,幼儿可以由育婴员抱坐在滑梯上,育婴员扶住幼儿腋下,由上往下滑。2岁后,尝试让幼儿独立攀爬低矮的滑梯,培养幼儿的勇敢精神。在滑滑梯前,育婴员应确保滑梯安全牢固、表面光滑、没有裂缝;幼儿的衣服不能带有绳子或硬物、胸针等,以免伤害幼儿。在幼儿玩滑梯的过程中,育婴员应全程在旁照看,保证幼儿不脱离视线。

5. 平衡木

平衡木不但可以帮助幼儿锻炼高空平衡能力与身体的协调性,促进幼儿各种大动作机能的发展,还能锻炼幼儿的胆量与勇气。选择宽20～25 cm、有一定高度(约15 cm)的木板让幼儿进行平衡练习。开始时可以扶着幼儿的手,逐渐引导他掌握平衡的方法,鼓励幼儿自己张开双臂,抬头挺胸,双脚交替向前走。熟练后,就可以让幼儿手提东西在平衡木上行走,或按指令改变身体的动作和方向,这样更能锻炼幼儿的平衡能力。

6. 大积木

选择一些轻、大的积木或空盒,给幼儿创设跑跳的运动场景。例如,将积木作为台阶,让幼儿跳上跳下,把空盒作为障碍物,让幼儿绕着跑;也可以让幼儿当"搬运工",引导其边跑或边跳边将"货物"搬运到另一地点并垒高,使幼儿在全身运动中发展体能,增强手眼、足眼及手脚的协调性。

7. 日常生活设施

在日常生活中,育婴员可以充分运用家庭和社区资源,选择适宜的设施设备带领幼儿开展运动。例如，在户外宽阔的草场地，让幼儿自由随意地跑动、跳跃；也可以让幼儿在日光下和育婴员一起玩"踩影子"或"追影子"的游戏。在室内较大空间的客厅内，可利用凳子或沙发，让幼儿练习爬上跳下的动作。也可以将大床作为"跳跳床"让幼儿练习双脚并拢蹦跳，以强化幼儿的前庭功能，锻炼其平衡能力。

第五节　婴幼儿精细动作训练

成成6月龄时，妈妈就给他报了早教班，现在成成3岁了，在很多的方面都超出了同龄的婴幼儿。成成妈妈在和大家分享经验的时候说道："早教班的老师会根据婴幼儿的月龄来选择性地进行大运动及精细运动的训练与指导，使成成在运动和智力方面得到了很好的发展。"

婴幼儿手和手指的运动以及手眼协调操作物体的能力称为精细运动。俗话说，心灵才能手巧。手不仅是动作器官，更是智慧的来源。婴幼儿只有多动手，大脑才能发育快。精细动作中，眼部肌肉的发展有助于婴幼儿将眼神集中到一行字符上，面部肌肉的发展有助于丰富婴幼儿的面部表情，手部肌肉的发展有助于婴幼儿灵活地用手进行各种活动。

一、精细运动训练前准备

1. 育婴员准备

洗手，脱去首饰，穿着便于活动的衣服。

2. 用物准备

选择适合婴幼儿小手抓握和摆弄，带有悦耳的响声，质地光滑，没有坚硬、锋利的棱角，无毒，便于清洗，不宜太小以免吞食的玩具；家中各种物品都可作为活动材料。

3. 环境准备

环境宽敞、清洁、明亮，条件允许下可配以缓慢、柔和的音乐。

4. 婴幼儿准备

脱去宽大的外套，衣着便于进行游戏。检查尿布，选择在婴幼儿清醒、愉悦时进行。

二、训练步骤

1. 抓握动作训练

适宜0~3月龄婴儿,每天练习4~5次,每次2~5分钟。

(1)"小沙锤"游戏。练习手指的抓握能力。将小沙锤放进婴儿手心,育婴员用手掌帮助婴儿握住圆柄,如图13-18所示;当婴儿握紧后,再轻轻地将沙锤拔出。双手反复交替进行练习。

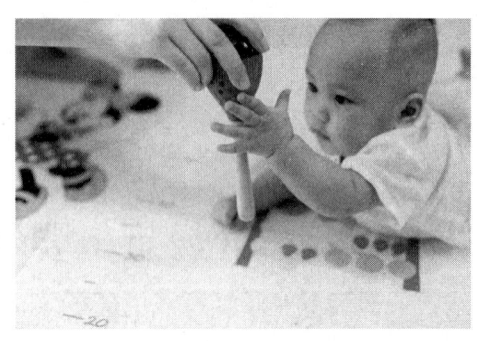

图13-18 育婴员用手掌帮助婴儿握住圆柄

(2)"小摇铃"游戏。培养婴儿看、听能力,练习抓握动作。

1)婴儿仰卧,在婴儿眼前30 cm处轻轻地摇晃小摇铃,让婴儿听和看。当婴儿注视后再从左到右、从右到左地摇晃摇铃,让婴儿追随转头。

2)在婴儿左手侧摇,并说"宝宝拿",把摇铃放在婴儿手中,让其抓握。

3)在婴儿右手侧摇,并说"宝宝拿",把摇铃放在婴儿手中,让其抓握。

2. 拍打动作训练

适宜3~5月龄婴儿。每天练习4~5次,每次2~5分钟。

(1)"拍拍打打"游戏。训练用手够取、抓握、拍打物品。

1)婴儿仰卧,将音乐健身架放在婴儿胸前,育婴员拉动绳子,使音乐响起来,吸引婴儿兴趣。

2)握着婴儿的手,拍打健身架上的玩具,使其发出声音。

3)鼓励婴儿自己用手拍打、抓握。

(2)"拍打串铃"游戏。训练用手拍打串铃的动作,感知动作与声音的关系,建立听觉和动觉的联系。

1)把串铃吊在音乐健身架上(取下健身架上的其他物品)。

2)婴儿取仰卧位,将串铃放在婴儿上方,育婴员拍打串铃,吸引婴儿兴趣。

3)婴儿俯趴,将串铃放在婴儿前面,育婴员在前面逗引婴儿,鼓励婴儿自己拍打、抓握健身架上的串铃,同时说"拍拍拍,铃铛叮叮叮";鼓励婴儿自己用手拍打串铃,如图13-19所示。

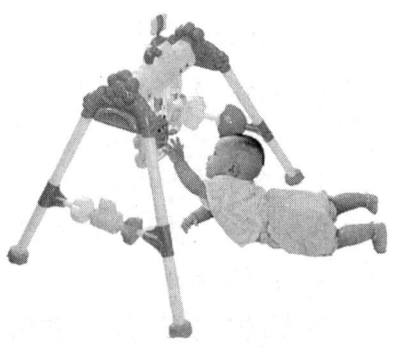

图13-19 婴儿拍打串铃

3. 取物、倒手、对击动作训练

适宜 6~9 月龄婴儿,每天练习 4~5 次,每次 5~10 分钟。

(1)"小积木搬家"游戏,学习选择不同颜色、相同形状的玩具,练习准确抓握眼前的物品。

1)准备一套捏响"小积木"玩具。

2)婴儿靠坐在育婴员前面,育婴员逐一出示玩具,介绍颜色及形状。

3)让婴儿自由选择,当婴儿选择一个玩具时,育婴员马上说出玩具的颜色和形状并及时给予鼓励,如图 13-20 所示。

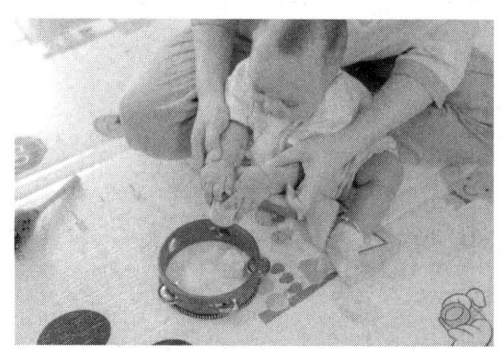

图 13-20　让婴儿自己拿取玩具

(2)"抓糖果"游戏,训练婴儿五指抓的动作。

1)准备纸包的糖果 2 碗。

2)育婴员拿 1 碗糖果,示范用五指抓。

3)婴儿坐在育婴员的前面,给婴儿 1 碗糖果,育婴员在一旁说:"宝宝抓糖果。"鼓励婴儿抓糖果,并将洒出的糖果拣起放进碗里。

(3)"换手拿"游戏,认识玩具名称,模仿动物叫声,练习倒手。

1)准备可以捏响的动物玩具,育婴员和婴儿各 2 个。

2)妈妈坐抱婴儿,育婴员示范,先逐一出示玩具,说出名称再示范讲解。

3)先递给婴儿 1 个玩具,然后从婴儿拿玩具这一侧再递玩具,说:"宝宝再拿。"刺激婴儿将手中玩具倒手后,再接另一个玩具。

4)游戏可重复几次。

(4)"敲敲敲"游戏,练习两手对击的动作。

1)准备小沙锤 2 个。

2)育婴员和婴儿面对面地坐着,育婴员示范对击小沙锤。

3)育婴员将小沙锤递给婴儿,边示范边说"敲敲敲",让婴儿模仿对击动作。

4. 松手投入动作训练

适宜 10～12 月龄婴儿，每天练习 4～5 次，每次 5～10 分钟。

（1）"小动物搬家"游戏，训练婴儿松手投入的动作。

1）准备捏响小动物玩具若干个、塑料小盆 2 个。

2）育婴员出示装有小动物玩具的小盆，逐一介绍小动物的名称，说："这是小动物的家。"让婴儿把小动物搬到新的家，示范将小动物从一个盆子搬到另一个盆子里。

3）鼓励婴儿给小动物搬家。

（2）"小球入杯"游戏，训练婴儿松手和对准投入的动作。

1）准备乒乓球若干个、高杯子 1 个。

2）育婴员示范将小球投入杯子。

3）育婴员让婴儿把小球投入杯子，并发出"咚咚"的声音，激发婴儿的兴趣。

（3）"形状投入配对"游戏，学习将不同形状积木投入对应的孔内，练习手眼协调。

1）准备形状配对软体积木 1 套。

2）育婴员示范将圆形、方形、三角形积木投入相应的孔内，然后先让婴儿投放圆形积木进行配对，当婴儿放进去时，育婴员要给予鼓励，然后再让婴儿投放其他形状的积木。

3）反复进行 2～3 次后，育婴员指导婴儿收拾玩具。

5. 套、垒高动作训练

适宜 13～15 月龄幼儿，每天练习 4～5 次，每次 10 分钟。

（1）"彩色套柱"游戏，练习将套圈拿出柱子、套进柱子的动作，训练手眼协调能力。

1）准备彩色套柱玩具 1 套。

2）育婴员和幼儿面对面，示范将套圈一个一个地拿出柱子，再一个一个地将套圈套进柱子。

3）鼓励幼儿将套圈一个一个地拿出柱子，再由育婴员按大小的顺序将套圈逐个递给幼儿，让幼儿一个一个地将套圈套进柱子，反复 2～3 次，如图 13-21 所示。

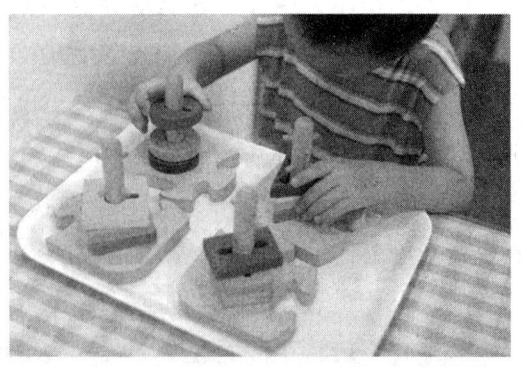

图 13-21 让幼儿一个一个地将套圈套进柱子

（2）"搭积木"游戏，初步学习积木垒高6~8块，训练手眼协调能力，培养信心。

1）准备方形小积木（字母冲印），每人8块。

2）育婴员示范指导幼儿搭积木的方法，语言清晰、动作夸张，悄悄保护幼儿搭高的积木不让其倒下，让幼儿体验成功的喜悦，培养垒高的兴趣和信心。

3）幼儿搭高后育婴员要欢呼、鼓掌。

6. 食指动作训练

适宜13~15月龄幼儿，每天练习4~5次，每次5~10分钟。

（1）"按一按、拨一拨"游戏，训练食指按的动作、五指拨的动作，初步理解开和关的意义，加强动作的目的性。

1）准备按拨器，每人1个。

2）育婴员出示按拨器，示范操作，引起幼儿的注意，强调开和关。

3）幼儿坐在妈妈前面，育婴员示范给幼儿看。

4）育婴员鼓励幼儿用食指按按钮，使其发出音乐声，握着幼儿的手按开关，同时说"开"和"关"。

（2）"拨珠子"游戏，训练用食指拨珠的动作，感知红色。

1）准备五色拨珠器，每人1个。

2）育婴员和幼儿面对面坐下，示范用食指拨红色的珠子，让幼儿模仿。

3）可以手把手地指导幼儿用食指一个一个地拨红色的珠子，如图13-22所示。

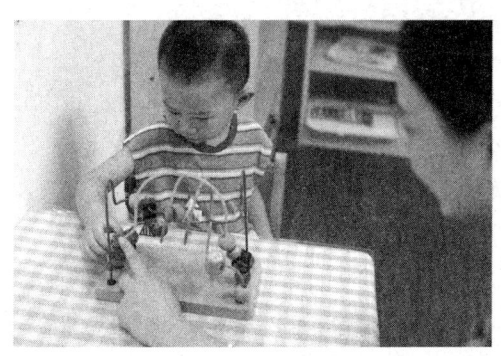

图13-22 手把手地指导幼儿用食指一个一个地拨红色的珠子

7. 敲打、舀动作训练

适宜16~18月龄幼儿，每天练习4~5次，每次5~10分钟。

（1）"音乐手敲琴"游戏，练习敲打的动作，通过敲击琴键发出声音，理解动作和声音的关系。

1）准备音乐手敲琴及敲棒 1 套。

2）育婴员出示手敲琴，告诉幼儿"这是手敲琴"，敲打手敲琴引起幼儿的兴趣。

3）育婴员可以用自己的手握住幼儿的手敲击琴键，再让幼儿自己敲打，锻炼手眼的同时感受不同琴片发出的不同声音，如图 13-23 所示。同时嘴里发出"哆、来、咪"的音符，提高幼儿对颜色、声音的辨识度。

（2）训练舀的动作

1）准备"抢球大赛"玩具、托盘，每人 1 份。

2）育婴员出示"抢球大赛"托盘，让幼儿说出小球的颜色和形状。

3）幼儿练习用小勺舀小球。

4）育婴员和幼儿比赛用小勺舀小球。

8. 穿、二指捏动作训练

适宜 19~21 月龄幼儿，每天练习 4~5 次，每次 10~15 分钟。

（1）"毛毛虫串珠"游戏，练习两手配合针穿洞的动作，训练两手动作配合的协调性，如图 13-24 所示。

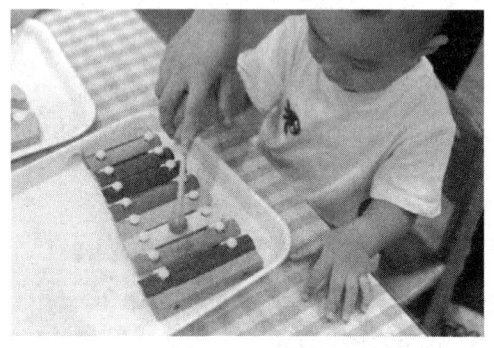

图 13-23　敲打训练

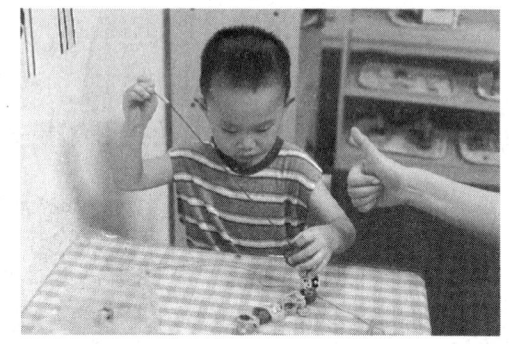

图 13-24　毛毛虫串珠

1）准备益智积木串珠 1 套。

2）育婴员和幼儿面对面坐，育婴员发给幼儿形状颜色主题不同的木制串珠，说："宝宝，给你这个红色的香蕉，请你帮个忙，让它们串起来形成一个毛毛虫造型好不好？"育婴员手把手帮助幼儿将串珠穿过串绳。

3）让幼儿自己穿，育婴员在旁辅助确保幼儿成功。当幼儿成功时，育婴员要表扬称赞。

4）反复 2 次后让幼儿收拾玩具。

（2）"家畜小抓手板"游戏，练习对家畜的认识，训练二指捏动作，手眼协调对应镶嵌。

1）准备家畜小抓手板1套。

2）育婴员和幼儿面对面坐下，指着板上的图，让幼儿说出家畜的名称。

3）育婴员让幼儿请小动物出来玩，边拿边说请某某动物"出来玩"，把小动物放到板的外面。

4）育婴员说："天黑了请小动物回家。"让幼儿摆放小板，边放边说请某某动物"回家"。

9. **旋转、套叠动作训练**

适宜22~24月龄幼儿，每天练习4~5次，每次10~15分钟。

（1）"瓶子瓶盖配对"游戏，学习按大小对应配对，练习旋转的动作。

1）准备大小不一的瓶子和瓶盖若干个，托盘1个。

2）育婴员出示装有瓶子、瓶盖的托盘，让幼儿区分大小。

3）让幼儿给瓶子找盖子，找到后将盖子旋上。

（2）"彩虹塔叠叠杯"游戏，学习理解大小顺序，按大小顺序套碗，并认知色彩。

1）准备"叠叠杯"玩具1套。

2）育婴员出示"叠叠杯"玩具，指导幼儿按杯子从大到小的顺序垒高，搭成一个"彩虹塔"的样子。

3）将杯子按顺序套叠，使幼儿认识每一层的颜色，如图13-25所示。

（3）"搭高楼"游戏，学习用积木垒高、架空的技巧，培养想象建构的能力。

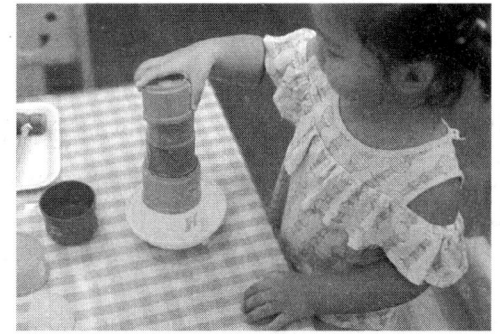

图13-25 旋转、套叠动作训练

1）准备彩色积木1套。

2）育婴员出示彩色积木，示范用积木垒高、架空盖高楼。

3）育婴员和幼儿一起搭高楼。

4）欣赏幼儿的作品，让幼儿说说高楼的门在哪里，窗户在哪里。

10. **捏、搓、折动作训练**

适宜25~36月龄幼儿，每天练习2~3次，每次10~15分钟。

（1）"搓萝卜"游戏，学习将橡皮泥搓长的动作，能根据萝卜形状初步搓出上粗下细的条。

1）准备彩色橡皮泥1套，塑料垫板1块，塑料萝卜玩具1个，小兔手偶1个。

2）育婴员出示小兔手偶和萝卜玩具，说："兔子肚子饿了，请你用橡皮泥帮助兔子做萝卜。"

3）让幼儿观察萝卜的形状，育婴员用橡皮泥示范搓"萝卜"。

4）育婴员指导幼儿学习搓"萝卜"，如图13-26所示。

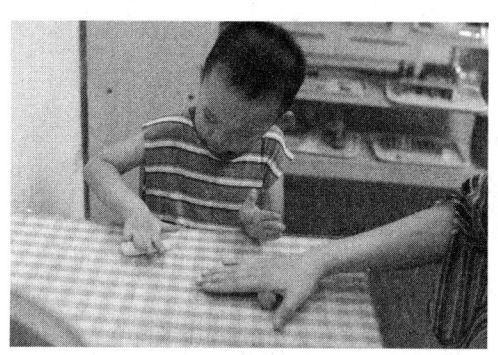

图13-26　育婴员指导幼儿学习搓"萝卜"

5）将搓好的"萝卜"喂"兔子"。

（2）"折手绢"游戏，学习边对边对折的动作，训练手眼的协调性。

1）准备彩色正方形毛边纸，每人1张。

2）育婴员和幼儿各拿1张纸，让幼儿跟着育婴员折"手绢"。边对边折成长方形，强调要对齐，转个方向，再边对边折成正方形。

3）让幼儿欣赏自己折的方形"手绢"。

三、注意事项

（1）活动中育婴员不能让婴幼儿离开自己的视线，不要让婴幼儿单独活动，在进行各项活动时要做好相应的防护措施。

（2）育婴员要把握好游戏时间，在活动中关注婴幼儿的出汗情况、是否愉悦等，视情况及时调整活动时间。

（3）育婴员要善用语言促进游戏的进展，当婴幼儿获得成功的时候，育婴员应该及时对婴幼儿进行鼓励和表扬。

四、可能发生的情况——玩具到处乱放

1. 原因

（1）婴幼儿喜欢新鲜的事物，看到新鲜玩具就想玩，玩了以后随手就丢。

（2）玩具太多，婴幼儿也会有选择障碍，看到这个玩具玩一下，看到那个玩

具又玩一下。

（3）婴幼儿玩玩具时，无人看守，活动范围大，到处乱丢无人制止。

2. 预防

（1）为婴幼儿准备玩具时，宁少勿多，最好一次只准备1个玩具。

（2）婴幼儿玩玩具时，育婴员在一旁看守，引导婴幼儿正确摆放玩具，如果婴幼儿做好了，要给予称赞。

（3）育婴员以身作则，在日常生活中做到随时收拾、整理，同时引导婴幼儿养成良好的习惯。

3. 处理

发现婴幼儿到处乱丢玩具，育婴员要告诉他，玩具也要回家，引导并协助婴幼儿将玩具一件一件地摆放回原处，如此反复多次，让婴幼儿养成物归原处的良好习惯。

知识延伸

婴幼儿精细动作练习的设施与玩具

1. 形状玩具

8月龄大的婴儿已认识玩具、家具等多种物品，了解到有些物体是软绵绵的，有些是硬邦邦的，有些是有棱有角的，有些是圆滚滚的。面对积木，婴儿会运用两只手，他们知道两块积木相碰会发出响声，一个叠在另一个上面就会比单独一块高，还可以用积木叠成多种不同的形状。这样能让婴儿展开很好的想象，使手部的肌肉得到锻炼和发展。

2. 抓握玩具

选择可以发出声音、方便婴儿抓握的玩具。例如，响环很容易引起婴儿的兴趣，特别适合2~4月龄的婴儿。

3. 镶嵌玩具

为婴幼儿提供一盒镶嵌玩具，开始玩时育婴员可先为婴幼儿将形状对好，再让婴幼儿认识各种不同的形状。这类玩具特别适合1.5~2岁的幼儿。

4. 透空玩具

为幼儿提供套环、套杯等透空玩具，可以单个单个地玩，也可以按照大小不同的顺序排列在一起，特别适合1~2岁的幼儿。

5. 纸盒玩具

生活中废旧、干净的纸盒（如纸巾盒、月饼盒、食品包装盒），都可以将它们收集起来，让婴幼儿垒高、套叠等，或者进行一些小制作，发挥婴幼儿的想象力和创造力。

6. 不同材质的玩具

为婴幼儿提供一些不同材质的玩具，婴幼儿根据玩具材质的不同会想象出不同的玩法，使手部的肌肉得到多种锻炼，如毛绒玩具、塑料积木、橡皮泥等。

7. 敲打玩具

利用响铃、拨浪鼓等能发出清脆声音的玩具，让婴幼儿的手部肌肉得到不同程度的锻炼，可以帮助练习手腕的转动以及手眼协调的能力。

8. 日常生活用具

将婴幼儿经常使用的物品，如衣服、鞋子等作为他们敲打、游戏的玩具，可以让婴幼儿进行穿脱衣服、系鞋带、扣纽扣等练习。

同步练习题

一、单项选择题

1. 俯卧转头训练的适宜年龄为（　　）个月。

A. 0~6　　　　　　B. 2~6　　　　　　C. 3~6　　　　　　D. 4~6

2. 翻身游戏的适宜年龄为（　　）个月。

A. 0~6　　　　　　B. 2~6　　　　　　C. 3~6　　　　　　D. 4~6

3. 婴幼儿进行粗大动作练习时必须遵循（　　）原则。

A. 循序渐进　　　　B. 适宜性　　　　　C. 趣味性　　　　　D. 优先发展

4. 翻身训练的注意事项不包括（　　）。

A. 在婴儿趴着抬头较稳时，翻身可与抬头同时训练

B. 帮助婴儿翻身时，动作要轻柔

C. 保护婴儿安全，防止坠床

D. 当婴儿学会独立翻身后可停止训练

5. 婴幼儿跑、跳动作训练注意事项不包括（　　）。

A. 运动后马上坐下或躺下休息

B. 经常变化运动环境，扩大运动视野

C. 运动量要循序渐进

D. 为幼儿提供良好的情绪体验

二、判断正误题

1.（　　）婴幼儿大动作技能训练的基本内容包括：抬头、翻身、爬、走等。

2.（　　）婴幼儿粗大动作的训练可以促进其大脑发育的协调性。

3.（　　）育婴员应尽早训练婴幼儿站立和走路。

4.（　　）婴幼儿运动量要循序渐进，切不可操之过急。

5.（　　）精细运动是指婴幼儿手和手指的运动以及手眼协调操作物体的能力。

参考答案与解析

一、单项选择题

1. C。俯卧转头适宜3~6月龄婴儿，每日练习3~4次，每次练习自30秒钟开始逐渐延长，每次俯卧时间不宜超过2分钟。

2. D。翻身游戏适宜4~6月龄婴儿，每日练习3~4次，每次1~3分钟。

3. A。进行粗大动作训练时动作应轻柔，每个动作的幅度和难度遵循循序渐进的原则。

4. D。当婴儿学会独立翻身后，育婴员仍要让其继续练习，为日后学习爬行打下基础。

5. A。运动后要做放松运动，不能马上坐下或躺下。如大量出汗应及时擦干身体待出汗停止后沐浴更衣，并补充水分。

二、判断正误题

1. √。婴幼儿大动作技能训练的基本内容包括抬头、翻身、爬、走、跑、跳等。

2. √。婴幼儿时期是大脑发育的关键期，粗大动作训练可以促进大脑发育的协调性，使人脑有关部位的神经联系更加丰富，更加精准。

3. ×。婴儿的下肢、腰背部的骨骼和肌肉发育尚不成熟，过早地训练婴儿站立和行走，可影响其正常生长发育，甚至造成某些后患，如过早学坐可能会引起驼背，过早学站立则可能引起臀部后凸呈"翘屁股"。

4. √。运动量应从小开始，逐渐增加运动时间和运动强度，给予婴幼儿适度的运动挑战，并帮助婴幼儿独立完成，使他从快乐中获得积极、自信、乐观的心智。

5. √。婴幼儿手和手指的运动以及手眼协调操作物体的能力称为精细运动。俗话说，心灵才能手巧。手不仅是动作器官，更是智慧的来源。

第十四章 婴幼儿语言能力的培养

学习目标

1. 掌握婴幼儿语言互动游戏的方法与注意事项
2. 能为婴幼儿讲故事、念儿歌和童谣
3. 了解为婴幼儿创设语言游戏情境的方法
4. 了解选择婴幼儿儿歌、童谣的基本原则

第一节 语言互动游戏

13月龄的月月已经能说"不要、宝宝"等词了，可是15月龄的妞妞还只会说单音节，妞妞妈妈着急不已，带着妞妞到处检查。其实，所有儿童都要经历这样一个过程，即在开始时只能说一些简单的音节，过一段时间才能说音节较为复杂的词，最后就能掌握整个句子和语法了，而且婴幼儿语言发展具有个体差异。

婴幼儿的语言发展需要一个循序渐进的过程，语言的发展既具有阶段性又具有逻辑性，不同年龄的婴幼儿表现出不同的语言发展水平。育婴员要知晓婴幼儿语言发展的特征，在日常生活和游戏中多与婴幼儿交流，从而促进婴幼儿的语言发育。

一、语言游戏前准备

1. 育婴员准备

衣物舒适柔软，无首饰及配饰，精神饱满。

2. 环境准备

活动场地可以是室内比较硬的床或地板，也可以是室外草地。室内温度26～28 ℃，空气流通，光线柔和。室外无风雨，在温度适宜及阳光不强烈的地方

进行。

3. 用品准备

按照实际活动内容和要求，准备相应的物品。

4. 婴幼儿准备

婴幼儿穿着舒适的衣服，精神愉悦，注意力集中。

二、语言游戏步骤

1. 当婴幼儿的导游（适合4月龄至3周岁婴幼儿）

带婴幼儿去公园、邻居家等地游玩时，要适时地给婴幼儿介绍所见所闻，如果遇到与婴幼儿同龄的宝宝，要积极引导他们交流玩耍，当婴幼儿的导游，如图14-1所示。同时教婴幼儿发出弄舌和咳嗽的声音，还可以训练婴幼儿发出"ba-ba""ma-ma""da-da"的声音。

2. 简单表达自己（适合11~18月龄婴幼儿）

日常生活中，制造和婴幼儿对话的机会，多引导婴幼儿对答，如图14-2所示。例如，把玩具拿到婴幼儿面前，问婴幼儿："这是你的玩具吗？"引导婴幼儿回答"是"或"不是"。又如，倒一杯水放到婴幼儿面前，问："宝宝，你要喝水吗？"引导婴幼儿回答"要"或"不要"。

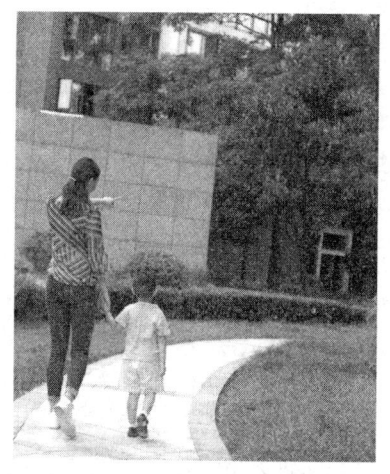

图14-1 当婴幼儿的导游

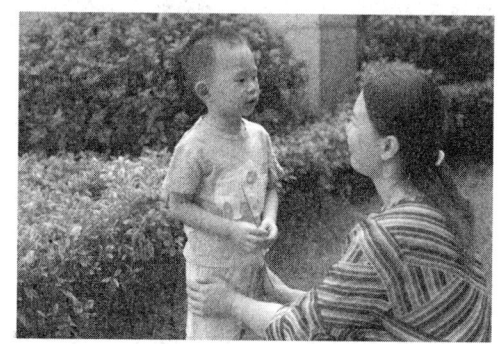

图14-2 鼓励婴幼儿表达自己的需求

3. 这是什么（适合18~24月龄幼儿）

带幼儿阅读绘本，选择一本适合幼儿月龄或者幼儿感兴趣的绘本，每天固定一个时间读绘本给幼儿听，可以和幼儿互动，比如问："宝宝，书上画的是什么动物呢？"如果幼儿能回答出来，夸赞他，如果答不上来，温柔地告诉他："这是……"，并重复几遍,让幼儿模仿发音,如图14-3所示。

4. 唱歌(适合24~30月龄幼儿)

挑选幼儿熟悉的儿歌唱给他听,留出每句歌词的最后一个词让幼儿来补充。例如,"一闪一闪亮(晶晶),满天都是小(星星)"等,可以一边唱,一边玩一些打击乐器或者可以敲打的玩具,加强幼儿对音乐与动作关系的认识,并鼓励幼儿大胆唱歌,如图14-4所示。

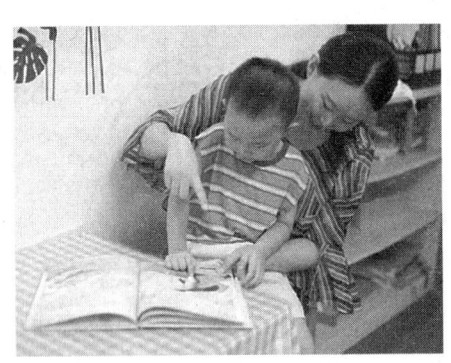

图14-3 告诉幼儿这是什么

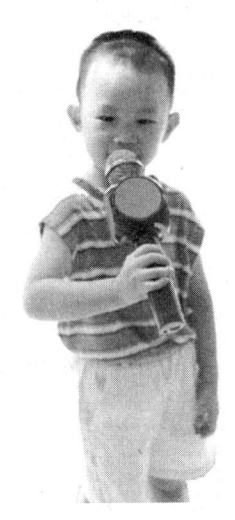

图14-4 教幼儿唱歌

5. 与幼儿游戏,提问对答(适合30~36月龄幼儿)

和幼儿一起做游戏,然后以询问的方式让幼儿表达"这是什么?"例如,玩"让形状回家"的游戏时,可以问幼儿:"紫色的是什么形状呢?那它的家在哪个位置?宝宝让它回到自己的家好不好?"让幼儿积极思考并动手做游戏,如图14-5所示。

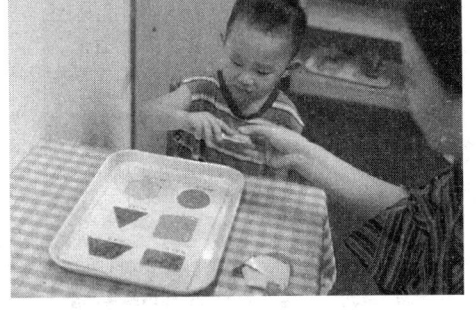

三、注意事项

图14-5 和幼儿一起做游戏

(1)在日常生活的各个环节中,育婴员应主动向婴幼儿介绍情况,以丰富他们的语言。例如,进餐时说说今天吃了什么;带婴幼儿散步时,可以说说马路上的事物,如"前面开来了一辆车,嘀嘀嗒嗒在唱歌"。

(2)丰富婴幼儿的生活。要创造环境,利用环境,增加婴幼儿接触周围自然界和社会生活的机会,引导婴幼儿多看、多听、多说、多想。

(3)充分利用各种方式与婴幼儿说话。对婴幼儿在日常生活中获得的语言素材进行重复、巩固和深化，以达到对语言的理解，并进行有意识的记忆和运用。

（4）所提问题要在幼儿的认知范围内，同时要让幼儿用完整、确切的句子回答：碗是用来吃饭的，脚上穿的是鞋，轮船在海里游。

（5）开始时，指认的时间和次数不要太长、太多，要关注婴幼儿的兴趣度，逐渐增加时间和次数。

四、可能发生的情况——发音不准

1. 原因

（1）家庭语言不规范，夹带家乡口音或多种方言混合。

（2）舌系带过短致发音不准。

2. 预防

（1）营造讲普通话的语言环境。

（2）训练婴幼儿说话时要有耐心，多鼓励、少指责、不嘲笑。

3. 处理

（1）训练过程中要耐心陪伴，婴幼儿发音不准时不要嘲笑或批评他，也不要反复重复他不准确的发音，应放慢语速，耐心纠正婴幼儿不准确的发音，当婴幼儿发音准确时，应及时鼓励他。

（2）及时带婴幼儿体检，检查口腔，尽快发现舌系带的问题。

知识延伸

如何为婴幼儿创设语言游戏情境

创设语言游戏情境有以下几种方法。

1. 利用相关实物创设游戏情境

育婴员在导入游戏时，运用一些与活动有关的、形象直观的实物创设游戏的环境和气氛，会迅速地将婴幼儿带入游戏的气氛中，如玩"买卡片"游戏时，育婴员可以手持卡片说："阿姨手里有很多漂亮的卡片，宝宝你想不想知道上面画了些什么？"这样做就很容易激发起婴幼儿的好奇心，使婴幼儿急切地想知道卡片的内容和游戏的玩法。

2. 利用动作创设游戏情境

育婴员可通过自己形象的动作表演，在婴幼儿想象的作用下，创设游戏的气氛，将婴幼儿带入游戏的情境中。如"动物的聚会"游戏开始时，育婴员可以学做小鸟飞、小兔跳等各种动作或模仿小狗叫等，让婴幼儿猜猜是哪个小动物来了，然后再教婴幼儿玩游戏的方法。

3.运用生动的语言创设游戏情境

在游戏开始时,育婴员可以通过自己生动、有趣、直观形象的语言感染婴幼儿,创设游戏情境,引导婴幼儿进入角色。

当然,育婴员在实际运用时,不要仅仅使用单一的实物、动作、语言来创设语言游戏情境,而是将实物、动作和语言综合起来加以应用,通过形象的实物、逼真的动作,再配以生动的语言,婴幼儿玩游戏的积极性可迅速被调动起来,为游戏的顺利开展打下了基础。

第二节 为婴幼儿讲故事

幼儿园里33月龄的欣欣拿着绘本跟其他小朋友分享故事:"小猫和小老鼠是好朋友……"欣欣分享的故事不但完整、情节简单明了,而且吐词清晰,幼儿园老师对欣欣和欣欣妈妈赞不绝口,其他家长对此也羡慕不已。

婴幼儿时期是听、说发展的重要时期,用轻柔的语调为婴幼儿朗读,可激发想象力。针对故事情节、教育目的,提出一些引导性的问题,培养婴幼儿的发散思维。让婴幼儿看着画面,试着给家长讲故事。在婴幼儿讲的过程中不要轻易打断,而是给予鼓励和配合,锻炼婴幼儿的观察和表达能力。

一、讲故事前准备及讲故事的步骤

1. 要挑选适合婴幼儿的故事

选图书要根据婴幼儿的年龄,年龄越小,思维越倾向于具体性、直观性和形象性内容,所以宜选低幼图画刊物,这类刊物图画色彩鲜艳,内容生动,有各种各样的故事和广泛的知识,对幼儿富有吸引力。

2. 讲故事要预习

选好故事后,自己至少要先读几遍,要读出声音,要讲普通话,熟悉故事情节及角色特点。

二、讲故事的步骤

以适宜2~3岁幼儿的故事《狐狸和乌鸦》为例。

（1）拿出故事书《狐狸和乌鸦》让幼儿看，观察封面，并进行提问："看看这本书上面有什么啊？"（狐狸和乌鸦）"他们在干什么呀？猜猜看他们发生了什么有趣的故事呢？"（让幼儿随意说）"这本书的名字叫《狐狸和乌鸦》，讲的是这只狐狸和乌鸦的故事，我们一起听一听吧。"

（2）育婴员讲述《狐狸和乌鸦》的故事：一天早晨，一只狐狸在树林里溜达，寻找着美味佳肴。它抬起头，看见一只乌鸦栖息在头顶的树上，嘴里紧紧地衔着一块美味的肉。狐狸心想：那块肉正好可以给我当早餐。它坐在树下，凝视着乌鸦，仿佛对乌鸦的美丽着迷了。"哇，最可爱的动物啊！"它高声地喊道："您的羽毛如丝缎般闪亮，您的翅膀如夜晚般乌黑，您的大眼睛明亮又闪烁，哦……不过，我听说您不会歌唱，这多么遗憾呀，假若，您能唱出一个音符，您将成为最完美的动物。"听了这番奉承话，乌鸦的虚荣心油然而生："嘿，狐狸说得对，我的羽毛真是漂亮，我的眼睛确实很明亮。哼！不会唱歌？我当然会唱歌啦！而且比森林里一般的鸟唱得都好。"于是它张开嘴，发出响亮的"呱呱"声。乌鸦一开口，肉便掉了下去。狐狸两口就吃完了，说："朋友，谢谢您送给我的早餐。我知道您的确发出了声音，可是您的脑子在哪儿呢？啊哈哈哈……"

（3）育婴员拿出狐狸和乌鸦的手偶玩具，放置其他小动物在婴幼儿身边当听众，讲述故事，狐狸说话时就拿出狐狸手偶，模仿狐狸的声音，乌鸦说话时就拿出乌鸦手偶，模仿乌鸦的声音。

（4）讲述完一二节后，可以对幼儿提问："刚刚发生了什么事情？"由幼儿自由回答，当幼儿不愿意回答或不知道怎么回答时，可以问问他身边的玩具伙伴："接下来又发生了什么呢？"

（5）讲完故事后和幼儿一起拿着手偶玩具模仿狐狸和乌鸦表演故事，并学习对话。

三、注意事项

（1）发音正确，吐字清楚，速度适中，语调抑扬顿挫，有节奏。

（2）为婴幼儿讲故事时，语言、动作要夸张、形象。努力做到绘声绘色，故事中人物的动作、思想感情，要通过手势、声调和面部表情表达出来。讲述人物对话时，要根据故事中人物特有的年龄、身份、性格来变换语气。

（3）2~3岁幼儿语言发展已经到了一定阶段，能说简单的句子，词汇量比较丰富，因此可以让其尝试说说故事内容。

（4）讲故事时要时刻关注婴幼儿的情绪变化。发现注意力不集中时要分析原因。如果因为讲述时间过长，应立即结束，或用疑问句暂停，激发婴幼儿下次再听的兴趣。如果有其他原因分散了注意力，可以用音调的高低变化，或稍加停顿，给婴幼儿一个听觉上的刺激，从而重新引起婴幼儿的注意。

四、可能发生的情况——婴幼儿注意力不集中

1. 原因

（1）婴幼儿年龄小，注意力不能长时间集中。

（2）婴幼儿缺乏安静听故事的习惯。

（3）使用的书籍不符合婴幼儿的年龄特征，婴幼儿对故事的内容不感兴趣。

2. 预防

（1）让婴幼儿在规定时间内分阶段完成学习任务，改定时为定量。如果婴幼儿能够专心完成，要给予一定鼓励（如表扬、抚摸、亲吻等），让婴幼儿能更自信地认为"我能自觉集中精力做好一件事"。

（2）平时多鼓励，不干扰婴幼儿做他喜欢的事情。当婴幼儿专注于做手工制作或观察小动物而忘记了吃饭时，切记不要干扰他，而是耐心地等他把工作完成。要知道，婴幼儿沉浸于他感兴趣的事情时，就是在无意中培养自己的注意力。

（3）要尽量减少对婴幼儿唠叨和训斥的次数，让婴幼儿感觉到他是时间的主人。教婴幼儿学会分配时间，当婴幼儿在相对短的时间内集中精力做好功课时，便有更多的时间做其他事情。婴幼儿学习自己掌控时间，有成功的感觉，做事会更加自信。

（4）大声读书有利于训练注意力。每天安排10~20分钟让幼儿选择自己喜欢的小文章大声朗读，这是一个使幼儿口、眼、脑相互协调的过程。幼儿在读书的过程中，尽量做到不读错、不读丢、不读断。在这一过程中，幼儿的注意力必须高度集中，这种训练应一直坚持下去。

3. 处理

先停止讲故事，让婴幼儿休息5~10分钟，再让其选择感兴趣的故事。

知识延伸

婴幼儿故事活动的组织方法

1. 提问法

提问法是故事活动中应用最多的一种方法，主要在以下几种情形中运用。

（1）故事活动开始时，以提问引出作品，为讲述故事内容做铺垫。

（2）帮助幼儿理解作品时，可采用提问的方法，引导其层层深入地理解故事的主要内容。在这个过程中，提问应能引起幼儿对作品内容的回忆，也可以通过提问帮助幼儿领悟故事的主题，引导幼儿将自己对作品的内心体验表达出来。

（3）引导幼儿复述故事或续编故事时，为保证幼儿将故事的主要情节讲述出来，可以采用提问的方法协助幼儿回忆作品的主要内容。

2. 游戏法

采用游戏法进行故事活动，必须符合婴幼儿的年龄特点——内容应具体、直观、形象，才能吸引婴幼儿注意，更能调动婴幼儿学习的积极性。在活动中，给婴幼儿戴上头饰，拿着道具，可使婴幼儿的情绪马上高涨，进入角色，绘声绘色地学习故事中的对话，模仿角色的活动。

3. 演示法

演示法是展示各种实物标本、模型、挂图，放映幻灯、电影、电视、录像等或进行演示实验，使婴幼儿通过观察获得关于事物及其现象的感性认识，激发婴幼儿的学习兴趣，集中注意力，使其在获得感性知识的同时，加深对事物的印象，并能够把理论知识与实际事物联系起来，从而有利于形成深刻的、正确的概念。

推荐11本婴幼儿故事绘本

1.《好饿的毛毛虫》

了解毛毛虫从成长到蜕变为蝴蝶历程中所做的积累和努力。体验破茧而出那一刻兴奋、喜悦的情绪。会用贴切的语言表达自己的感受。了解关于星期、数量的概念。

2.《子儿，吐吐》

介绍、导读故事，在讨论中掌握绘本中文字的变化，了解故事的发展。鼓励婴幼儿发挥想象力，想象自己吞吃了种子后会发生什么事，通过绘画的方式分享自己的故事。通过分享生活中的实例，学习面对难过的事情时换个想法看问题，调整自己的心情。

3.《三只山羊嘎啦嘎啦》

阅读故事，熟悉故事对话，揣摩角色心理和对话。表演故事内容，感受角色的心情。

4.《月亮的味道》

根据画面上提供的动物线索，猜想故事的发展情节。通读故事，找到故事中隐藏的"秘密"，并思考秘密的答案。

5.《活了100万次的猫》

阅读前半部分，预测猫的命运，讨论、表达自己对猫的生活方式的见解。阅读后半部分，讨论猫的过去和现在、不自由与自由、被爱与爱之中的情感体验。理解生命与爱的含义。

6.《鳄鱼怕怕牙医怕怕》

和婴幼儿一起分角色阅读，体会牙医和鳄鱼的心情。仔细观察动物的表情，猜测"怕怕……"背后的内容。

7.《母鸡萝丝去散步》

用不同方式重复阅读故事，了解故事情节的发生和发展，培养细致观察和较完整表述的能力。用自己的语言描述狐狸的心理和行动。摘取其中一个画面进行扩编和丰富。制作动物纸偶，进行纸话剧表演。

8.《11只猫做苦工》

通过细致观察画面，发现11只小猫被抓的原因，并理解它们从漠视规则到遵守规则的转变。尝试通过自主阅读理解故事的主要内容，并学习用自己的语言进行讲述。理解"禁止采摘""禁止攀爬树木""禁止穿行"的含义，知道在生活中应遵守规则。

9.《加油鸡蛋哥哥》

婴幼儿在努力长大的过程中，必然会遇到很多阻碍。有时候，婴幼儿会从积极进取、勇于挑战，急速转成消极、畏缩的精神状态，这种变化常常反映在扣纽扣、刷牙、穿衣服、穿鞋、上厕所等小事上。家长不要焦虑，必要时帮一下，给予婴幼儿一些鼓励，婴幼儿自然会脱掉身上的"蛋壳"。

10.《动物绝对不应该穿衣服》

告诉婴幼儿为什么动物天生的衣服最完美，因为那正是它们自己的衣服。

11.《驴小弟变石头》

有一种故事播撒着神奇的阳光雨露，当婴幼儿的心灵浸透了这种阳光雨露时，就会像童话里迎风生长的巨人，一夜长大。这种神奇的阳光雨露就是"爱"。《驴小弟变石头》讲的就是这样播撒爱的阳光雨露的魔法故事。

第三节 为婴幼儿念儿歌和童谣

小苹果是个特别可爱又好动的宝宝,3岁不到的他已经会唱几十首儿歌了,还能跟着节奏蹦蹦跳跳。儿歌和童谣能让婴幼儿读准字音,丰富认知,还有助于良好习惯的养成。

儿歌是人最早接触的一种文学形式,朗朗上口的摇篮曲,伴着母爱,带着温馨,让婴幼儿一来到这个世界上就受到熏陶。研究表明,婴幼儿在认识语言、获得情感等方面有着惊人的发展潜能,必须及早开发和训练。而儿歌正是适合开发和训练婴幼儿多元智能的一种好形式。从生活儿歌、游戏儿歌,到知识儿歌、数数儿歌等,都会引起婴幼儿的兴趣。让婴幼儿在欣赏和背诵喜闻乐见儿歌的同时,受到潜移默化的影响,让优美的儿歌伴着婴幼儿健康成长。

一、念儿歌和童谣前准备

同婴幼儿语言互动游戏前准备。

二、念儿歌和童谣的步骤

1. 儿歌——我的小鼓会说话(适合1~2岁幼儿)

我的小鼓会说话,
我说"一",它就说"咚!"
我说"二",它就说"咚!咚!"
我说"三",它就说"咚!咚!咚!"

(1)让幼儿与育婴员面对面坐下,婴幼儿能看清育婴员敲鼓的动作。

(2)与幼儿沟通,告诉幼儿:"下面我们要开始玩游戏咯!"

(3)育婴员敲击小鼓,吸引幼儿注意,引导幼儿拿起鼓槌敲打鼓面。

(4)继续敲击小鼓,引导幼儿倾听,并启发幼儿用语言"咚"来表现鼓声。

(5)学说儿歌。育婴员问:"我的小鼓会说话,听听小鼓会说什么话。"回答:"我说'一',它就说'咚!'"通过这样有趣的一问一答及表演,提高幼儿对儿歌的理解。

（6）育婴员敲鼓，并试着让幼儿跟着在儿歌"咚"的地方进行敲击。

2. 童谣——手指变变变（适合2~3岁幼儿）

"一个手指头呀，变呀变呀变呀，变成毛毛虫，爬爬爬。"
"两个手指头呀，变呀变呀变呀，变成小白兔，蹦蹦蹦。"
"三个手指头呀，变呀变呀变呀，变成小花猫，喵喵喵。"
"四个手指头呀，变呀变呀变呀，变成小螃蟹，爬爬爬。"
"五个手指头呀，变呀变呀变呀，变成大老虎，嗷——"

（1）出示毛毛虫、小白兔、小花猫、小螃蟹、大老虎的图片，让幼儿一边看育婴员一边介绍各种动物的显著特征，例如，小白兔长耳朵，爱蹦跳；小花猫，喵喵叫等。

（2）根据童谣的顺序内容，表演各种动物的叫声或走路的样子。

（3）学习童谣，重点学习动物的叫声或走路的样子。

（4）完成后问幼儿："毛毛虫、小白兔、小螃蟹怎么走路，小花猫怎么叫，大老虎怎么叫？"进一步加深幼儿对儿歌内容和各种动物的认识。

三、注意事项

（1）育婴员与幼儿面对面坐下，念童谣时要注意语调，让幼儿感知语言的节奏。

（2）育婴员示范时语言要适当慢一些，语言要伴随动作，以便于幼儿理解。

（3）儿歌可以是书上写的，也可以是现编的，即使是书本上的儿歌，也不必一字不差地背下来，可以改成顺口、符合幼儿"口味"的词句。

（4）刚开始时不要选择太长、太复杂的儿歌，只需简单、短篇、耳熟能详的就可以了。

（5）儿歌里可加入幼儿的名字，从而更能吸引幼儿的注意力。

（6）当幼儿模仿时要给予鼓励，并注意保护其安全。

四、可能发生的情况——声音嘶哑

声音嘶哑是喉部疾病最常见的症状。声嘶表示损伤已累及声带，声嘶的程度各异。轻者声音稍有变粗，音调变低；重者声音明显嘶哑，甚至完全失声。

1. 原因
幼儿在学唱童谣的过程中用嗓不当或长时间过于大声用嗓。

2. 预防
（1）学唱童谣前确保幼儿嗓子健康，无炎症、疲劳、喉肌无力等。

（2）学唱童谣前喝水，保持声带湿润。

（3）教会幼儿正确发声，正确使用声带。

（4）每次唱歌的时间都不要太长。

3. 处理

（1）尽量不说话或少说话，让声带休息。

（2）加强口腔护理，可遵医嘱做雾化，保持声带湿润。

（3）遵医嘱使用润喉药物，如润喉含片。

知识延伸

选择婴幼儿儿歌、童谣的基本原则

1. 易懂、有趣、适合婴幼儿年龄特点

经典儿歌、童谣都是经过一代代的传唱沉淀下来的，节律和内容比较适合婴幼儿的心理特点，易记、易唱，如《小兔子乖乖》等经典童谣就深受婴幼儿喜欢。

2. 适合婴幼儿的性情和偏好

由于婴幼儿在性情上有个体差异，适合他们的儿歌、童谣也会有所区别。一般来说，对于那些性格相对内向的婴幼儿，最好多让他们听一些节奏欢快的儿歌、童谣，如《小鸭嘎嘎》《来了一群小鸭子》等，以激发他们的参与性。对于那些性格外向的婴幼儿，节奏舒缓的儿歌、童谣更有调节作用，如《可爱的小鸭子》《小青蛙找家》《在动物园里》等。另外，也要充分考虑婴幼儿的兴趣，可以在日常生活中注意观察婴幼儿的偏好，尽量选择婴幼儿喜欢的风格。

3. 接近婴幼儿的生活经验

由于婴幼儿的思维以直觉行动、具体形象思维为主，接近婴幼儿生活经验的儿歌、童谣将更容易被理解和接受。在其他条件相差不大的情况下，优先考虑与婴幼儿生活经验匹配度高的儿歌、童谣。

4. 便于亲子互动

教婴幼儿说唱儿歌、童谣的过程也是亲子互动的过程，应首选亲子互动便利的儿歌、童谣。

同步练习题

一、单项选择题

1. 在与婴幼儿进行的语言游戏中，唱歌适宜（　　）月龄。

A. 11～18　　　　　　B. 18～24　　　　　　C. 24～30　　　　　　D. 30～36

2. 下列关于婴幼儿语音的发展规律，说法正确的是（　　）。

A. 从无意义发音到有意义音节

B. 从单音节到多音节，从元音到辅音

C. 从不准确到逐渐准确，从扩展到收缩

D. 以上都是

3. 与婴幼儿聊天的注意事项不包括（　　）。

A. 主动向婴幼儿介绍情况以丰富语言

B. 丰富婴幼儿的生活

C. 充分利用各种方式与婴幼儿说话

D. 指认的时间尽量长，次数尽量多

4. 创设语言游戏情境的方法包括（　　）。

A. 利用相关实物创设游戏情境

B. 利用动作创设游戏情境

C. 运用生动的语言创设游戏情境

D. 以上都是

5. 选择婴幼儿儿歌、童谣的基本原则是（　　）。

A. 易懂、有趣　　　　　　　　　　　B. 适合婴幼儿的性情和偏好

C. 便于亲子互动　　　　　　　　　　D. 以上都是

二、判断正误题

1.（　　）婴幼儿的语言发展需要一个循序渐进的过程。

2.（　　）儿歌是适合开发和训练婴幼儿多元智能的一种好形式。

3.（　　）进行提问对答游戏时，同一时间内可以指认多种物品。

4.（　　）重视与婴幼儿的语言交流，通过游戏、讲故事、唱歌、体格锻炼等促进幼儿语言发育与大脑功能的发展。

5.（　　）婴幼儿的词汇量可随着年龄的增长而增加。

参考答案与解析

一、单项选择题

1. C。唱歌适宜24～30月龄幼儿，在游戏过程中可挑选婴幼儿熟悉的儿歌唱给他听，留出每句歌词的最后一个词，让幼儿来补充。

2. D。婴幼儿语音的发展规律为：从无意义发音到有意义音节；从单音节到多音节；从元音到辅音；从不准确到逐渐准确；从扩展到收缩。

3. D。开始时,指认的时间和次数不要太长、太多,要关注婴幼儿的兴趣度,逐渐增加时间和次数。

4. D。

5. D。选择婴幼儿儿歌、童谣的基本原则是:易懂、有趣、适合婴幼儿年龄特点;适合婴幼儿的性情和偏好;接近婴幼儿的生活经验;便于亲子互动。

二、判断正误题

1. √。婴幼儿的语言发展需要一个循序渐进的过程,语言的发展既具有阶段性又具有逻辑性,不同年龄的婴幼儿表现出不同的语言发展水平。

2. √。

3. ×。开始玩时,指认的时间和次数不要太长、太多,要关注婴幼儿的兴趣度,逐渐增加时间和次数。

4. √。婴幼儿期是社会心理发育最为迅速的时期。该时期应重视与婴幼儿的语言交流,通过游戏、讲故事、唱歌等促进婴幼儿语言发育与大脑功能的发展。

5. √。词汇量随着年龄的增长而增加,3岁和6岁是词汇量的高速增长期。

第十五章 婴幼儿认知能力的培养

学习目标

1. 掌握婴幼儿触觉、听觉、视觉、嗅觉、味觉训练的方法与注意事项
2. 能呵护婴幼儿的好奇心
3. 了解婴幼儿观察能力和思维能力的培养方法

第一节 触觉、听觉、视觉、嗅觉、味觉训练

波比，男，1岁5月龄，因误吞玩具2小时入院。医生说："如果波比再晚来一会儿，就会有生命危险，与婴幼儿进行游戏时，看护者一定不能离开，婴幼儿的玩具不宜过小，以免被婴幼儿不小心吞食。"

婴幼儿的感知主要有视、听、触、味、嗅等，从出生开始，婴幼儿便通过这些途径进行学习，这是人智力发展的基础，也是一切心理活动产生和发展的基础。

一、训练前准备

同婴幼儿语言互动游戏前的准备。

二、训练的步骤

1. 触觉训练

（1）抓握玩具游戏：促进触觉发育，适合0~4月龄婴儿，游戏时间不宜过久，每次5~10分钟。

1）准备各种质地且有声响的环保玩具。
2）将带声响的玩具挂在门、窗、墙上。
3）育婴员带婴儿来到玩具前，先逗引婴儿注视玩具，再指引婴儿去抓握。

4）也可以准备一些带声响且可移动的玩具，让婴儿自行抓握。

（2）毛巾筒游戏：促进触觉发育，适合5月龄至3岁婴幼儿，每次游戏时间不超过10分钟。

1）准备毛巾被一条。

2）将毛巾被平放在床上或地毯上。

3）将婴幼儿放在毛巾被上，用毛巾被把婴幼儿松紧适宜（以婴幼儿可以活动自如并能产生摩擦为度）地卷成筒状，露出头部和脚，然后让婴幼儿自己来回活动，使毛巾摩擦着他的身体。

4）也可让婴幼儿裹着毛巾筒在床上或地板上来回滚动约10分钟。

（3）刷、刷、刷：增加身体对外界刺激的感觉，预防触觉敏感，适合1~5岁的幼儿，游戏时间不宜过久，一般以每次5分钟为宜。

1）准备软毛刷子、硬毛刷子各一把。

2）育婴员手持软毛刷子或硬毛刷子。

3）育婴员先拿软毛刷子在幼儿身上轻轻地刷，由颈部开始，在前胸、后背、双臂、双脚反复刷。最好在幼儿不穿衣服的情况下进行，并逐渐加大力度。

4）育婴员换硬毛刷子按以上方法刷幼儿身体，并让幼儿说出与软毛刷子的不同感觉，然后再软硬交替刷，也让幼儿说出感觉，共刷5分钟。

（4）玩沙子游戏：消除情绪压力，强化触觉学习，适合2~6岁幼儿，一般以10分钟为宜。

1）准备塑料盆一个、半盆沙子。

2）将装有沙子的塑料盆摆在地上或院子里。

3）让幼儿蹲在盆边，用手在沙子里搅动，做洗手状，或任意抓沙、搓沙、捧沙，反复进行。

4）也可以把水倒入沙子里，让幼儿用手搅动，去感受干沙与湿沙的不同，并说出感觉；或用模型扣成各种形状，体验创作的快乐。

5）嘱幼儿在玩沙子时不要扬起沙子，也不要揉眼睛，以免将沙子弄到眼睛里。

（5）玩黏土游戏：刺激婴儿触觉发育，适合1~3岁幼儿，每次游戏时间为10~15分钟。

1）准备海绵、环保黏土、毛巾。

2）育婴员和幼儿一起坐在地毯上，让幼儿压一压海绵，捏一捏黏土（嘱幼儿不要把黏土放进嘴巴），摸一摸毛巾，感受不同物品的材质。

3）帮助幼儿熟悉不同物品及其特征后，将物品放在非透明的纸箱子中。

4）让幼儿伸手去摸纸箱里的物品，问幼儿："宝宝拿到了什么？"或说出育婴员希望幼儿拿出的物品名称，让幼儿去拿。

5）幼儿回答并拿出物品，回答正确时要及时鼓励。

2. 听觉训练

（1）轻声细语游戏：可亲密接触，促进婴儿听力发展，适合0~6月龄婴儿，一般以20分钟为宜。

1）育婴员身穿柔软亲肤的衣服，在婴儿觉醒且精神状态好的情况下，将婴儿轻轻地抱起来，与婴儿面对面。

2）温柔亲切、轻声细语地与婴儿讲话，内容可以十分广泛，可以说对婴儿健康的关怀，大家对他的喜欢，他给我们带来的喜悦、快乐和幸福等。

3）随着婴儿逐渐长大，可以给他唱儿歌、讲故事，提供更丰富的听觉语言内容。

（2）铃儿叮当游戏：促进婴儿听觉、视觉及头部运动能力的同步发展，适合6月龄至1岁的婴儿，一般以5分钟为宜。

1）准备铃铛手镯或脚镯一个，摆在地垫上或床上。

2）将小铃铛松紧适宜地系在婴儿的小手或小脚上，婴儿仰卧，当婴儿移动手脚时，让铃铛随之发出适量的响声。育婴员可以用手握住发出响声的部位，轻轻对婴儿说："手，宝宝的手；脚，宝宝的脚。"

3）婴儿能够根据育婴员的语言指令，活动相应的身体部位，让铃铛发出清脆响声。

（3）自然之声游戏：让婴幼儿了解并熟悉自然界丰富的声音，锻炼其发音能力，促进其语言智能的发育。适合6月龄至3岁婴幼儿，游戏时间为20~30分钟。

1）准备婴儿推车一辆。

2）育婴员将婴幼儿放在推车上，系好安全扣，双手握住婴儿推车手柄，推动婴儿车。

3）选择天气晴朗、空气新鲜的时候，育婴员让婴幼儿坐在婴儿车上，推车到公园或郊外，让婴幼儿接触大自然，聆听大自然丰富的声音，如风声、水声、虫鸣、蛙叫、鸟叫、狗吠等。

4）育婴员可以用嘴模仿各种声音，如流水声、风声以及汽车的声音，或模仿动物的叫声，如小狗、小鸭等，和婴幼儿互动，引导婴幼儿回应性发音。

（4）猜一猜，声音在哪里：创造可以移动的另外一种音效，促进婴儿听觉、视觉及头部运动能力的同步发展。适合1~12月龄婴儿，游戏时间为5~10分钟。

1）准备晃动的沙锤玩具一个。

2）选择婴儿觉醒的时候，育婴员手持沙锤在婴儿一侧的耳朵上方 15~20 cm 处轻轻地晃动沙锤，让婴儿注意到沙锤的声音，逗引婴儿伸手抓握。

3）婴儿对沙锤产生兴趣后，把沙锤藏在婴儿看不见的地方，如育婴员身后或婴儿身后，轻轻摇动吸引婴儿注意力，请婴儿找一找，声音在哪里。

4）如果婴儿能够准确地通过听觉、视觉来判断沙锤的位置，育婴员可以把沙锤拿出来给婴儿玩，并给予鼓励，也可以让婴幼儿摇动沙锤和育婴员互动。

3. 视觉训练

（1）认识黑与白游戏：以黑白这两种对比强烈的色彩刺激婴儿，提升婴儿的视觉和关注能力。适合 6 月龄之内的婴儿，游戏时间以 5 分钟为宜。

1）准备黑色和白色卡片各一张。

2）育婴员手持黑白卡片。

3）婴儿取仰卧位，育婴员将黑色卡片放置在婴儿双目上方 20~25 cm 处，吸引婴儿注视后，由左至右、由右至左缓缓移动卡片。移动卡片的同时用清晰的语言告诉婴儿图片中物体名称。

4）使用同样方法让婴儿注视白色卡片，黑色卡片与白色卡片应交替看。

5）育婴员在婴儿耳边 10 cm 左右处，轻轻呼唤婴儿乳名，如果他听到声音并慢慢移动头部注视育婴员的时候，可设法吸引其视线并促使婴儿转头追视。

（2）摸摸彩色积木游戏：帮助婴幼儿建立颜色概念，提高婴幼儿对色彩的敏感度及语言表达能力。适合 7 月龄至 2 岁婴幼儿，游戏时间以 10 分钟为宜。

1）准备红、黄、蓝、绿积木一套。

2）将积木放在一个大盒子里。

3）育婴员让婴幼儿在大盒子里随便抓出一个积木，告诉婴幼儿抓到的积木颜色及形状，并交给育婴员。

4）育婴员也可以随便说出一种颜色和形状，让婴幼儿找出符合条件的积木，以加深婴幼儿对色彩及形状的认知。

（3）假装动物游戏：提高幼儿的视觉追视能力，加强对情境的理解力。适合 1~3 岁幼儿，游戏时间以 20 分钟为宜。

1）准备光线明亮的室内环境。

2）育婴员整理好干净整洁的地面，无杂物堆放。

3）育婴员和幼儿坐在地上，对幼儿说："我们一起来学小狗走路，好不好？"接着，育婴员四肢着地爬行并模仿小狗叫声，引导幼儿模仿。育婴员还可以和幼儿一起学小狗的动作从房间的一边爬到另一边，比赛看谁爬得快。

4）育婴员可以教幼儿模仿不同动物的动作和叫声，比如青蛙跳、鱼儿游水等动作，带领婴幼儿模仿时，动作不能太快，幅度不宜太大。

（4）认识图案游戏：以色彩丰富的图案刺激婴儿，提升婴儿的注意力和知觉力。适合1~12月龄婴儿，游戏时间以5分钟为宜。

1）准备具有丰富色彩图案的硬纸片，自制成长宽为20 cm的卡片，画上对称性的图案，比如靶心图、彩色方块，也可以是"妈妈""爸爸""宝宝"等汉字的放大版。

2）育婴员和婴儿共同躺或坐在床上或地垫上。

3）将图案放在距离婴儿眼睛30 cm左右的地方，每一张看20~30秒。每隔2~3天更换1次图案，保持婴儿的新鲜感，以训练婴儿的注意力和知觉力。

4）和婴儿一起认识物品的名称、形状和颜色等。

4. 嗅觉训练

（1）闻食物味道游戏：进行合理的嗅觉刺激，开发婴儿的嗅觉智能。适合新生儿至6月龄的婴儿，游戏时间以10分钟为宜。

1）准备新鲜的母乳，用母乳浸湿小毛巾，注意不可浸湿太多。

2）育婴员用手拿着浸过乳汁的小毛巾，放在婴儿头部一侧，用气味逗引婴儿，让其转过头来闻，让婴儿熟悉妈妈的气味，有安定心绪的作用。

3）育婴员还可以让婴儿闻闻苹果、香蕉等食物的气味，吸引婴儿的兴趣，为断奶做准备。

（2）感受大自然气息游戏：感受大自然各种不同的气味及环境，增强嗅觉反应力。适合6月龄至3岁婴幼儿，游戏时间以10~20分钟为宜。

1）准备婴儿车一辆。

2）选择在温湿度适宜、空气清新的户外，育婴员推婴儿车带婴幼儿到户外认识新的气味，例如去树林、湖边、花园等，感觉大自然的气息。

3）让婴幼儿闻闻各种花的气味，边闻边介绍说："这是桃花、丁香花、牡丹花"等，不要让婴幼儿长时间闻过于浓烈的香气，同时注意观察婴幼儿的面色及皮肤情况，防止花草过敏。

（3）食材分类游戏：发展幼儿的嗅觉灵敏性，适合2~3岁的婴幼儿，游戏时间以10~20分钟为宜。

1）准备橙汁、牛奶、茶水、醋汁、肉桂汁、香油等。

2）把上述液体分别装在外形一样的小杯子里面。

3）将这些小杯子放在桌子上，指导幼儿去闻，并告诉幼儿每一杯液体相应的名称。最后让幼儿依据"果汁饮料组"及"作料组"进行分类。

4）请幼儿戴上眼罩逐一闻杯中的液体，并根据闻到的味道说出液体的名称。

（4）这是什么味游戏：发展幼儿的嗅觉灵敏性，适合2~2.5岁幼儿，每次的物品不宜过多，以3~5种为宜；游戏时间以10~20分钟为宜。

1）准备有不同气味的物品，如洋葱、柠檬、肥皂等。

2）让幼儿闻一下每样东西，了解各种气味，并告诉幼儿这种气味是什么，如香的、有肥皂味的、柠檬味的。

3）蒙住幼儿的眼睛，递给他一种物品，让他闻一闻并提问："宝宝，这是什么味儿？"幼儿答对后要及时给予鼓励。

4）将不同气味的物品打乱顺序，请幼儿戴上眼罩，育婴员拿出其中一种让幼儿闻一闻并提问："宝宝，你猜这是什么味？发出这种味道的是什么东西？"引导幼儿闻出气味并根据闻到的味道说出物品的名称。

5. 味觉训练

（1）蘸一蘸、尝一尝游戏：刺激婴儿味觉，促进婴儿味觉发育。适合5月龄至1岁婴儿，注意不能吃太咸的东西，游戏时间以10分钟为宜。

1）准备糖水、橙汁、柠檬汁、醋水、婴儿椅。

2）将婴儿放在婴儿椅上，系好安全带。

3）育婴员用小勺或者吸管蘸取一点汁液，让婴儿分别尝一尝，婴儿一边品尝，育婴员一边讲解这种汁液的味道，如甜甜的、酸酸的。

4）随着婴儿月龄的增大，可以让他适当品尝各种味道的刺激，如苦味、咸味、酸甜味等。

（2）宝宝爱吃啥游戏：强化味觉发育及自主判断能力，适合1~3岁幼儿。选择合适的水果，不能选择太小及太硬的食物；游戏时间以10~20分钟为宜。

1）准备水果多样，如梨、橘子、香蕉、苹果、葡萄、西瓜等；准备饼干多样，如甜饼干、咸饼干、酥脆饼干、硬饼干等；准备糖果多样，如硬糖、软糖、橡皮糖等；准备饮料多样，如冷果汁、热汤、温开水等。

2）将水果摆放在餐桌上，可放置在距离幼儿较远的地方，使幼儿不能碰到。

3）育婴员分别递给幼儿不同的食物，让幼儿品尝各种水果的味道，待幼儿品尝后提问："宝宝，哪个最好吃？"引导幼儿拿到自己喜欢的水果，并递给育婴员。

4）当幼儿表现出对某种食物的喜爱时，育婴员可以要求他说出该食物的名称及味道，幼儿说不出来时，育婴员应及时告知。

（3）吃一吃、猜一猜游戏：完善味觉感受能力，增强对食物名称的理解。适合2~3岁幼儿，游戏时间以不超过20分钟为宜。

1）准备小手帕一条、零食盘一个（放有切好的小块苹果、蜜橘、山楂片、巧克力、饼干等）。

2）用小手帕将幼儿双眼轻轻遮住。

3）育婴员将准备的零食逐一放入幼儿的口中，让幼儿通过品尝判断出这是什么食物，并大声说出来。如幼儿回答正确，给予鼓励，再次尝试，直至幼儿全部品尝完。

4）在幼儿吃饭前，育婴员可以让幼儿先闭上双眼，然后喂一口菜，让幼儿凭味觉尝出是何食物。

（4）舔一舔，酸甜苦辣都知道游戏：完善味觉感受能力，增强对食物名称的理解。适合 2~2.5 岁幼儿，品尝的食材种类应逐渐增加，每种味道的食材从一种开始，逐渐增加；游戏时间以不超过 20 分钟为宜。

1）准备不同味道的食材。

2）让幼儿拿起食材舔一舔，了解各种味道，并告诉幼儿这种味道是什么。

3）蒙住幼儿眼睛，或者叫幼儿闭上眼睛，引导幼儿描述这个味道。可以选择酸、甜、苦、咸四种味道的食物。

4）随着幼儿年龄的增长，让幼儿区别不同味道的食材。

三、注意事项

1. 训练应选择在婴幼儿觉醒、心情愉悦、精神状态良好的情况下进行。
2. 进行训练时选择幼儿熟悉的东西，便于幼儿说出物品的名称。
3. 幼儿回答不出时可以替他说出来并让他复述。
4. 进行训练时要注意保护婴幼儿安全。

四、可能发生的情况——婴幼儿误吞玩具

1. 原因

（1）婴幼儿对食物的好奇心，促使他将细小的玩具当成食物吞食。

（2）婴幼儿独自玩玩具时无人看守，导致准备误食玩具时无人制止。

2. 预防

（1）选择游戏的玩具不宜过小，谨防婴幼儿将玩具塞入口腔。

（2）与婴幼儿游戏时不要离开，应全程监护，发现婴幼儿因好奇而将玩具送入嘴里时及时制止。

3. 处理

（1）如婴幼儿把玩具放在口中，不要打骂他，应在平静状态下让他吐出玩具，或固定好婴幼儿再从他口中取出玩具。

（2）如玩具已吞入婴幼儿食道且进入胃内，应给婴幼儿多喂水，注意观察

6~8小时,检查玩具是否从大便内排出,如未能排出,应及时就医。

(3) 如玩具不慎掉入气管,婴幼儿出现面色青紫应立即采取海姆立克急救法,并紧急就医。如婴幼儿面色如常,说明玩具没有阻塞或未完全阻塞气管,应相对固定婴幼儿的姿势体位,谨防乱动使吞入的玩具移位导致窒息。

知识延伸

1~3岁幼儿观察能力的培养

幼儿观察事物是通过各个感觉器官来进行的,因此,培养幼儿的观察能力,应从发展视觉、听觉、嗅觉、触觉等感觉能力入手,从他们感兴趣的、注意到的事物开始,有意识地引导他们从以下几个方面去观察。

一、12~18月龄幼儿观察能力的培养

1. 观察事物的特性

(1) 比较物体的大小。指导幼儿比较物体的大小,开始可选择形状类似、大小差别显著的物体来练习,如大娃娃与小娃娃、大杯子与小杯子等。

(2) 认识物体的形状。可用同种颜色的纸板,剪成两套形状不同的图形,如圆形、椭圆形,育婴员和幼儿各拿一套,指导幼儿把手中的圆形纸板重叠到育婴员的圆形纸板上,引导幼儿观察自己和育婴员拿的两个圆形纸版的形状是一样的,都是"圆的"。再让幼儿把圆形纸版与其他形状的纸板进行比较,告诉幼儿它们的形状是不一样的,应该如何区分。

(3) 识别不同的颜色。先从基本的颜色红、黄、蓝、绿进行识别,一次只教一种颜色,待幼儿认识这种颜色后再教另外一种颜色。

2. 发展幼儿的注意力

(1) 增强注意力的稳定性。幼儿的注意力短暂、不稳定,育婴员应帮助幼儿更长时间地集中注意力于一个物体上或一种游戏中。如幼儿玩一会儿皮球就扔掉了,此时,育婴员可拿起皮球,教他一些新的玩法,如教幼儿用手使皮球在地面上旋转,或对着墙壁滚动皮球,使皮球碰向墙壁自动滚回来,或用球投篮等。

(2) 扩大注意的范围。多带幼儿接触大自然,以调动幼儿多种感觉器官参与观察活动,引导幼儿注意物体之间的联系,如教幼儿观察日出日落、风吹草动、听鸟语,闻花香等。

二、19~24月龄幼儿观察能力的培养

1. 培养上下、里外、前后方位意识

如游戏时说:"球在箱子里""小车在箱子外面"等。

2. 辨别多少

如分糖果给家人，看看分得是否一样多，放桌上比比看谁多谁少。也可以用专门的图画，训练幼儿认识多少。

3. 比较高矮

让幼儿看爸爸比妈妈高，自己比妈妈矮。用玩具比比看，哪种动物高，哪种动物矮，或直接带幼儿到动物园实地比较一下，也可看动物的画片，如小乌龟和小兔、猴子和长颈鹿谁高谁矮。或让幼儿思考，若小猴子爬到高高的大树上，是不是比长颈鹿更高了。

4. 指导幼儿观察事物的特征

带幼儿观察动物，回答如"小猫在吃什么？""小狗怎么叫？""小鸟在哪里？"等问题。

带幼儿观察自然景物，回答如"红色的花在哪里？""闻闻看什么东西是香的？"等问题。

三、25~36月龄幼儿观察能力的培养

1. 观察事物的特性

（1）比较长短。可在纸上画线段，教幼儿比较长短。也可比较长裤和短裤、长袖衫和短袖衫、长铅笔和短铅笔、长凳子和小方凳等。

（2）比较厚薄。让幼儿拿一本薄一点的小画书，育婴员拿一本厚一点的书，让幼儿观察，说出"我的书比你的书厚""你的书比我的书薄"。然后鼓励幼儿寻找一本更厚的书，让幼儿说上边的话，其后育婴员再找一本更厚的书，依此类推。最后可以倒过来玩，说出"我的书比你的薄。""你的书比我的厚。"这种游戏也可以用于比较被子、衣服等其他物品。

（3）综合比较。引导幼儿发现近似事物中的不同点和不同事物中的相似点，以此培养幼儿的观察比较能力。

2. 发展幼儿注意力

指导幼儿按育婴员的指示，集中精力完成一件事情或一种游戏。育婴员提示任务越具体，就越容易使幼儿集中注意力，明确注意的目的。在幼儿完成作业时育婴员可不断给予帮助、赞许，鼓励幼儿正确的行为，表扬他取得的成绩。也可利用比赛的形式，激发幼儿积极性，鼓励他集中精力。

第二节 呵护婴幼儿的好奇心

周末两位闺蜜相约带宝宝去游乐园玩,中午在游乐园的餐厅吃饭,她们给宝宝点了果汁和汉堡。宝宝们看到美食都特别开心。突然,A宝宝不小心把果汁打翻了,然后宝宝们玩起了洒在桌子上的果汁。见到此情况,A妈妈说:"这是怎么回事,你为什么玩果汁?你这是在捣蛋吗?"A宝宝被吓得哇哇大哭。而B妈妈则说:"宝宝,你为什么要玩果汁呢?"B宝宝说:"妈妈,你看,果汁在桌子上,桌子颜色都变了,可好玩了。"B妈妈说:"宝宝,这是一个物理原理,是很好玩,但现在是在公众场合,我们不要玩弄洒的果汁,应该把果汁擦干。"B宝宝点点头,主动擦拭桌子。

好奇心是鼓励婴幼儿对新鲜事物进行积极探索,观察世界并进行创造性思维的内部动因,是婴幼儿学习的重要动力来源。在婴幼儿的日常生活学习中激发其好奇心能够帮助婴幼儿轻松接受新鲜事物,是学习新知识不可或缺的方法,也是他们终身学习的基础。哲学家培根曾说过:"好奇心是婴幼儿智慧的嫩芽。"婴幼儿对世界的认知也是从好奇开始的。

一、呵护好奇心的准备

好奇是人的天性,每个婴幼儿都充满好奇、好问、好探究的热情。保护婴幼儿的好奇心,育婴员需要了解婴幼儿每个年龄阶段好奇心的表现,善于观察和发现,顺应他们的天性,并能给予正确的引导,鼓励他们在满足好奇心的过程中获取知识。

二、呵护好奇心的步骤

1.重视幼儿的提问。当幼儿提出各种各样的问题时,应针对不同的问题采用不同的方式回答。简单的问题及时进行解答;比较难的问题,一时间回答不上来,可以利用书籍、网络,和幼儿一起进行探索寻找。

2.创造机会满足婴幼儿的好奇心。好奇心强的婴幼儿常会表现出一些探索行为,所以他们在一定程度上也是"破坏力"强的婴幼儿,不能简单地认为婴幼儿是在"搞破坏"。应站在婴幼儿的角度正确看待，并创造机会给予鼓励。可购买或利用一些拆装玩具、拼插玩具，如旋转直升机、废弃的电话机等作为玩具，让婴幼儿拆装，满足其好奇心。

3. 利用家庭环境来激发婴幼儿的好奇心。通过设置悬念来刺激婴幼儿的好奇心，促进婴幼儿不断探索。可利用生活中的日常用品来进行，如选用平面镜、哈哈镜、凹凸不平的勺子等，让婴幼儿照镜子，婴幼儿会发现每一面镜子里的自己都不同，从而激发婴幼儿对各种物品进行探究的心理。

4. 充分享受大自然得天独厚的馈赠，常带婴幼儿去观察自然事物。如与婴幼儿一起观察小蚂蚁是如何将一颗豆子搬进洞里的，顺着婴幼儿的兴趣点进行引导，从而挖掘出婴幼儿更多的好奇心。

5. 采取积极的态度对待婴幼儿的好奇心，鼓励婴幼儿的探索精神并予以保护。

三、注意事项

1. 当婴幼儿对一件事情或一个物品充满好奇的时候，切勿随意批评、打搅和阻碍。

2. 对于幼儿的提问，不要随意用"不知道"三个字敷衍或置之不理。

3. 解放婴幼儿的嘴、双手、大脑、时间和空间，最大限度地保护婴幼儿的好奇心，激发婴幼儿的求知欲，促进婴幼儿独立思维和创造性思维的发展。

四、可能发生的情况——婴幼儿缺乏好奇心

1. 原因

（1）过于溺爱。生活中过于溺爱婴幼儿，日常生活中对婴幼儿的任何事情都包办代替，让婴幼儿从小就养成了懒惰的坏习惯，渐渐地就开始懒得动手，不爱思考了。

（2）过于约束。生活中对婴幼儿的约束太多，总是控制婴幼儿的行为。例如，不让婴幼儿乱碰东西，不让婴幼儿和陌生的伙伴玩耍等。长期下去就会让婴幼儿缺乏安全感，从而变得胆小，好奇心自然也就遭到了扼杀。

（3）缺乏交流。对婴幼儿提出的问题敷衍回答或置之不理，让婴幼儿失去兴趣，使婴幼儿在与同伴的交往中缺乏交流沟通技巧，难以得到同伴的认同，从而使自尊心和自信心相对减弱，慢慢失去好奇心。

2. 预防

（1）尽量满足婴幼儿的好奇心。2~3岁的幼儿对小刀、剪刀等产生兴趣，可以给幼儿买不会伤害到他的玩具小刀等，然后教他正确的使用方法，以满足他想

要自己操作的好奇心。

（2）创设满足婴幼儿好奇心的环境。对婴幼儿来说，生活环境中到处蕴含着丰富的可供探索的资源。如果婴幼儿对家里已经没有多大的好奇心，可以带婴幼儿去户外探险。户外的植物、昆虫、溪流等，都能成为引发婴幼儿好奇心的来源，诱导他们提出问题、思考问题。

（3）做个和婴幼儿一样好奇的成年人。在婴幼儿面前，也要做个童心未泯的"大宝宝"，和婴幼儿一起发现问题，一起讨论、寻找解决问题的答案。

（4）鼓励婴幼儿的非常规玩法。婴幼儿的好奇心仅仅停留在好奇层面上是远远不够的，婴幼儿若不按常规的方式游戏，不要迫不及待地干涉或试图将婴幼儿拽回所谓"正确"的轨道。正是通过这种非常规的玩法，才能让婴幼儿的好奇心得到最好的发挥。例如，婴幼儿在搭积木，却在刚刚搭好之后又推倒，可能是他对积木倒塌时的响声和散落方向好奇，这也是婴幼儿探索外界的一种方式。

3. 处理

（1）放手让婴幼儿去做事，婴幼儿在做事的过程中，可以有效地激发探索的兴趣，从而培养好奇心。另外，多带婴幼儿走进大自然，引导婴幼儿关注大自然中的新鲜事物，培养婴幼儿的求知欲望。

（2）培养婴幼儿的动手能力，多鼓励婴幼儿自己动手去探索玩具的新玩法，即使出现了"破坏"行为，也要用宽容理解的心态对待，让婴幼儿形成喜欢探索、好奇心强、求知欲望强的好习惯。

（3）鼓励婴幼儿多与同伴交往，并教会婴幼儿与同伴交往的方法，培养婴幼儿发现问题、解决问题的能力，让婴幼儿多动脑筋思考。

（4）鼓励婴幼儿发现更多玩法，有时要让婴幼儿的好奇心上升为创造力，就必须要靠一些非常规的游戏手段。例如，当婴幼儿把怪味豆和鱼皮花生一起埋进土里等待"发芽"的时候，不要随便干涉婴幼儿，而是陪同他一起发现问题，激起婴幼儿的好奇心，从而解决问题。

（5）激发婴幼儿的探究欲望，当婴幼儿每次问"为什么"的时候，千万不要忙着讲出答案，而是要让婴幼儿自己去探究，从而培养婴幼儿的好奇心。因为若成年人对婴幼儿提出的问题也"不知道"，就会激起婴幼儿的热情，让婴幼儿学会思考，进而寻找正确的答案。

知识延伸

1~3岁幼儿思维能力的培养

幼儿的思维活动是以周围的实物和具体的活动为基础的。因此,在促进幼儿思维能力发展的诸多因素中,最重要的就是给幼儿创设一个有利于动手动脑的环境。

一、12~18月龄幼儿思维能力的培养

1. 发展幼儿解决问题的能力

用语言指点并巩固幼儿在解决实际问题的过程中所取得的成果,指导他用动词如"伸出""倒转""挪动"等来表达他找到的解决办法。词语可以帮助幼儿自己选出解决问题的方法,同时扩大在解决类似问题时使用这种方法的可能性。

2. 发展思维的灵活性

教幼儿用同种玩具进行不同的玩法,并在日常生活中引导幼儿观察一种物体的多种用途,以发展幼儿解决问题的技巧。如教幼儿用钥匙可以开锁,也可以撬开奶粉罐上的铁盖,捅开饮料瓶口的纸封,还可以当笔在泥地上画画等。筷子是用来吃饭的,但偶尔也可用它搅拌饮料、药液,甚至当灯笼的提手等。

二、19~24月龄幼儿思维能力的培养

1. 比较大小

用套蛋、套塔或大小不同的纸盒等玩具,教幼儿依尺寸的大小,将小尺寸的套入大尺寸的玩具中,让幼儿在游戏中进行比较、概括,并做简单的分析。

2. 按颜色特征将物体归类

在游戏中,育婴员可让幼儿在各种颜色的物体中,将所指认颜色的物体找出来,还可以让幼儿按颜色分别放置物体。例如,将红色的木制小球放到红色盒子中,而将蓝色的小球放到蓝色盒子中去等。

3. 发展幼儿解决问题的能力

如教幼儿用小锤子将小木板钉进潮湿的沙土中,用木棍将手拿不到的环拉到跟前等。

三、25~36月龄幼儿思维能力的培养

1. 学会数数并理解数量的概念

2. 利用语言促进思维

幼儿在多样化的活动中发展了直观具体性思维,并有了简单的判断能力和推理能力,学会对各种物体或现象进行简单的比较、概括,并确定它们之间的联系,可经常用"为什么?""在哪里?""干什么?""怎么办?"等问题引导幼儿进行思考。

3. 发展幼儿解决问题的能力

让幼儿预想事情的结果,从而教会幼儿去思考、推理并学会应当怎样做,如冰糕一直拿在手中会怎样?让幼儿先预想一下事情的结果后,再做做实验看一看。

同步练习题

一、单项选择题

1. 19~24月龄幼儿观察能力的培养包括(　　)。

A. 培养上下、里外、前后方位意识

B. 辨别多少、比较高矮

C. 指导幼儿观察事物的特征

D. 以上都是

2. 呵护婴幼儿的好奇心包括(　　)。

A. 创造机会满足婴幼儿的好奇心

B. 利用家庭环境来激发婴幼儿的好奇心

C. 采取积极的态度对待婴幼儿的好奇心

D. 以上都是

3. 婴幼儿缺乏好奇心的主要原因不包括(　　)。

A. 过于溺爱　　　　　　　　　　B. 过于约束

C. 过于放纵　　　　　　　　　　D. 缺乏交流

4. 婴幼儿缺乏好奇心的处理措施不包括(　　)。

A. 放手让婴幼儿去做事

B. 培养婴幼儿的动手能力

C. 鼓励婴幼儿多与同伴交往

D. 及时制止婴幼儿的错误观点和玩法

5. 19~24月龄幼儿思维能力的培养不包括(　　)。

A. 比较大小　　　　　　　　　　B. 按颜色特征将物体归类

C. 发展幼儿解决问题的能力　　　　D. 利用语言促进思维

二、判断正误题

1. (　　) 12~18月龄幼儿主要发展其解决问题的能力和发展思维的灵活性。

2.（　　）婴幼儿若不按常规的方式游戏应及时制止。

3.（　　）婴幼儿对一件事情或者一个物品充满好奇时，切勿随意批评、打搅和阻碍。

4.（　　）对于婴幼儿的提问，不要随意用"不知道"三字敷衍或置之不理。

5.（　　）鼓励婴幼儿自己动手去探索玩具的新玩法，出现了"破坏"行为应及时制止并予以纠正。

参考答案与解析

一、单项选择题

1. D。

2. D。如何呵护婴幼儿的好奇心：重视婴幼儿的提问；创造机会满足婴幼儿的好奇心；利用家庭环境来激发婴幼儿的好奇心；充分享受大自然得天独厚的馈赠，常带婴幼儿去观察自然事物；采取积极的态度对待婴幼儿的好奇心，鼓励婴幼儿的探索精神并予以保护。

3. C。

4. D。应鼓励婴幼儿发现更多玩法，有时要让婴幼儿的好奇心上升为创造力，就必须要靠一些非常规的游戏手段，不要随便干涉婴幼儿，而是陪同他一起发现问题，激起婴幼儿的好奇心，从而解决问题。

5. D。利用语言促进思维是培养25～36月龄幼儿思维能力的方法。

二、判断正误题

1. √。

2. ×。婴幼儿若不按常规的方式游戏，不要迫不及待地干涉或试图将婴幼儿拽回所谓"正确"的轨道。正是通过这种非常规的玩法，才能让婴幼儿的好奇心得到最好的发挥。

3. √。婴幼儿对一件事情或者一个物品充满好奇时，切勿随意批评、打搅和阻碍，以免破坏婴幼儿的好奇心。

4. √。对婴幼儿提出的问题敷衍回答或置之不理，会让婴幼儿失去兴趣，使婴幼儿在与同伴交往中缺乏交流沟通技巧，难以得到同伴的认同，导致自尊心和自信心也相对较弱，慢慢失去好奇心。

5. ×。培养婴幼儿的动手能力，多鼓励婴幼儿自己动手去探索玩具的新玩法，即使出现了"破坏"行为，也要用宽容理解的心态对待，让婴幼儿形成喜欢探索、好奇心强、求知欲望强的好习惯。

第十六章　婴幼儿社会性能力的培养

学习目标

1. 掌握婴幼儿生理性啼哭与病理性啼哭的应对方法
2. 能与婴幼儿保持良好的关系
3. 了解新生儿啼哭的安抚方法
4. 了解如何与婴幼儿形成安全依恋关系

第一节　啼哭的观察与处理

　　刚出生10天的西西晚上总是哭。妈妈认为西西饿了，便给西西哺乳，可是西西不吃，只是哭；爸爸认为西西是尿了不舒服，给西西换了尿布，可是西西仍然哭；奶奶认为西西是热了，抱着西西往屋外走，可是西西还在哭。一家人急得像热锅上的蚂蚁。西西到底怎么了呢？

　　婴幼儿啼哭是表达自己难受的一种特殊语言，也是提出各种要求和意愿的表达形式，充满着丰富的感情色彩。育婴员应该通过察言辨声来熟悉和了解婴幼儿这一独特的语言，根据婴幼儿哭声的高低、强弱、面部表情等来综合判断。

一、观察与处理啼哭前的准备

　　辨别婴幼儿的哭声时，育婴员需要了解引起婴幼儿啼哭的生理原因和病理因素，对应婴幼儿的啼哭表现，给予相对应的解决方法。

二、观察与处理啼哭的步骤

1. 根据婴幼儿啼哭的生理原因采取相应方法

（1）饿了啼哭。婴儿在喂奶后2～3小时啼哭，哭声较短，声音不高不低，长短均匀,平坦而富有节律,同时可见转动头部并张开嘴巴左右觅食,手指靠近婴儿时,会表现出想吸吮的动作。这是婴儿饿了的信号,吸奶后,婴儿立即停止啼哭。吃奶过程中,若婴儿突然大哭,可能是奶水流速太快,婴儿吞咽不了而呛奶了,此时应指导乳母使用"剪刀手"夹紧乳晕或乳头以减缓奶速;也可能是奶水少,婴幼儿吮吸起来太费劲,此时应指导乳母帮助婴儿调整衔乳姿势和喂奶姿势。如果是配方奶喂养或挤出母乳用奶瓶喂养,则可能是奶液过热、过冷等情况,应及时调整。

(2)犯困啼哭。婴幼儿的哭声中透着不耐烦,一边哭一边打哈欠,而且双手不停地揉搓鼻子和眼睛,这提示婴幼儿困了,想睡觉了。如果育婴员没有发现婴幼儿困了,一厢情愿地哄、逗、抱,婴幼儿就会发出更强烈的抗议性哭声,还略有颤抖和跳跃,这时要赶紧让周围环境安静下来,把婴幼儿放到熟悉的小床上去,拍拍他,让他尽快入睡。

(3)大便了啼哭。婴儿吃饱睡足后啼哭,哭声不响,也没眼泪,身体扭来扭去,有时候还会双眉紧锁、小脸涨红、双腿乱蹬,表现出用力状态,这是拉大便了的信号,应及时给婴儿更换尿片或纸尿裤,此时婴儿便会停止哭闹,或玩耍或入睡。

(4)热了啼哭。婴儿舞动四肢、皮肤潮红,哭声响亮有力,热得厉害时,面部和全身出汗,这是婴儿热了的信号,应减少衣被,或适当调整室内温度,或将婴儿移至凉爽的地方,婴儿就会安静下来。

(5)冷了啼哭。似哭非哭,哼哼唧唧,音调不高,一抱哭声就停止。和感觉太热不同,当婴幼儿觉得冷,会发出轻微乏力的哭声,肢体不太活动,甚至身体蜷缩、嘴唇发紫、小手小脚冰凉,这是婴儿冷了的表现,应注意给婴儿增加衣物保暖。

(6)想抱抱了啼哭。表现为似哭非哭,哼唧,音调不高,这是婴儿要抱抱的表现,应抱起婴儿,给予爱抚,此时婴儿会立即停止啼哭。

(7)不舒服啼哭。如果婴幼儿哭起来没完没了,伴随着各种小动作,可能是不舒服的表现。当然,这里说的不舒服不是生病,而只是指外部环境让他感觉不适,如纸尿裤没穿好、衣服不合身等。应检查婴幼儿周围环境和衣服包被,解决了不舒服的原因,婴儿就会停止啼哭。

(8)任性的啼哭。哭声抑扬顿挫,声音洪亮,哭一会就停,精神也很好,这是婴幼儿任性的表现,可以暂不予理会,先进行冷处理,等他冷静下来以后再给予关爱。

(9)害怕时啼哭。一般会发生在黑暗中或独处时,如婴幼儿听到突如其来的响声，就会突然发出刺耳的哭声，甚至伴随间断性嚎叫，还会出现四肢同时伸展、小拳头张开等惊吓反射状态，这表示婴幼儿感到害怕了，应轻拍背部或轻声安抚。哭吵厉害时应抱起安抚。

2. 根据啼哭的病理因素采取相应方法

（1）婴幼儿感到疼痛的啼哭。哭声无规律性，声音较高且长而有力，多为阵发性，忽缓忽急，不觅食，身体活动没有特异性。这时喂奶不会让他安静，会吐出奶头继续哭闹，有可能是肠绞痛、胀气等，安抚不了时需立即就医。

（2）病情加重的啼哭。哭声没有规律，声音低沉，短而无力甚至呈呻吟状，同时反应淡漠，不吃奶，发热等。此时应立即就医。

三、注意事项

1. 不能让婴幼儿啼哭的时间太长，啼哭会使呼吸加深加快，长时间啼哭可能导致缺氧引起晕厥。
2. 啼哭时要检查衣服是否汗湿，并及时更换。
3. 由生理需求引起的啼哭，应尽快做出相应的处理。
4. 在满足生理需求后仍啼哭不止，应考虑疾病因素所致，要尽早就医。

四、可能出现的情况——疝气膨出

疝是指体内的某个脏器或者组织离开其正常的解剖部位，通过先天性或后天性形成的薄弱点、缺损或者孔隙进入另一个部位。因为疝发生最多的部位在腹部，在临床上腹外疝内容物大多数是肠管，肠管内主要是气体，所以称为疝气。

1. 原因

婴幼儿过度啼哭导致腹腔内气压增大，迫使腹腔内的游离脏器（如小肠等）膨出。

2. 预防

（1）婴儿期时不要将腹部包裹得太紧，避免增加腹腔内压力。

（2）饮食多吃易消化、含纤维素多的食物，保持大便通畅，避免婴幼儿用力大便，增加腹腔压力。

（3）及时安抚啼哭中的婴幼儿，避免婴幼儿大声啼哭、严重咳嗽等引起腹腔压力明显增高的情况。

（4）避免过早让婴幼儿站立。

3. 处理

（1）安慰婴幼儿，使其停止啼哭，立即去除引起腹内压增加的因素。

（2）让婴幼儿平卧，一般平卧后可自行恢复。

（3）不能自行恢复的婴幼儿应立即就医，以防肠管嵌顿。

（4）难以复位或已发生嵌顿，应尽快手术治疗。

知识延伸

新生儿啼哭安抚方法

新生儿啼哭大多是由缺乏安全感引起的，可采取模拟子宫环境的安抚方法。

1. 襁褓法

将包裹紧贴新生儿身体，让手臂呈垂直状放在身体两侧，裹好胳膊的同时，一定要给腿部留有足够的空间，不可将髋关节紧紧裹住，否则容易使髋关节脱位或变形。包裹不能太紧也不能太松，育婴员的两个手指头刚好可以伸进包裹里，说明松紧合适。

2. 侧卧法

让新生儿的脸朝向一侧，呈侧卧状，使新生儿感觉回到母体子宫里最熟悉的姿势。安抚新生儿时，不要仰抱，因为仰着的姿势会让他有一种往下掉的感觉。

3. 嘘声法

在使用嘘声的时候，一定要贴近新生儿的耳边，哭声越大，嘘声就应越大，这样才能起到安抚作用。有研究表明：新生儿在子宫内听到的声音有80~90分贝，大约是家用吸尘器音量的大小。如果觉得嘘声太费力气，也可以用白噪声来代替，如吹风机、抽油烟机、收音机的雪花声、吸尘器等，也有一些手机应用会提供各种各样的白噪声：如瀑布声、海浪声、雨声，试试新生儿对哪种声音最为喜爱，就可以在安抚的时候持续播放。

4. 吮吸法

吸吮包括吃手、哺乳、安抚奶嘴等。吮吸能让新生儿获得满足感，从而停止哭泣。一般情况下采用哺乳来安抚新生儿，在剧烈啼哭、难以安抚时，可试着使用安抚奶嘴，母乳喂养的新生儿建议出生2~3周后再使用，避免引起奶嘴混淆，造成母乳喂养失败。

以上4种方法可单独使用，也可叠加使用。有的新生儿用一种方法就能安静下来，有些新生儿只对其中一两个方法有效，还有的新生儿，只有各种方法叠加使用才有效。例如，可以用襁褓法把他包住，然后采用侧卧法，让他含着安抚奶嘴，同时在他耳后发出"嘘"的声音，这样才会让他安静下来。

第二节　与婴幼儿保持良好的关系

潇潇1岁半了，特别喜欢妈妈，每次妈妈出去上班的时候，潇潇都要缠着妈妈不让离开，妈妈实在没有办法，只能强行离开，潇潇每次都哭得死去活来。这样强行离开几次以后，潇潇就不爱搭理妈妈了。

一、与婴幼儿保持良好关系前的准备

育婴员要想和婴幼儿保持良好的关系，需要了解婴幼儿每个年龄阶段的依恋和气质特点，掌握与婴幼儿建立彼此信任关系的技巧。

二、与婴幼儿保持良好关系的步骤

1. 注意"母性敏感期"期间的接触。用温和稳定的语调与婴幼儿谈话，还可以念一些绘本故事，和婴幼儿一起听音乐，哼歌给他听。
2. 与婴幼儿之间要经常保持身体的接触，如婴儿抚触、婴儿操、一起玩玩具、一起做游戏或运动等。
3. 对婴幼儿发出的信号要及时做出反应。

三、注意事项

1. 尽量避免与婴幼儿长期分离。
2. 陪伴婴幼儿的时候要专心，不要一边陪伴他一边玩手机或做其他的事情。
3. 陪伴婴幼儿时尽量穿同色系的衣服，或者买一个同色系的布偶，当父母不在时作为婴幼儿的依恋物。婴幼儿喜欢的颜色依次是红、黄、绿、橙、蓝，宜选择颜色比较柔和的衣物和依恋物。
4. 陪伴婴幼儿时，对于能够听懂话的婴幼儿，可以和他约定，在陪伴的时间内做什么、怎么做，都完全听他的安排。

四、可能发生的情况——过分依赖

过度的宠爱，衣食住行样样都包办，容易使婴幼儿形成过度依赖的坏习惯。

这样不仅使婴幼儿丧失自主的权利，而且长大以后的生活自理能力也会极差。

1. 原因

（1）过分宠爱。婴幼儿想要什么就给什么。只要婴幼儿开心，哪怕是上天摘星、入海擒鱼都在所不惜。

（2）密切的身体接触。从出生开始，婴幼儿和妈妈的接触就是最频繁的，妈妈也乐于用拥抱、亲吻等小动作来表示自己对婴幼儿的爱意。久而久之，婴幼儿就习惯了妈妈的这种感情表达方式，让婴幼儿慢慢有了安全感与依赖感。而婴幼儿在这个过程中，学会了礼尚往来，懂得用同样的方式来回报，加深了依恋感。

（3）过度保护。因为怕婴幼儿发生危险，就拼命扼制婴幼儿爱动爱玩的天性，学走、学坐的基本愿望都得不到满足，更不用说主动去寻找、探索未知的世界了。在心理方面，为了让婴幼儿保持快乐的情绪，从不在婴幼儿面前表露自己的不满、不快与忧愁。时间长了，婴幼儿得不到充分的精神意志锻炼，就会导致心理发展的相对缓慢。

2. 预防

（1）全家参与育儿。在育儿过程中，育婴员不要大包大揽，让父母、爷爷、奶奶、外公、外婆，甚至是其他的亲戚朋友都参与进来，让婴幼儿从小享受和谐自然的大家庭氛围，让婴幼儿在和别人的接触过程中得到快乐，从而相对弱化对父母的过度关注。

（2）锻炼交往能力。利用节假日带婴幼儿多到户外活动，特别是婴幼儿聚集较多的公园、游乐场等，通过观察其他婴幼儿的活动情况，鼓励其尝试和别的婴幼儿交往，让他在和其他婴幼儿的接触与交流过程中，体会到与平时不同的快乐感受。

（3）发挥榜样力量。利用婴幼儿爱听故事的天性，在选择故事时多找一些类似的内容，用书中的人物作为榜样，让婴幼儿理解他在长大，很多事情需要勇敢面对。通过诵读对婴幼儿进行潜移默化的教育，让他在榜样力量的影响下逐渐改变。

（4）独立游戏空间。给婴幼儿开辟一个相对独立的游戏空间，在排除不安全因素后，让婴幼儿在自己的领域内自由地玩耍。这种情况下，父母尽量不要参与，要给婴幼儿一个机会，让他学会自己寻找乐趣，同时也尝试自己解决问题。

3. 处理

（1）根据婴幼儿过分依恋的原因，采取相应的措施。

（2）日常生活中训练婴幼儿的安全感和自理能力。

知识延伸

如何形成安全依恋

1. 做个敏锐的监护人

能敏锐地感到婴幼儿的情绪变化和需要，并能及时给予回应，满足婴幼儿的需求。

2. 做个积极回应的监护人

不管婴幼儿有什么探索或需求，都积极回应，哪怕婴幼儿对经常触摸、喜欢的东西不肯放手，也应对这种行为表示赞同和支持。愿意陪婴幼儿一起玩耍和触摸探索，在婴幼儿发出声音时，给予积极的回应。

3. 经常对话和抚摸

动作是最容易让婴幼儿产生安全感的方式，而温柔的对话会让婴幼儿感觉到快乐、温暖并对外界产生探索的欲望，有利于尽早地学习说话。2~3岁是学习口头语言的关键期，在传授幼儿中文词汇的同时可以稍微地指着某个事物说它的英文单词，但注意不要强迫也不可过多。2~5岁是学习语言的关键期，在孩子能够用短语或短句进行简单的对话时，可以适当地教一些英语词汇，但要以娱乐性的游戏方式来完成，绝对不可以用强制教育的方式进行。

4. 打造婴幼儿的安全基地

安全基地是指婴幼儿处在安全的环境中，在安全环境中，依恋行为水平较低，探索行为水平较高，而在不安全的环境中，则表现出较高的依恋水平和较低的探索水平。

同步练习题

一、单项选择题

1. 预防婴幼儿发生疝气的措施不包括（　　）。

A. 婴儿期时将腹部裹紧

B. 避免婴幼儿大声啼哭

C. 避免过早让婴幼儿站立

D. 避免婴幼儿用力大便

2. 发生疝气时处理不正确的是（　　）。

A. 及时安抚啼哭中的婴幼儿

B. 取半坐卧位，手动复位

C. 不能自行恢复应立即就医

D. 若难以复位或已发生嵌顿，应尽快手术

3. 婴幼儿过分依赖的常见原因（　　）。

A. 过分宠爱　　　　　　　　　　B. 密切的身体接触

C. 过度保护　　　　　　　　　　D. 以上都是

4. 过分依赖的预防措施不包括（　　）。

A. 将幼儿放手交给育婴员　　　　B. 锻炼交往能力

C. 独立游戏空间　　　　　　　　D. 发挥榜样力量

5. 让婴幼儿形成安全依恋的措施为（　　）。

A. 做个敏锐、能积极回应的监护人

B. 经常对话和抚摸

C. 打造婴幼儿的安全基地

D. 以上都是

二、判断正误题

1. （　　）疝气发生的主要原因婴幼儿过度啼哭导致腹腔内气压增大，迫使腹腔内的游离脏器（如小肠等）膨出。

2. （　　）婴幼儿啼哭的时间不宜过长。

3. （　　）新生儿啼哭 5S 安抚法包括襁褓法、侧卧法、嘘声法、摇晃法、吸吮法。

4. （　　）与婴幼儿保持良好的关系应经常保持身体接触。

5. （　　）日常生活中应训练婴幼儿的安全感和自理能力，防止过分依赖。

参考答案与解析

一、单项选择题

1. A。婴儿期时不要将腹部包裹得太紧，避免增加腹腔内压力。

2. B。婴幼儿发生疝气时采取平卧位，一般可自行恢复。

3. D。

4. A。在育儿过程中，为防止婴幼儿过分依赖应全家参与育儿。

5. D。如何让婴幼儿形成安全依恋：做个敏锐的监护人；做个能积极回应的监护人；经常对话和抚摸；打造婴幼儿的安全基地。

二、判断正误题

1. √。

2. √。不能让婴幼儿啼哭的时间太长，啼哭会使呼吸加深加快，长时间啼哭可能导致缺氧，引起晕厥。

3. √。

4. √。与婴幼儿之间要经常保持的身体接触，如婴儿抚触、婴儿操，一起玩玩具，一起做游戏或运动。

5. √。根据婴幼儿过分依恋的原因，采取相应的措施，日常生活中应训练婴幼儿的安全感和自理能力。

参考文献

1. 葛均波，徐永健，王辰. 内科学［M］. 9版. 北京：人民卫生出版社，2018.
2. 李奇，赵向荣. 超级奶爸［M］. 长沙：湖南科学技术出版社，2018.
3. 兰贯红. 育婴员实训教程［M］. 北京：海洋出版社，2018.
4. 丁昀. 育婴员［M］. 北京：中国劳动社会保障出版社，2016.
5. 中国营养学会编著. 中国居民膳食指南［M］. 北京：人民卫生出版社，2016.
6. 陈敏，吴运芹，覃雅芬. 0~3岁婴幼儿护理与急救［M］. 上海：华东师范大学出版社，2018.
7. 万湘桂，孙峰，林海玲. 0~3岁婴幼儿保育与教育［M］. 北京：北京理工大学出版社，2018.
8. 朱丽辉，肖艾青. 新生儿家庭护理指导［M］. 北京：人民卫生出版社，2017.
9. 黎海芪. 实用儿童保健学手册［M］. 北京：人民卫生出版社，2018.
10. 崔焱，仰曙芬. 儿科护理学［M］. 北京：人民卫生出版社，2017.
11. 何广贤. 儿童食疗［M］. 修订版. 广州：羊城晚报出版社，2018.
12. 谢鑑辉，高红梅，成美娟. 儿科护理工作标准流程图表［M］. 长沙：湖南科学技术出版社，2015.